肿瘤治疗影像学评价

Therapy Response Imaging in Oncology

主编　Mizuki Nishino

主译　李　军

主审　王锡明　高军林　袁双虎

人民卫生出版社
·北京·

First published in English under the title
Therapy Response Imaging in Oncology
edited by Mizuki Nishino
Copyright © Springer Nature Switzerland AG, 2020
This edition has been translated and published under licence from Springer Nature Switzerland AG

图书在版编目（CIP）数据

肿瘤治疗影像学评价 /（美）西野瑞子
（Mizuki Nishino）主编；李军主译 . —北京：人民卫
生出版社，2023.11
　　ISBN 978-7-117-33660-4

　　Ⅰ. ①肿… 　Ⅱ. ①西… ②李… 　Ⅲ. ①肿瘤–影像诊
断–评价 　Ⅳ. ①R730.4

中国版本图书馆 CIP 数据核字（2022）第 183270 号

人卫智网	www.ipmph.com	医学教育、学术、考试、健康，购书智慧智能综合服务平台
人卫官网	www.pmph.com	人卫官方资讯发布平台

图字：01-2021-3185 号

肿瘤治疗影像学评价
Zhongliu Zhiliao Yingxiangxue Pingjia

主　　译：李　军
出版发行：人民卫生出版社（中继线 010-59780011）
地　　址：北京市朝阳区潘家园南里 19 号
邮　　编：100021
E - mail：pmph @ pmph.com
购书热线：010-59787592　010-59787584　010-65264830
印　　刷：廊坊一二〇六印刷厂
经　　销：新华书店
开　　本：889×1194　1/16　　印张：15
字　　数：444 千字
版　　次：2023 年 11 月第 1 版
印　　次：2023 年 11 月第 1 次印刷
标准书号：ISBN 978-7-117-33660-4
定　　价：198.00 元

打击盗版举报电话：010-59787491　E-mail：WQ @ pmph.com
质量问题联系电话：010-59787234　E-mail：zhiliang @ pmph.com
数字融合服务电话：4001118166　E-mail：zengzhi @ pmph.com

肿瘤治疗影像学评价

Therapy Response Imaging in Oncology

主　编　Mizuki Nishino

主　译　李　军

副主译　孙　博　李晓良　焦　鹏　刘　刚

主　审　王锡明　高军林　袁双虎

译　者　李　军　齐昱皓　袁双虎　王锡明　孙　博
　　　　孙庆举　黎　涛　赵　鹏　宋国栋　李　燕
　　　　杨金永　沈业隆　栾钦花　郑爱民　刘　新
　　　　高德轩　张　宇　高军林　杨爱萍　刘　刚
　　　　李晓良　黄应奎　李万瑀　马登云　王　睿
　　　　冯　强　蔡晓辉　王　轶　戚继荣　余章斌
　　　　鲍艳举　杨　华　赵　馨　巩少军　焦　鹏
　　　　牛　云　曹　戌　冯国兴

人民卫生出版社
·北京·

翻译委员会

李　军　孙　博　王　轶　蔡晓辉
刘　刚　赵　馨　冯　强　牛　云

译 者 名 单

李　军　山东第一医科大学附属省立医院　胸外科
　　　　青海红十字医院（挂职）
齐昱皓　山东第一医科大学附属省立医院　胸外科
袁双虎　山东第一医科大学附属肿瘤医院　肿瘤放疗科
王锡明　山东第一医科大学附属省立医院　医学影像科
孙　博　山东第一医科大学附属省立医院　医学影像科
孙庆举　山东第一医科大学附属省立医院　医学影像科
黎　涛　山东第一医科大学附属省立医院　医学影像科
赵　鹏　山东第一医科大学附属省立医院　医学影像科
宋国栋　山东第一医科大学附属省立医院　医学影像科
李　燕　山东第一医科大学附属省立医院　医学影像科
杨金永　山东第一医科大学附属省立医院　医学影像科
沈业隆　山东第一医科大学附属省立医院　医学影像科
栾钦花　山东第一医科大学附属省立医院　医学影像科
郑爱民　山东第一医科大学附属省立医院　肿瘤科
刘　新　山东第一医科大学附属省立医院　血液内科
高德轩　山东第一医科大学附属省立医院　泌尿外科
张　宇　青海红十字医院　肿瘤科
高军林　青海红十字医院　肝胆胰腺外科
杨爱萍　青海红十字医院　妇科
刘　刚　青海红十字医院　放射科
李晓良　青海红十字医院　胸外科
黄应奎　青海红十字医院　胸外科
李万瑀　青海红十字医院　消化内科
马登云　青海红十字医院　病理科
王　睿　北京朝阳医院　呼吸与危重症医学科
　　　　西宁第二人民医院（挂职）

冯　强　中国医学科学院附属肿瘤医院　结直肠外科
　　　　青海省肿瘤医院（挂职）
蔡晓辉　首都医科大学附属北京友谊医院　妇产生殖中心
　　　　西宁市中医院（挂职）
王　轶　北京协和医院　耳鼻喉科
　　　　青海大学附属医院（挂职）
戚继荣　南京医科大学附属儿童医院　心胸外科
　　　　青海大学附属医院（挂职）
余章斌　南京医科大学附属妇产医院　新生儿科
　　　　青海大学附属医院（挂职）
鲍艳举　中国中医科学院广安门医院　中医科
　　　　青海省中医院（挂职）
杨　华　中国中医科学院眼科医院　中医眼科
　　　　西宁第一人民医院（挂职）
赵　馨　中国医学科学院血液病医院　贫血治疗中心
　　　　西宁市第一医院（挂职）
巩少军　西宁市第一人民医院　胸外科
焦　鹏　北京医院　胸外科
　　　　青海省人民医院（挂职）
牛　云　北京中日友好医院　病理科
　　　　青海省人民医院（挂职）
曹　戌　苏州大学附属儿童医院　泌尿外科
　　　　青海省妇女儿童医院（挂职）
冯国兴　中国医学科学院放射医学研究所
　　　　青海省第四人民医院（挂职）

序言一

目前恶性肿瘤患者占据各个医疗单位住院和就诊患者的比例越来越高,也是临床工作中的重中之重,癌症治疗水平是体现三级综合医院的重要标志。无论是肿瘤的早诊断、早发现、早治疗,还是对进展期肿瘤的多学科模式治疗,治疗策略的制定和治疗疗效的评价,最直接的依据就是医学成像技术。而骨软组织肉瘤、血液系统肿瘤和呼吸、消化系统器官肿瘤的影像学诊断技术和治疗疗效评价各自都有特异的影像学检查技术和不同的影像学成像特征,尤其近年出现恶性肿瘤的靶向治疗、免疫治疗及血管生成抑制剂治疗,每一种治疗模式的特殊生物学反应都表现了可能的特异性生物学反应,而不是肿瘤的单纯"增大"或"缩小",为此恶性肿瘤治疗的影像学评价标准也随之出现新版本,如免疫治疗的特异评价标准(iRECIST),提示新时代的医学影像学评价已经成为临床肿瘤治疗医生和医学影像科医生多学科治疗策略制定的"通用语言"。

本书是我单位胸外科李军主任医师与医院影像科专家及其他相关单位专家共同翻译的哈佛大学 Mizuyki Nishino 教授主编的 *Therapy Response Imaging in Oncology* 关于恶性肿瘤治疗的影像学疗效评价的指南性丛书,将对医学影像学和临床肿瘤治疗医生的临床工作起到良好的推动作用,必将促进国内医学领域肿瘤多学科、多维度治疗模式的蓬勃发展。

山东第一医科大学
附属省立医院

2023 年 10 月 17 日

序言二

很高兴为中文版《肿瘤治疗影像学评价》作序。癌症治疗在过去的几十年里,获得了重大的突破和治疗模式的根本转换,同时也改变了肿瘤治疗反应的影像学认识。精准肿瘤学成像技术作为展现治疗期间肿瘤反应的直观方法,起着至关重要的作用。新型抗癌药物临床应用的崭新开拓同时,也让专家学者们发现到特有的肿瘤疗效反应和毒性,这些药物反应状态可以使用成像进行有效的诊断和监测。对这些新治疗模式疗效反应和毒性作用的观察认识,促进了对肿瘤反应标准的修订,从而临床能准确获取治疗期间机体及肿瘤对药物反应新特点。《肿瘤治疗影像学评价》旨在通过引入传统和新兴的治疗方案疗效评价成像技术策略,并揭示其中存在缺陷,展现医学成像作为肿瘤疗效评估"通用语言"的重要作用。

本书针对不同系统器官癌症类型的成像,强调不同器官系统肿瘤影像学评价的特异性方法,治疗特定类型的不同癌症进行肿瘤反应成像技术也存在特殊性。该书还回顾了治疗监测的最新成像技术,重点在放射组学、临床/联合临床试验影像学和分子影像学成像方面,论了未来的发展方向。我希望这本书能成为参与癌症患者治疗的放射科医生和临床医生的实用指南,并有助于满足全球肿瘤医学影像日益增长的需求。借此我也要感谢各章作者分享他们的前沿知识,也感谢翻译版的各位贡献者为向全球读者分享这本书所做的努力。

主编　西野　水季

（李军　译）

序言三

癌症是威胁人类健康的最常见疾病,过去一些年多半发现的恶性肿瘤都属进展期和晚期,医学影像是诊断肿瘤最直接且无创的检查手段。伴随人类对恶性肿瘤的诊治认识,除手术、放疗化疗等治疗手段外,基因、免疫治疗等揭开人类肿瘤治疗的新纪元,尤其为源于20世纪90年代欧美国家首先开展、当今盛行于全世界医学领域的肿瘤多学科治疗模式增添了新的有力武器,同时也对医学影像学的诊断技术、疗效评价等提出了更高要求。而最近20年也是医学成像技术飞跃时代,作为肿瘤治疗临床医生,每个患者的诊断和疗效评估,以及进一步治疗方案的确定,都以影像学成像特征为依据。

1999年美国哈佛大学Weissleder等首先提出分子影像学概念,标志医学成像技术进入分子功能成像时代。2021年在青海博士团挂职组织肿瘤多学科临床工作期间,检索文献时有幸看到哈佛大学影像系Mizuyki Nishino教授主编的*Therapy Response Imaging in Oncology*,感觉找到了一本爱不释手的宝书。本书针对不同种类癌症治疗效果的影像评价,是对临床肿瘤学和影像学紧密结合、多学科诊治恶性肿瘤的最透彻阐述,国内尚无一部同类书。遂与相关呼吸、消化、妇科及肿瘤内外科、影像科医生探讨后,决定组成团队,共同翻译本书,以将这部高水平和高前瞻性的好书呈现给国内相关专业读者。

翻译团队包括山东第一医科大学附属省立医院、青海红十字医院相关专业专家,及中组部援青博士服务团14名医学博士,涵盖影像学、肿瘤学及相关内外科临床医生。特邀山东第一医科大学附属省立医院影像科王锡明主任、山东第一医科大学附属肿瘤医院肿瘤放疗科袁双虎主任及青海红十字医院高军林教授,完成本书翻译的审校工作。

首先感谢本书原著主编Mizuyki Nishino教授对本书翻译的支持并为本书作序,感谢山东第一医科大学附属省立医院医学影像科团队做出大量工作!感谢2021年在援青各位博士服务团团友工作之余挑灯夜战参与翻译此书,感谢青海省"昆仑英才·高端创新人才"项目对本书翻译中多个角度的支持。感谢中国医学科学院肿瘤医院刘谦编辑一直对我医学丛书翻译工作的指导。最后感谢我的博士导师中国医科大学胸外科李玉教授,让我养成阅读外文文献的习惯。

由于本书涉及肿瘤、影像等相关学科较多,虽经多重审阅,难免个别疏漏之处,请读者对本书翻译中的不足提出宝贵意见,以利我们翻译团队今后的整体提升。

主译 李军

lijun_sdu@126.com

目录

第 I 部分　影像学是肿瘤治疗反应评估的"通用语言" ···············1

第 1 章　传统肿瘤疗效评价标准与局限性 ···············3
第 2 章　精准癌症治疗和免疫治疗反应评估 ···············13

第 II 部分　癌症患者治疗反应成像的实际缺陷 ···············**25**

第 3 章　肿瘤作为全身性疾病的药物治疗方案、毒性及特征性影像学表现 ···27

第 III 部分　各类肿瘤疗效影像学评价特异检查方法 ···············**39**

第 4 章　中枢神经系统恶性肿瘤治疗反应成像 ···············41
第 5 章　乳腺癌疗效影像学评价 ···············56
第 6 章　胸部恶性肿瘤治疗反应成像 ···············68
第 7 章　胃肠道恶性肿瘤疗效影像学评价 ···············85
第 8 章　肝胆和胰腺恶性肿瘤疗效影像学评价 ···············99
第 9 章　泌尿生殖系统恶性肿瘤影像学疗效评估 ···············116
第 10 章　妇科恶性肿瘤疗效影像学评价 ···············133
第 11 章　淋巴瘤和血液系统恶性肿瘤疗效影像学评价 ···············148
第 12 章　肉瘤和肌肉骨骼恶性肿瘤疗效影像学评价 ···············169

第 IV 部分　新技术手段与未来发展方向 ···············**185**

第 13 章　放射组学和影像基因组学在肿瘤治疗反应评价中的应用 ·······187
第 14 章　临床试验影像学发展与联合临床成像 ···············202
第 15 章　肿瘤治疗反应分子和功能成像 ···············214

第 I 部分

影像学是肿瘤治疗反应评估的"通用语言"

第1章 传统肿瘤疗效评价标准与局限性

Mizuki Nishino

目录

1. 肿瘤疗效评价标准的概念与目标 3
2. RECIST（实体瘤疗效评价标准）作为肿瘤
   疗效评价标准：概述与修订 4
3. RECIST 普遍局限性：测量的可变性与肿瘤
   异质性 10
参考文献 12

摘要

肿瘤治疗效果评价是肿瘤进一步有效治疗的基础，在过去几十年中为肿瘤治疗的快速进步做出了重要贡献，影像学在客观评价肿瘤的疗效及恶性进展中起着关键作用，为新药监管批准的临床试验提供试验终点，为临床医生提供治疗决策。近年来以影像学为基础制定的一些肿瘤疗效评价标准，不仅满足了当前治疗需要，并逐渐在疗效评价标准应用中得以更新。本章将：①回顾肿瘤疗效评价标准的概念和目标；②介绍目前应用的实体瘤疗效评价标准（response evaluation criteria for solid tumors，RECIST）及相应的修订版；③探讨 RECIST 的局限性。本章集中讨论实体瘤疗效评价标准，淋巴瘤和其他血液系统恶性肿瘤评价标准将在本书的后续章节中单独阐述（见第 11 章）。

---

1. 肿瘤疗效评价标准的概念与目标

应用影像学作为肿瘤疗效评价标准起源于 1981 年，当时 Miller 等在世界卫生组织（World Health Organization，WHO）标准（Miller et al, 1981）中描述了肿瘤疗效评价的要点。本章重点诠释以"通用语言"描述肺癌治疗结果的重要性，并强调了报告和评估数据需要国际公认的基本原则（Miller et al, 1981）。作为"通用语言"肿瘤疗效评价标准的基本要素包括：①疾病可测量性的概念，恶性疾病可以用计量系统来测量；②定量肿瘤负荷变化和变化阈值定性客观评价疗效的概念；

③确定总体疗效和疗效持续时间（Miller et al, 1981）的指南。本文介绍的肿瘤疗效评价标准概念和在这些术语基础上的定义，为标准化肿瘤疗效评估方法和描述癌症治疗结果做出了重要贡献（Nishino et al, 2014a）。值得注意的是，尽管发表于近40年前，Miller等的观念在目前临床肿瘤学和肿瘤影像学临床工作中仍然具有一定的意义，并提醒我们肿瘤疗效评估的目标是提供"通用语言"来判定癌症治疗的结果，这是促进癌症患者治疗方案进步的基础（Miller et al, 1981; Nishino et al, 2014a）。

2. RECIST（实体瘤疗效评价标准）作为肿瘤疗效评价标准：概述与修订

WHO肿瘤疗效评价标准引入病变最长径和最长垂直径的乘积，以定义肿瘤负荷的可测量性重要概念。还定义了有效和进展的四个类别，构成了当今仍在使用的肿瘤疗效评价分类的基础（表1-1）（Nishino et al, 2010a）。然而，由于癌症治疗进步和影像技术的日新月异，WHO标准的缺陷已变得显而易见。尤其是WHO标准没有提及要使用的影像学成像模式，没有明确定义

要测量的病变最小值，也没有界定要测量的病变数量（Nishino et al, 2010a; Therasse et al, 2000）。为满足临床诊治日益进步的需求，国际工作组于2000年引入了实体瘤疗效评价标准（response evaluation criteria for solid tumors, RECIST），以此规范和标准化肿瘤疗效评估。最初的RECIST，现称为RECIST 1.0版，已于2000年后迅速纳入大多数实体瘤临床试验中，并提供了试验终点，成为批准癌症新治疗方案的基础。2009年对RECIST进行了修订以进一步更新，其中几个要点得到修订，称为RECIST 1.1版本（RECIST 1.1）。RECIST 1.1很快再次成为2009年后评价癌症治疗结果的标准，且目前已成为定义晚期实体瘤治疗期间疗效和进展的主要通用标准（Nishino et al, 2010a, 2011; Therasse et al, 2000）。表1-1总结了WHO标准RECIST 1.0和RECIST 1.1详细内容。

2000年引入的最初RECIST具有多个关键特征，包括可测量病变最小值的定义，有关追踪多个病变的要求以及使用一维方法来评估总体肿瘤负荷（Nishino et al, 2010a; Therasse et al, 2000）。"可测量的"病变定义为在CT上最长径≥10mm，且CT扫描层厚度≤5mm（或层厚>10mm的非螺

表1-1　WHO标准、RECIST 1.0和RECIST 1.1肿瘤疗效评价概要（Miller et al, 1981; Nishino et al, 2014a, 2012; Therasse et al, 2000; Eisenhauer et al, 2009）

	WHO	RECIST 1.0（2000）	RECIST 1.1（2009）
测量策略			
影像检查模式	未特别提示成像方式	建议使用CT、MRI检查和胸部X线片	建议使用CT、MRI和胸部X线片。包括新病灶的FDG PET扫描
测量	最长径 × 短轴径（cm²）	最长径（cm）	最长径非淋巴结病变 短轴径 淋巴结病变
可测量病变	未提及病灶的最小尺寸	CT最长径≥10mm[a]	最长径≥10mm 非淋巴结病变 短轴径≥15mm 淋巴结病变
靶病灶数目	未提及	每个器官不超5个,总计不超10个	每个器官最多2个,总计不超5个
疗效评价的分类标准			
CR	已知病变消失	所有靶病灶和非靶病灶消失	所有靶区和非靶区病变均消失,淋巴结短轴径<10mm
PR[b]	病变缩小≥50%	病变缩小≥30%	病变缩小≥30%
SD	非CR、PR或PD	非CR、PR或PD	非CR、PR或PD
PD[c]	靶病灶增大≥25%,新病灶或非靶病灶进展	靶病灶增大≥20%,新病灶或非靶病灶进展	靶病灶增大≥20%及增大≥5mm,新病灶或非靶病灶进展

LD,最长径; SD,短轴直径（最长垂直径）; CR,完全缓解; PR,部分缓解; PD,进展。

[a] CT层厚≤5mm,层厚10mm的非螺旋CT的可测量病变必须≥20mm,胸部X线检查可检查病变必须最长径≥20mm。

[b] 与基线测量值相比,计算百分比变化。

[c] 与测量的最低值（基线中最小的肿瘤负荷）相比,计算百分比变化。

旋 CT 上的病变最长径≥20mm）或胸部 X 线检查最长径≥20mm（图 1-1、图 1-2）。"无法测量的"病变定义为不符合可测量标准的病变，如 CT 小于 10mm 的小病变，无软组织成分的骨骼转移、腹水、胸腔积液、肿瘤淋巴管扩散、软脑膜病、炎性乳腺疾病、囊性或坏死性病变，放疗后区域的病变以及影像学未证实的腹部肿块（图 1-3 至图 1-6）（Nishino et al, 2010a；Therasse et al, 2000）。

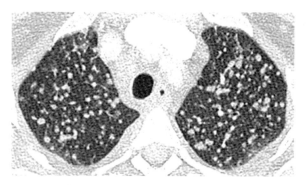

图 1-3　根据 RECIST 的不可测量病变。52 岁女性肺癌患者胸部 CT 示肺内多个小于 10mm 结节，为粟粒状转移瘤（摘自 AJR Am J Roentgenol, 2010；195：281-289）

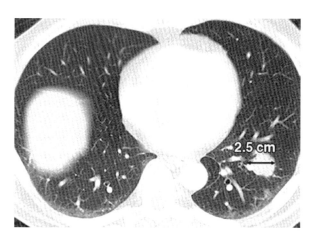

图 1-1　根据 RECIST 符合可测量的病变，64 岁男性结肠癌患者胸部 CT 扫描。左下叶结节病灶为转移病变，最长径 2.5cm（箭头示），符合 CT 上可测量病变标准（最长径≥10mm）（摘自 AJR Am J Roentgenol, 2010；195：281-289）

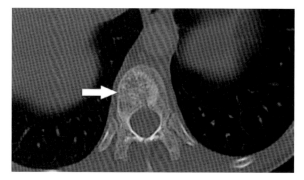

图 1-4　根据 RECIST 的不可测量病变。59 岁乳腺癌患者肺部 CT 示硬化性骨转移（箭头示）（摘自 AJR Am J Roentgenol, 2010；195：281-289）

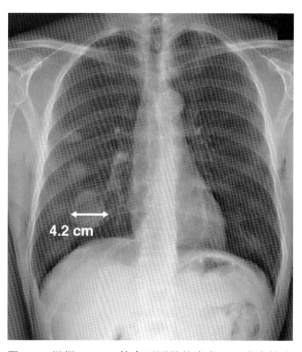

图 1-2　根据 RECIST 符合可测量的病变。52 岁女性患者胸片示肿块最长直径 4.2cm（箭头示），为肺癌影像，符合胸片可测量病灶标准（最长直径≥20mm）（摘自 AJR Am J Roentgenol, 2010；195：281-289）

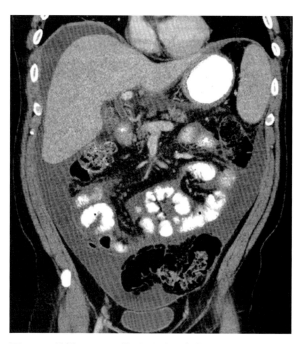

图 1-5　根据 RECIST 的不可测量病变。45 岁男性胃癌患者腹部 CT 示大量腹水。腹水经细胞学检查，发现恶性细胞，证实为癌性转移腹水（摘自 AJR Am J Roentgenol, 2010；195：281-289）

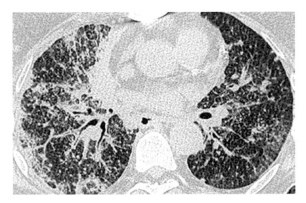

图 1-6　根据 RECIST 不可测量的病变。70 岁女性肺癌患者胸部 CT 示下叶小叶间隔和支气管血管束不规则增厚，与临床肺癌的淋巴管扩散相符合（摘自 AJR Am J Roentgenol, 2010; 195: 281-289）

　　治疗前在基线（译者注：试验或治疗干预前的基点数据）影像学上确定了可测量和不可测量的病变后，即根据病变的大小（最长径）在基线上选择符合标准靶病灶，以便在治疗期间后续影像学研究进行精确测量。基线上根据 RECIST 1.0 界定，最多可选择 5 个靶器官，总共可选择 10 个靶病灶（Nishino et al, 2010a; Therasse et al, 2000）。在随访中记录所有靶病灶的基线最长径之和，以表示肿瘤的定量负荷。与基线相比，随访研究测量值之和的百分比变化有助于确定有效率；与基线中最低值（治疗期间最小的肿瘤测量值）比较的百分比变化有助于确定肿瘤的进展。非靶病灶包括所有其他病变或其他部位病灶，在基线和随访检查中无须测量，仅需记录它们的存在或不存在（Nishino et al, 2010a; Therasse et al, 2000）。根据 RECIST（表 1-1；图 1-7）（Nishino et al, 2010a; Therasse et al, 2000）划分了四个类别的疗效变化：包括完全缓解（complete response, CR），部分缓解（partial response, PR），稳定状态（stable disease, SD）和疾病进展（progressive disease, PD）。在每次随访影像学分析中判定总体缓解率，并根据治疗期间所有随访时间的最佳缓解

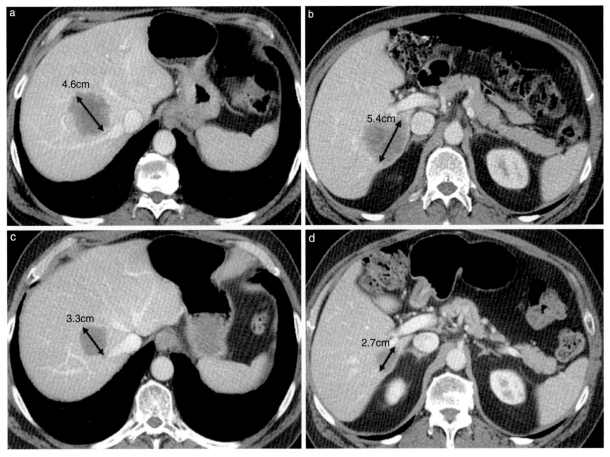

图 1-7　（a、b）68 岁结肠癌患者的腹部基线 CT 示肝脏 2 个靶病灶（箭头示）。根据 RECIST 测量值为 4.6cm（a）和 5.4cm（b），总计 10.0cm。（c、d）治疗后随访 CT 示靶病灶减小（箭头示）。RECIST 测量值分别为 3.3cm（c）和 2.7cm（d），总计 6.0cm。假设相对于基线［（6~10cm）/10cm × 100%］，靶病灶的测量值缩小 40%，则 RECIST 对靶病灶疗效评价为 PR（摘自 AJR Am J Roentgenol, 2010; 195: 281-289）

点中来确定最佳总体缓解（best overall response, BOR）（Nishinoet et al，2010a；Therasse et al，2000）。

2009 年 RECIST 工作组通过对包含 6 500 多例 18 000 多个靶病灶的患者资料数据库随访评价基础上，修订 RECIST（1.0）为 RECIST 1.1 版（Nishino et al，2010a；Eisenhauer et al，2009）。RECIST 1.1 与影像学相关的主要变化包括：①减少需要测量的靶病灶数量；②定义病理淋巴结的评估；③增补描述疾病进展的细则；④增补描述非靶病灶的进展；⑤将 18F-FDG PET 纳入在新病灶的检测中。

要评估的靶病灶数量从每个器官最多 5 个减少到每个器官至少 2 个，从总体最多 10 个减少到共 5 个（图 1-8，图 1-9）（Nishino et al，2010a；Eisenhauer et al，2009）。这一变化是依据 16 项临床试验的一宗大型前瞻性数据库分析，该数据库资料统计表明，每位患者选择 5 个靶病灶随访不会影响总体缓解率的评估和计算，对无进展生存率的影响最小（Nishino et al，2010a；Eisenhauer et al，2009）。

RECIST 1.1 也定义了淋巴结的治疗缓解评估，而在 RECIST 1.0 没有明确相关定义（Nishino et al，2010a；Eisenhauer et al，2009）。根据 RECIST 1.1，淋巴结是以短轴（垂直最长径）测量的，短轴 ≥15mm 的淋巴结被认为是可测量的，并作为靶病灶。淋巴结短轴 ≥10mm 但 <15mm 被界定为非靶病灶（图 1-10a）（Nishino et al，2010a；Eisenhauer et al，2009）。短轴 <10mm 的淋巴结被认为是非

病理性的（图 1-10b），这也影响了 RECIST 1.1 界定的 CR 定义，因为 CR 定义要求所有病理性淋巴结（无论是靶病灶，还是非靶病灶）短轴达到 <10mm 才符合完全缓解（CR）（Nishino et al，2010a；Eisenhauer et al，2009）。

由 RECIST 1.1 修订靶病灶的 PD 定义，除了大小增大 20% 外，同时要求靶病灶测量绝对值增加 5mm（图 1-11）（Nishino et al，2010a；Eisenhauer et al，2009）。纳入 5mm 绝对大小变化的新标准，以满足精确定义小肿瘤患者判定为 PD 的需要，特别是在有效治疗后。这在使用分子靶向药物的精准癌症治疗中经常遇到，将在第 2 章中对此进一步讨论。在小肿瘤最低值（例如 2cm）的患者中，由于测量可变误差的因素，可以观察到肿瘤体积微小的增大，而没有真正的肿瘤负荷增加，但如其满足 RECIST 1.0 基础上增补的肿瘤增大 ≥20% 的标准（Nishino et al，2010a；Eisenhauer et al，2009），仍可判定为 PD。引入 5mm 的绝对增量是为更准确描述此种临床病情下的肿瘤进展。RECIST 1.1 还阐明了非靶病灶的"明确进展"。即使可测量靶病灶肿瘤负荷的患者中存在 SD 或 PR，如非靶病灶严重总体实质性恶化导致肿瘤负荷增加，也仍根据非靶病灶判定归属为 PD（Nishino et al，2010a；Eisenhauer et al，2009）。然而，在靶病灶的 SD 或 PR 情况下，非靶病灶增加被判定为 PD 是极其罕见的（Nishino et al，2010a；Eisenhaueret et al，2009）。在没有可测量肿瘤负荷的患者中，采用可测量疾病评定的通用概念，如果出现肿瘤负荷增加的情况，需要将可测量

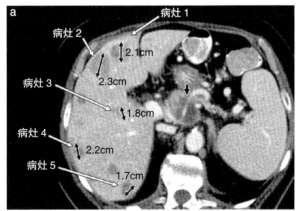
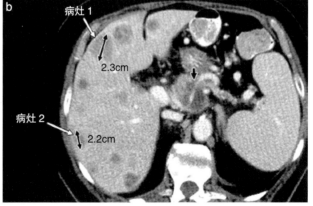

图 1-8　根据 RECIST 1.1 靶病灶数量已减少到每个器官最多 2 个。72 岁女性胰腺癌患者腹部 CT 示明显的胰腺肿块（单向黑色箭头示），肝脏中多个转移性病变。（a）使用 RECIST 1.0，每个器官最多可选择 5 个病变（白箭头示），黑色双向箭头显示每个病灶的最长径；（b）使用 RECIST 1.1 版，最多允许每个器官选择 2 个病变，应只选择 2 个肝病变作为靶病灶（白色箭头），双向黑色箭头显示每个病灶的最长径（摘自 AJR Am J Roentgenol，2010；195：281-289）

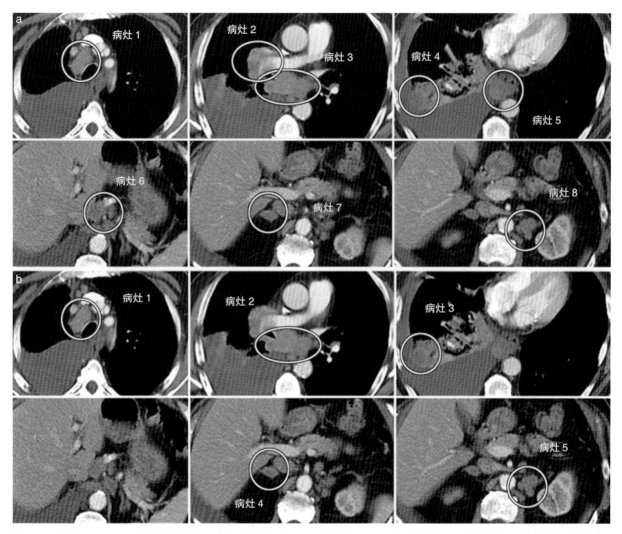

图 1-9 根据 RECIST 1.1 靶病灶数量已减少到总计 5 个。74 岁晚期 NSCLC 患者胸部 CT 示胸部和上腹部淋巴结肿大，肺右下叶病变及双侧肾上腺转移灶。（a）使用 RECIST 1.0（最多允许 10 个病变），可选择 8 个病变（圈标示）作为靶病灶。（b）使用 RECIST 1.1 遵循每个器官最多 2 个靶病灶的规则，最多可选择总计 5 个靶病灶（圈标示）（摘自 AJR Am J Roentgenol，2010；195：281-289）

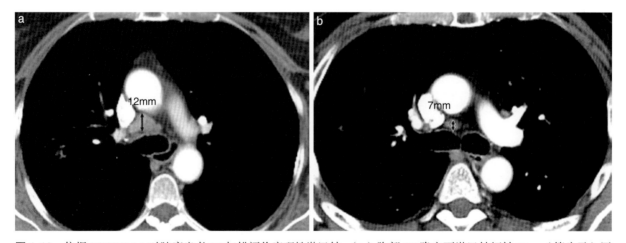

图 1-10 依据 RECIST 1.1 对肺癌患者 CT 扫描评价病理性淋巴结。（a）胸部 CT 隆突下淋巴结短轴 12mm（箭头示），因此根据 RECIST 1.1 应将其视为非靶病灶；（b）气管前淋巴结短轴径 7mm（箭头示），短轴径 <10mm，根据 RECIST 1.1 判断其为非病理性的（摘自 AJR Am J Roentgenol，2010；195：281-289）

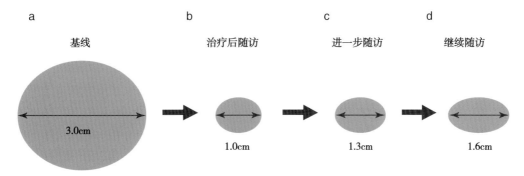

a	b	c	d
基线	治疗后随访	进一步随访	继续随访
3.0cm	1.0cm	1.3cm	1.6cm

图 1-11　以 RECIST 1.1 标准评估疾病进展。(a) 基线处靶病灶最长径为 3.0cm; (b) 开始治疗后的随访, 病灶最长径 1.0cm, 与基线相比, 病灶缩小 67%, 符合 PR; (c) 进一步随访中, 病变略增大, 为 1.3cm, 由最小直径 (负荷最低点) 1.0cm, 病变增大 30%, 因此根据 RECIST 1.0 评价为 PD, 将终止治疗, 然而, 使用 RECIST 1.1 要求绝对值增加 5mm, 且增大 ≥20%, 评估结果将是 SD, 并将继续治疗; (d) 进一步随访直径增加到 1.6cm, 符合 RECIST 1.1PD 标准, 即绝对值增加 ≥5mm, 与肿瘤负荷最低点相比增加 ≥20% (摘自 AJR Am J Roentgenol, 2010; 195: 281-289)

的新出现肿瘤负荷判定为 PD。这是指非靶病灶 PD 包括胸腔积液从微量到大量增加, 或恶性淋巴管炎从局部到广泛增加 (Nishino et al, 2010a; Eisenhauer et al, 2009)。

RECIST 1.1 另一个主要更新为定义为评估 PD 的新病灶中纳入 FDG-PET 检查 (Nishino et al, 2010a; Eisenhauer et al, 2009)。由于 RECIST 1.1 的新定义, 在基线时 FDG-PET 阴性患者中, 随访出现 FDG-PET 阳性病变的患者定义为 PD (图 1-12)。没有基线 FDG-PET 检查情况下的评价标准也被详细定义 (图 1-13)(Nishino et al, 2010a; Eisenhaueret al, 2009)。通过结合功能性影像学, 将 FDG-PET 包括在新病灶的检测中, 为 RECIST 添加了新的评价维度。在一项针对表皮

生长因子受体 (epidermal growth factor Receptor, EGFR) 抑制剂治疗的晚期 NSCLC 患者研究中, 比较 RECIST 1.0 和 RECIST 1.1 的疗效评估, 发现纳入 FDG-PET 检查是影响两个评价标准中疗效评估显著差异的最重要指标, 表明定义的修订影响了临床试验终点和无进展生存期 (Nishino et al, 2010b)。

引入 RECIST 1.1 评价系统后, 报道了比较以 RECIST 1.1 与 RECIST 1.0 系统进行疗效评价不同类型肿瘤应用不同抗癌方案的多个研究 (Nishino et al, 2010b, 2013a; Krajewski et al, 2015)。总体而言, 这些研究表明, RECIST 1.1 可以提供与 RECIST 1.0 高度一致的疗效评估, 减少了靶病灶的数量, 所需的测量工作量也明显减少。

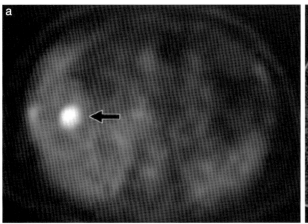
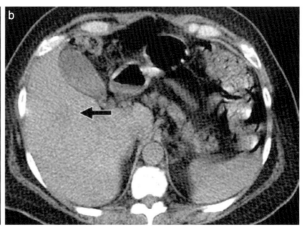

图 1-12　48 岁乳腺癌女患者 FDG PET 检测出基线时 FDG-PET/CT 阴性的新病灶。随访 FDG-PET/CT 图像 (a、b) 示出现新的 FDG 摄取肝转移灶 (箭头示)。由于已在 FDG PET 上检测到新病灶, 因此使用 RECIST 1.1 评价为 PD (摘自 AJR Am J Roentgenol, 2010; 195: 281-289)

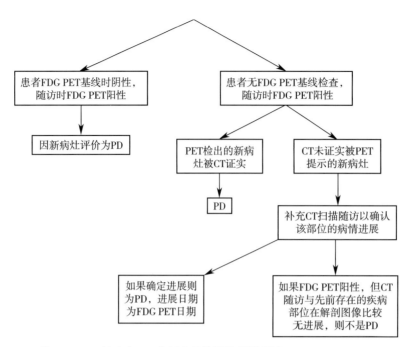

图 1-13　根据 RECIST 1.1 将 FDG PET 纳入在 PD 中新病灶检测的指导概述

3. RECIST 普遍局限性：测量的可变性与肿瘤异质性

　　尽管 RECIST 指南是最被广泛接受的标准化肿瘤疗效评估方法，具有简便性和实用性的优点。但即使在进行修订之后的 RECIST 1.1 版，RECIS 的局限性仍越来越多的显现出来。RECIST 的局限性可分为两类，即不同肿瘤类型或不同影响因素的普遍局限性，以及精确癌症治疗和免疫治疗时代的特定局限性，都会影响评价结果（Nishino et al, 2012；Nishino, 2018）。本章节介绍 RECIST 的普遍局限性重点是：①肿瘤大小测量的可变性；②患者病灶内以及不同病灶间的肿瘤异质性（Nishino, 2018）。精准癌症治疗和免疫治疗新出现的局限与不足将在下一章详细讨论（见第 2 章）。

　　测量的可变性，包括观察者本身和观察者之间的测量可变性，是影像学定量方法（包括 RECIST 和其他肿瘤疗效评价标准）的固有局限性。一项由 Erasmus 等通过 CT 检查评价 40 例肺癌研究中，WHO 标准的误判肿瘤 PD 可能性为 43%，RECIST 则为 30%。尽管与使用二维测量的 WHO 标准相比，RECIST 进行一维测量的误判别率更低，但结果表明，近三分之一的患者由于测量的可变性而非真实的肿瘤生长可误被分类为 PD（Erasmus et al, 2003）。Zhao 等对 32 例非小

细胞肺癌（non-small cell lung cancer, NSCLC）患者的同日重复 CT 扫描进行了研究，结果显示，对于 RECIST 中使用一维测量，95% 肿瘤测量一致性范围为（−18.3%~15.5%）至（−22.8%~23.0%）（Zhao et al, 2010）。尽管存在明显的可变性，结果表明，依据 RECIST 的一维测量方法在评价为 PR 时（缩小≥30%）不容易误判；但是，评定 PD 的临界值（增大≥20%）在测量可变性范围内，因此可能将患者误判为 PD（Zhao et al, 2010）。RECIST 1.1 的修订可能有助于减少测量可变性。EGFR 抑制剂治疗晚期 NSCLC 患者的一项研究中，与 RECIST 1.0 相比，RECIST 1.1 的观察者间一致性的 95% 限值较窄（−18.6%~25.4%），这可能是由于靶病灶数量减少和使用短轴测量淋巴结所致（Nishino et al, 2014a, 2010b）。

　　Zhao 等对 29 名转移性结直肠癌患者的研究中，3 名放射科医生根据 RECIST 1.0 独立选择并测量了靶病灶。总共 198 个靶病灶中，33% 病变被 3 名医生同时选择，28% 靶病灶被 2 名医生选择，39% 仅被 1 位放射科医生选中。通过独立选择，一维肿瘤测量值相对变化变异性为 11%。当测量相同的病变时，变异性降低至 8%（Zhao et al, 2014）。另一项近期研究应用 RECIST 1.1 系统对 316 例转移性实体瘤患者靶病灶选择与疗效评价结果之间的关系（Kuhl et al, 2019），3 位影像读片专家评估了每位患者的影像，41%

（128/316）的患者被选择了相同的靶病灶,而59%（188/316）患者中选择了不同的靶病灶。当靶病灶选择一致时,注意到疗效评价类别高度一致（κ=0.97）;但是,当靶病灶选择不一致时,疗效评价类别一致性较低（κ=0.58）。尽管这些研究暴露出的问题根本解决方案尚待确定,依据放射线医师的研究结果表明,甄选最能代表肿瘤负荷的基线靶病灶非常重要。除测量靶病灶外,还应在后续扫描中评估非靶病灶和新近病灶/疾病部位,以准确地将总体肿瘤负荷变化反映到疗效评估中（Kuhl et al,2019）。

当探讨 RECIST 标准的局限性时,无论是在肿瘤病变内还是在不同病变之间的异质性,是另一个需要考虑的重要问题。RECIST 依赖于一维尺寸的测量来定量肿瘤负荷,且假设三维肿瘤体积负荷仅与二维测量有关。然而,在现实中,肿瘤在同一病变（图 1-14）或同一患者的不同

病变之间生长速率和模式可能是不均匀的,其中一些病变在治疗期间表现出增大,而其他病变则可能缩小（Nishino et al,2014a;Nishino,2018;Gavrielides et al,2009;Longo,2012）。应用肿瘤体积测量来评估治疗效果至少可以达到一定程度评估疗效的目的（Nishino et al,2014a,2013b,2016,2011,2014b;Zhao et al,2010;Mozley et al,2012,2010）。利用当前的多排螺旋 CT（multi-detector row computed tomography,MDCT）技术,可在临床肿瘤 CT 扫描中对具有三维像素的解剖区域进行容积测定,从而可对肿瘤体积进行分割和测量,作为肿瘤疗效评价和临床预后的预测标志（Nishino et al,2014a;Nishino,2018）。测量肿瘤体积具有减少测量误差和可变性从而提高可重复性的优势,如以往多数研究的结论一样,与 RECIST 使用的肿瘤大小测量相比,这些研究结论一致认为测量肿瘤体积的变异性较小（Zhao et

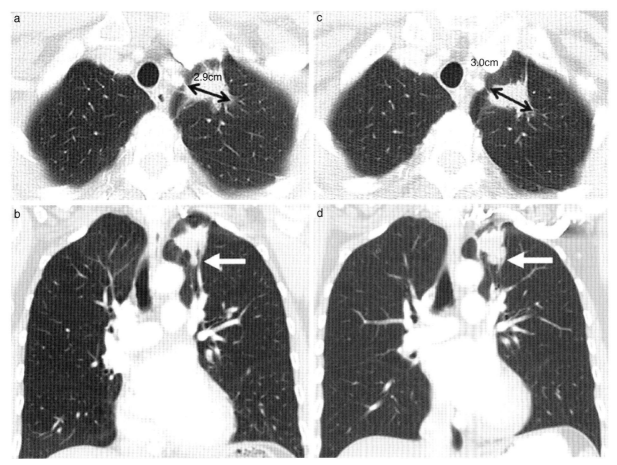

图 1-14　58 岁女性肺腺癌Ⅳ期患者依据 RECIST 进行疗效评价的局限性。（a）培美曲塞和顺铂治疗期间胸部增强轴向和冠状位 CT 图像示左上叶有毛刺的肿块。根据 RECIST 最长径 2.9cm,为轴向平面最长径测量值;（b）冠状面下部,肿块中有一个小结节成分（箭头示）;（c）治疗期间随访 CT 中,肿块最长径水平轴面示相仿肿块外观和大小,最长径 3.0cm;（d）随访的肿块水平 CT 冠状位随访图像上,肿块下半部分（箭头示）与以前 CT 比较有所增大,表明肿瘤负荷增加,但依据 RECIST 或 WHO 标准均未发现进展（摘自 Radiology,2014;271（1）:6-27）

al，2010；Mozley et al，2012，2010；Nishino et al，2013b，2016，2011，2014b）。RECIST 工作组在引入 RECIST 1.1 时提到了从一维评估向体积或功能评估转变的观念，并认为在推荐替代方法之前需要足够的标准化和广泛的适用性（Nishino et al，2010a；Eisenhauer et al，2009，2018）。此后近10 年来，通过肿瘤学和放射影像学领域间的多学科合作，为日益增长的标准化和技术进步需求建立了强有力的解决方案（Nishino，2018）。

（李军　译　王锡明　校）

参考文献

Eisenhauer EA, Therasse P, Bogaerts J et al (2009) New response evaluation criteria in solid tumours: revised RECIST guideline (version 1.1). Eur J Cancer 45:228–247

Erasmus JJ, Gladish GW, Broemeling L et al (2003) Interobserver and intraobserver variability in measurement of non-small-cell carcinoma lung lesions: implications for assessment of tumor response. J Clin Oncol 21:2574–2582

Gavrielides MA, Kinnard LM, Myers KJ, Petrick N (2009) Noncalcified lung nodules: volumetric assessment with thoracic CT. Radiology 251:26–37

Krajewski KM, Nishino M, Ramaiya NH, Choueiri TK (2015) RECIST 1.1 compared with RECIST 1.0 in patients with advanced renal cell carcinoma receiving vascular endothelial growth factor-targeted therapy. AJR Am J Roentgenol 204:W282–W288

Kuhl CK, Alparslan Y, Schmoee J et al (2019) Validity of RECIST version 1.1 for response assessment in metastatic cancer: a prospective, multireader study. Radiology 290(2):349–356

Longo DL (2012) Tumor heterogeneity and personalized medicine. N Engl J Med 366:956–957

Miller AB, Hoogstraten B, Staquet M, Winkler A (1981) Reporting results of cancer treatment. Cancer 47:207–214

Mozley PD, Schwartz LH, Bendtsen C, Zhao B, Petrick N, Buckler AJ (2010) Change in lung tumor volume as a biomarker of treatment response: a critical review of the evidence. Ann Oncol 21:1751–1755

Mozley PD, Bendtsen C, Zhao B et al (2012) Measurement of tumor volumes improves RECIST-based response assessments in advanced lung cancer. Transl Oncol 5:19–25

Nishino M (2018) Tumor response assessment for precision cancer therapy: response evaluation criteria in solid tumors and beyond. Am Soc Clin Oncol Educ Book 38:1019–1029

Nishino M, Jagannathan JP, Ramaiya NH, Van den Abbeele AD (2010a) Revised RECIST guideline version 1.1: what oncologists want to know and what radiologists need to know. AJR Am J Roentgenol 195:281–289

Nishino M, Jackman DM, Hatabu H et al (2010b) New Response Evaluation Criteria in Solid Tumors (RECIST) guidelines for advanced non-small cell lung cancer: comparison with original RECIST and impact on assessment of tumor response to targeted therapy. AJR Am J Roentgenol 195:W221–W228

Nishino M, Guo M, Jackman DM et al (2011) CT tumor volume measurement in advanced non-small-cell lung cancer: performance characteristics of an emerging clinical tool. Acad Radiol 18:54–62

Nishino M, Jagannathan JP, Krajewski KM et al (2012) Personalized tumor response assessment in the era of molecular medicine: cancer-specific and therapy-specific response criteria to complement pitfalls of RECIST. AJR Am J Roentgenol 198:737–745

Nishino M, Cardarella S, Jackman DM et al (2013a) RECIST 1.1 in NSCLC patients with EGFR mutations treated with EGFR tyrosine kinase inhibitors: comparison with RECIST 1.0. AJR Am J Roentgenol 201:W64–W71

Nishino M, Dahlberg SE, Cardarella S et al (2013b) Tumor volume decrease at 8 weeks is associated with longer survival in EGFR-mutant advanced non-small-cell lung cancer patients treated with EGFR TKI. J Thorac Oncol 8:1059–1068

Nishino M, Hatabu H, Johnson BE, McLoud TC (2014a) State of the art: response assessment in lung cancer in the era of genomic medicine. Radiology 271: 6–27

Nishino M, Jackman DM, DiPiro PJ, Hatabu H, Janne PA, Johnson BE (2014b) Revisiting the relationship between tumour volume and diameter in advanced NSCLC patients: an exercise to maximize the utility of each measure to assess response to therapy. Clin Radiol 69:841–848

Nishino M, Dahlberg SE, Fulton LE et al (2016) Volumetric tumor response and progression in EGFR-mutant NSCLC patients treated with erlotinib or gefitinib. Acad Radiol 23:329–336

Therasse P, Arbuck SG, Eisenhauer EA et al (2000) New guidelines to evaluate the response to treatment in solid tumors. European Organization for Research and Treatment of Cancer, National Cancer Institute of the United States, National Cancer Institute of Canada. J Natl Cancer Inst 92:205–216

Zhao B, Oxnard GR, Moskowitz CS et al (2010) A pilot study of volume measurement as a method of tumor response evaluation to aid biomarker development. Clin Cancer Res 16:4647–4653

Zhao B, Lee SM, Lee HJ et al (2014) Variability in assessing treatment response: metastatic colorectal cancer as a paradigm. Clin Cancer Res 20:3560–3568

第2章 精准癌症治疗和免疫治疗反应评估

Mizuki Nishino

目录

1. 抗血管生成治疗后肿瘤 CT 密度值的变化…………13
2. 分子靶向治疗中肿瘤进展缓慢 ………………………15
3. 免疫治疗患者的免疫相关反应 ………………………15
参考文献………………………………………………………22

摘要

RECIST 于 2000 年首次应用并于 2009 年修订以来,晚期癌症治疗取得了长足的进步。最近对癌症特异性基因组异常及其临床应用的认识进展,改变了肿瘤学家治疗癌症策略,开启了分子靶向药物有效精确癌症治疗时代。此外,最近癌症免疫治疗获得成功带来另一种模式的转变,即使用免疫检查点阻断来激活宿主免疫防御机制从而对抗癌症。鉴于癌症治疗的这些进展,除了"常规肿瘤疗效评价标准与局限性"一章中讨论的一般局限性外,RECIST 的其他局限性也越来越被重视,特别是在精准治疗和免疫治疗患者中(Nishino, 2018; Nishino et al, 2012)。本章讨论这些治疗的某些特定局限性:①抗血管生成治疗对肿瘤 CT 密度值的影响;②分子靶向治疗过程中肿瘤进展缓慢;以及③接受免疫治疗患者的免疫相关反应(Nishino, 2018; Nishino et al, 2012)。

1. 抗血管生成治疗后肿瘤 CT 密度值的变化

抗血管生成分子靶向剂治疗的癌症患者中,即使没有肿瘤病灶范围的缩小,肿瘤 CT 密度值降低也可被视为治疗有效的标志(Choi et al, 2005, 2007; Benjamin et al, 2007)。肿瘤 CT 值的变化最先由 Choi 等提出,用以评估酪氨酸激酶抑制剂(伊马替尼)治疗胃肠道间质瘤(gastrointestinal stromal tumor, GIST)的有效性(图 2-1)(Nishino

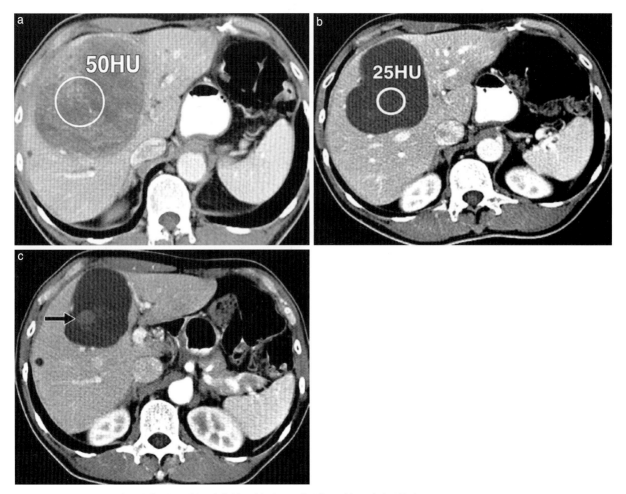

图 2-1   58 岁男性患者,晚期胃肠道间质瘤并肝转移,甲磺酸伊马替尼治疗(摘自 AJR Am J Roentgenol, 2012; 198: 737-745)。(a)治疗前腹部基线增强 CT 示肝脏内不均匀增强肿块,提示转移,最长径为 10cm, CT 值 50HU(圆标示);(b)甲磺酸伊马替尼治疗后 8 周随访 CT 扫描示肿瘤 CT 值显著降低(圆标示; 25HU),符合 Choi 标准有效,肿块缩小(最长径 9.5cm);(c)继续接受甲磺酸伊马替尼治疗,随访 2 年 CT 扫描示新的瘤床内肿瘤结节(箭头示),符合 Choi 标准的进展标准。注:在实体瘤(7.5cm)中,仅根据疗效评估标准测量最长径无法判断进展。自基线检查以来,肝前段邻近的小病变保持不变,很可能是良性病变

et al, 2012; Choi et al, 2005, 2007; Benjamin et al, 2007)。在其他肿瘤(包括其他肉瘤、肾细胞癌和肝细胞癌)疗效评估中,也发现了类似的 CT 值下降现象(Nishino et al, 2012; Faivre et al, 2011; Smith et al, 2010a, b)。

Choi 等将肿瘤疗效标准定义为一维影像肿瘤尺寸减少 10% 或 CT 值降低 15%(或 HU 值降低),而不是 RECIST 定义的一维影像肿瘤直径减少 30%(Choi et al, 2004, 2007)。依据 Choi 的诊断标准伊马替尼治疗 GIST 的研究,主要评估了 CT 值变化、PET-CT 结果和临床体征。2004 年初步研究了 36 例伊马替尼治疗 2 个月后 GIST 患者的 173 个肿瘤病灶,通过测量病灶 CT 值、SUV 值及核素摄取值与基线治疗前扫描相比较肿瘤的大小及密度变化。结果发现伊

马替尼治疗 2 个月后肿瘤 CT 密度值及 SUV 值均显著下降,虽然肿瘤的大小在治疗后也有所减小,但是仅依据 RECIST 标准, 75% 的患者被归类为疗效稳定(stable disease, SD)(Choi et al, 2004)。

在此结果基础上,另一项研究评估了 40 例转移性 GIST 患者治疗 2 个月后,经 CT 和 FDG PET 检查肿瘤病灶的变化。依据 Choi 评价标准, CT 成像肿瘤范围缩小 >10% 或肿瘤密度下降 >15% 判定有效,经 PET 鉴证的疗效评价与 RECIST 标准相比具有更高的敏感性(Choi 标准为 97%, RECIST 标准为 52%)。58 例伊马替尼治疗的 GIST 患者研究,显示出 Choi 疗效评价标准的预后价值(Benjamin et al, 2007)。伊马替尼治疗 2 个月后按 Choi 标准判定有效的患者比判

断无效患者具有更长的生存时间（P=0.000 2），而 RECIST 评价治疗有效与肿瘤进展时间没有显著相关性（P=0.74）。根据 Choi 标准评价有效者疾病特异性生存率显著延长（P=0.04），但 RECIST 评价有效者没有发现生存率差异（P=0.45）（Benjamin et al，2007）。

CT 密度值降低作为治疗初始有效评价标准后，也可以通过放射学表现观察到肿瘤进展，这与肿瘤大小的简单增加或 RECIST 定义的孤立新发病变有所不同（图 2-1）（Choi et al，2005，2007；Benjamin et al，2007；Shankar et al，2005）。在这个角度上，Choi 标准将肿瘤进展定义为：①新病灶的出现；②肿瘤内结节的出现或增大；③肿瘤大小增大 >20%，而治疗后无 CT 值下降改变（Choi et al，2005，2007）。Choi 描述 CT 密度值变化的概念已被广泛认可，有时还被用作补充 RECIST 指南，以便准确捕捉接受抗血管生成药物治疗的患者的肿瘤反应和进展（Nishino，2018；Nishino et al，2012）。

2. 分子靶向治疗中肿瘤进展缓慢

在过去的十年里，癌症特异性异常基因组认识的进步开辟了癌症患者精准医疗的先河，患者可以使用专门设计的分子靶向制剂针对肿瘤致癌基因组的治疗。并已广泛应用于多种不同的肿瘤类型中，依据肿瘤基因组学分析选择治疗亚组患者，有助于提高治疗有效率（Nishino，2018；Nishino et al，2011a，2014a）。然而，由于获得性抗药的出现，虽然大多数患者的肿瘤负荷初始显著减小，最终会遭遇肿瘤复发（Nishino，2018；Nishino et al，2011a，2014a）。这些患者在初始有效后的肿瘤往往会随着时间的推移缓慢生长，患者通常仍在接受治疗。在这种精准癌症治疗的临床状态下，RECIST 在评估肿瘤进展和指导针对肿瘤致癌基因组异常的治疗决策方面的价值有限。

如"常规肿瘤疗效评价标准与局限性"所述，RECIST 根据测量肿瘤的大小变化定义疗效反应类别。由于这一特点，对肿瘤较小患者的疗效评估偏差性影响相对更大。例如，由于测量偏差性的 3mm 增加仅影响原来 6cm 肿瘤测量的 5%；然而，对于 1cm 大小肿瘤的偏差率为 30%（Nishino et al，2013a，2014a）。这一点在有效的精确癌症

治疗中尤其重要，因为患者肿瘤治疗初期显著减小，因此在最低点（自基线检查以来最小的肿瘤大小）时肿瘤直径可能非常小，这可作为肿瘤开始复发前的基线确定后续进展的参考。考虑到最低点的小肿瘤（通常只有几厘米或更小），可能只有几毫米的增加导致与最低点相比增大了 ≥20%。为了弥补这一局限性，RECIST 1.1 修订版要求与最低点相比绝对尺寸至少增加 5mm，同时增加 ≥20%，定义为 PD（图 2-2）（Eisenhauer et al，2009；Nishino et al，2010）。然而，在先前的两项晚期非小细胞肺癌（non-small cell lung cancer，NSCLC）患者 EGFR 抑制剂治疗研究中，≥5mm 绝对尺寸增大规则仅导致少数患者在较长时间后的疗效评价为 PD（一项研究中为 6%（4/70）（Nishino et al，2013a），另一报道为 1%（1/104）（Sun et al，2010）。结果表明，需要采用更准确、偏差更小的测量方法来克服该局限性，从而及时修订其他的治疗策略。

治疗期间肿瘤生长率，作为修订 RECIST 评估靶向治疗有效后肿瘤缓慢进展局限性的另一策略，已被一些研究作为确定不同类型晚期实体瘤治疗终点和临床受益标志（Ferte et al，2014；Gomez-Roca et al，2011；Levy et al，2013；Nishino et al，2013b，2016；Stein et al，2011，2012）。在肾细胞癌和前列腺癌的队列研究中，Stein 等使用肿瘤生长速率常数，在试验期间经过肿瘤大小测量获得 $\log_e 2$/ 倍增时间（天），并证明与总体生存率呈负相关。结果表明，肿瘤生长缓慢可能是临床预后更好的标志（Stein et al，2011，2012）。对携带 EGFR 突变使用 EGFR 抑制剂治疗的晚期 NSCLC 患者，采用肿瘤体积分析肿瘤生长率状况，为此类患者初始有效后肿瘤进展缓慢研究提供参考指标（Nishino et al，2013b，2016）。未来需要进一步验证上述研究发现，并将其转化为肿瘤成像的临床应用（Nishino，2018）。

3. 免疫治疗患者的免疫相关反应

过去几年中，免疫检查点抑制剂在癌症免疫治疗中的临床成功应用，带来癌症治疗的另一种模式的转变（Hodi et al，2010；Nishino et al，2017a，2015；Ott et al，2013）。免疫检查点抑制剂作为抗肿瘤药物开辟了癌症治疗的新领域（https://www.nobelprize.org/prizes/medicine/2018/

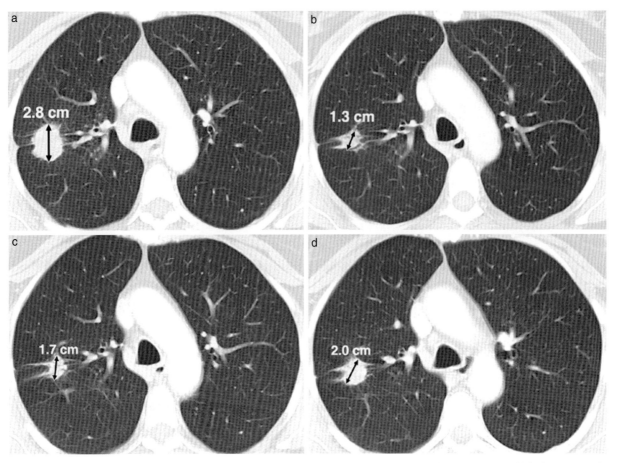

图 2-2　55 岁非小细胞肺癌患者 EGFR 抑制剂厄洛替尼治疗效果与疾病进展。（a）胸部 CT 示右肺毛刺病变是唯一的靶病变,最长径为 2.8cm（箭头示）;（b）治疗一个周期后,病灶为 1.3cm（箭头示）,与基线检查相比,病灶减小了 54%,符合 PR;（c）在最初有效后,残留小肿瘤逐渐增大,随访中生长至 1.7cm（箭头示）,如与最低值（1.3cm）相比增加 30%,依据 RECIST 1.0 标准将为 PD,治疗将终止,但使用 RECIST 1.1 评价是 SD,因为尺寸绝对增加小于 5mm;（d）另一次随访 CT 扫描显示,残余肿瘤进一步增大,最长径为 2.0cm（箭头示）,与最低值相比,肿瘤增加 54%,绝对增加 6mm,符合 PD（摘自 AJR Am J Roentgenol, 2010; 195: 281-289）

summary/; Ishida et al, 1992; Leachet et al, 1996）。

　　免疫检查点抑制剂的抗肿瘤作用机制是阻断肿瘤对机体的免疫抑制,而不是对肿瘤细胞的直接细胞毒性或靶向效应（Nishino et al, 2015, 2017a, 2019; Ott et al, 2013）。在患者的肿瘤微环境中,肿瘤细胞、T 细胞、树突状细胞和巨噬细胞之间表达大量配体 - 受体。这些分子被称为"免疫检查点",作为宿主针对肿瘤的免疫反应,调节肿瘤细胞特有的 T 细胞激活（图 2-3 和图 2-4）（Nishino et al, 2012, 2017a; Ott et al, 2013; Allison, 1995; Hodi et al, 2003, 2008; Wolchok, 2012; Lenschow et al, 1996）。利用肿瘤微环境中免疫检查点发出的信号,肿瘤细胞介导免疫抑制,使其能够逃避 T 细胞介导的宿主免疫反应,得以生 存 和 增 殖（Ott et al, 2013; Nishino et al, 2019; Lenschow et al, 1996; Zielinski et al, 2013; Pardoll,

2012）。免疫检查点抑制剂,如细胞毒性 T 淋巴细胞 抗 原 -4（cytotoxic T-lymphocyte antigen-4, CTLA-4）抑制剂和程序性细胞死亡蛋白 -1（programmed cell death-1, PD-1）和程序性细胞死亡蛋白 -1 配体（programmed cell death-ligand1, PD-L1）抑制剂,阻断免疫检测点相互作用并干扰肿瘤的免疫抑制,从而激活对癌症的免疫反应（图 2-3 和图 2-4）（Nishino et al, 2019; Zielinski et al, 2013; Pardoll, 2012; Chen et al, 2012; Okazaki et al, 2013）。

　　使用免疫检查点阻断的首次突破在 2010 年,CTLA-4 抑制剂伊匹木单抗 3 期试验证明晚期黑色素瘤的总体生存率显著提高（Hodi et al, 2010）。此后的多个临床试验表明,多种晚期癌症中使用 CTLA-4 抑制剂和 PD-1/PD-L1 抑制剂治疗效果良好。因此,这些免疫检查点抑制剂

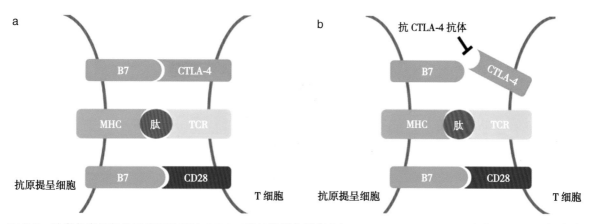

图 2-3　肿瘤免疫抑制分子机制及其抗 CTLA-4 抗体阻断作用（摘自 Eur J Radiol，2015Jul；84（7）：1259-1268）。（a）T 细胞表面 CTLA-4 与其抗原提呈细胞表面配体（B7）相互作用，抑制 T 细胞对肿瘤免疫应答，使肿瘤细胞逃脱免疫攻击；（b）抗 CTLA-4 抗体，如伊匹木单抗阻断 CTLA-4 与其配体之间的相互作用，导致阻断 T 细胞免疫抑制，并激活对癌症免疫应答

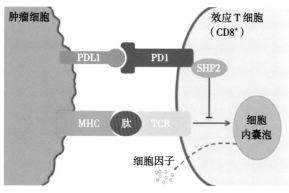

图 2-4　PD-1 免疫抑制作为癌症治疗靶点机制（摘自 Eur J Radiol，2015Jul；84（7）：1259-1268）。PD-1 激活后表达于效应 T 细胞表面，其配体 PD-L1 通过构成性致癌信号通路或作为对肿瘤反应炎症信号诱导因子表达在肿瘤细胞表面。PD-L1 与 PD-1 的结合通过磷酸酶 SHP2 传递抑制信号，从而减少 T 细胞的细胞因子产生和增殖，使肿瘤细胞逃避宿主免疫反应。PD-1 或 PD-L1 抗体阻止其与肿瘤结合和阻断免疫抑制，诱导抗肿瘤免疫反应。如 KIR（杀伤细胞免疫球蛋白样受体）、LAG3（淋巴细胞激活基因 3）和 TIM3（T 细胞膜蛋白 3）等在肿瘤微环境中调节 T 细胞反应的多个受体 - 配体相互作用已被确定，目前正在积极研究作为癌症免疫治疗的可能靶点

及其组合方案已被批准用于多种肿瘤疾病，并已成为临床肿瘤学中晚期癌症的主要治疗选择（表 2-1）。

由于免疫检查点抑制剂作用机制特殊，使用这些药物治疗的患者可出现非常规反应模式，包括：①肿瘤负荷最初评估增加后的有效；②治疗期间或之后新病变出现，随后随访肿瘤负荷降低符合有效（图 2-5，图 2-6）（Nishino，2018；Nishino et al，2019）。这些反应模式通常被称为

假进展，因为患者在肿瘤负荷最初增加或出现新病变时符合再次进展的标准（Nishino et al，2012，2017a，2019；Hodiet et al，2016；Wolchok et al，2009；Chiou & Burotto，2015）。在过去十年中，已经提出了几套改进的治疗反应评价标准，旨在捕捉这些非典型免疫治疗反应评价模式，以准确地描述接受免疫检查点抑制剂治疗患者的肿瘤疗效和进展（表 2-1）（Nishino et al，2019）。

根据大约 200 名肿瘤学家、免疫治疗专家和监管专家在一系列研讨会上，通过对癌症患者免疫治疗剂应用经验进行的辩论，第一套描述免疫相关反应的标准于 2009 年提出（Wolchok et al，2009）。该标准被称为免疫相关反应标准（immune-related response criteria，irRC），在评估癌症免疫治疗效果时具有非常重要临床意义（Wolchok et al，2009）。首先，irRC 要求在至少间隔 4 周两次连续扫描中确认 PD。这是为避免在一次扫描的初始肿瘤负荷增加时过早地宣布 PD，因为这种增加可能为假性进展，随后可能会出现肿瘤负荷减轻；其次 irRC 评价在整个肿瘤负荷包括新的病变测量，而不是在新病变出现时定义 PD，因为在假性进展的病例中，新病变出现后可以看到免疫治疗的疗效（Wolchok et al，2009）。irRC 已迅速成为癌症免疫治疗的评价新标准，并被用于定义免疫治疗的试验终点（Lynch et al，2012）。

然而，irRC 在测量方法和疗效评价类别定义方面主要依据于 WHO 标准，是通过最长径乘最长垂直径使用二维测量来量化肿瘤大小

表 2-1　免疫治疗相关传统肿瘤疗效评价标准和修订方案概述

标准与类型	测量	PR 标准[a]	PD 标准[b]	PD 确认	新病变
传统肿瘤疗效评价标准					
Miller 等，1981	二维（LD×LPD）	缩小≥50%	新病变，或非靶病变 PD 增长≥25%	非必需	定义 PD
Therasse 等，2000	一维（LD）	缩小≥30%	新病变，或非靶病变 PD 增长≥20%	非必需	定义 PD
Eisenhauer 等，2009	一维（LD 用于非淋巴结病变；淋巴结病变为 LPD）	缩小≥30%	新病变，或非靶病变 PD 增长≥20% 和≥5mm	非必需	定义 PD
免疫相关反应评估的改进策略					
irRC（2009）；Wolchok 等，2009	二维（LD×LPD）	缩小≥50%	增长≥25%	要求连续学习至少间隔4周	没有定义 PD；测量新病变包括在总肿瘤负荷中
irRECIST（2013）Nishino 等，2013c，2014b，2016	一维（LD 用于非淋巴结病变；淋巴结病变为 LPD）	缩小≥30%	新病变，或非靶病变 PD 增长≥20% 和≥5mm	至少间隔4周进行连续扫描	没有定义 PD；测量新病变包括在总肿瘤负荷中
iRECIST（2017）Seymour 等，2017	一维（LD 为非淋巴结病变；淋巴结病变为 LPD）	缩小≥30%	新病变，或非靶病变 PD 增长≥20% 和≥5mm	4~8周后的再一次评估	定义了未确认 PD；如果在下一次评估中发现其他的新病灶或病灶大小增加（新病灶之和≥5mm 或任何新的非靶病灶增加），则证实 PD

irRC，免疫相关反应标准；irRECIST，实体瘤免疫相关疗效评价标准；LD，最长直径；LPD，最长垂直直径；PD，进展性疾病；PR，部分缓解；RECIST，实体肿瘤疗效评价标准；WHO，世界卫生组织。

[a] 参考基线测量。

[b] 参照最低点（自基线以来的最小值）。

（Nishino，2018；Nishino et al，2012；Wolchok et al，2009）。irRC 的这种方法存在一定局限性，因为自 2000 年引入 RECIST 以来，过去二十年的大多数实体瘤临床试验都使用 RECIST，因此是应用一维测量来量化肿瘤负荷变化（Nishino et al，2019）。因此，irRC 使用二维测量获得的结果不能直接与 RECIST 使用一维测量定义的试验结果进行比较。此外，许多研究表明，一维测量具有较小的测量可变性，因此比二维测量具有更高的可重复性（Erasmus et al，2003；Nishino et al，2011b；Zhao et al，2009）。为了解决这一问题，同时开发一种"通用语言"来评估肿瘤对癌症免疫治疗效果，Nishino 等进行一系列的研究，证明采用 RECIST 的一维测量评价免疫相关反应的可重复性更高，同时保持了 irRC 关于肿瘤进展判定和新病变评估的重要特征（Nishino et al，2013c，2014b，2019）。这些研究结果为使用 RECIST 的一维测量方法进行免疫相关反应评估提供了科学依据。免疫肿瘤学研究人员将此方法称为免疫相关 RECIST（immune-related RECIST，irRECIST），并被用于定义许多免疫治疗药物临床试验的终点（表 2-1）（Nishino，2018；Nishino et al，2015，2017a，2019）。

引入为癌症免疫治疗试验专门设计的 iRECIST，是 RECIST 工作组的另一项最新进展（Seymour et al，2017）。按照 irRECIST 所示的指

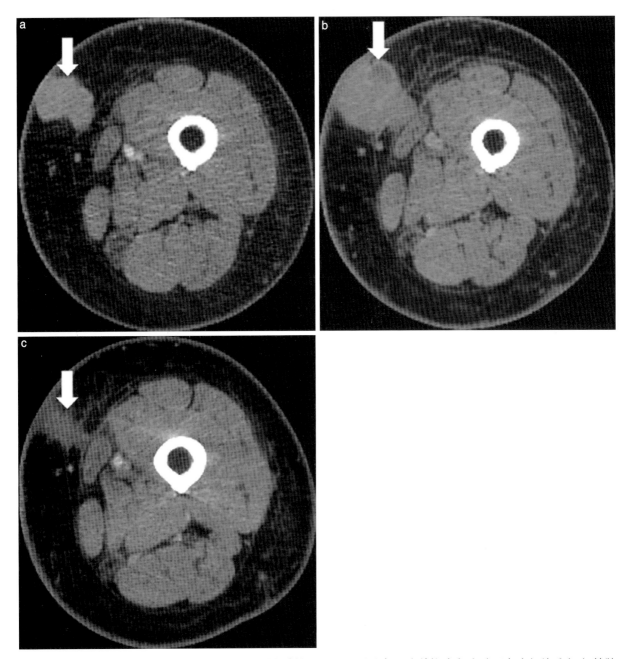

图 2-5　66 岁女性转移性黑色素瘤患者,经纳武利尤单抗(nivolumab)和伊匹木单抗治疗后,由于免疫相关反应,初始肿瘤负荷增加,随后肿瘤缩小,符合假性进展(摘自 Radiology, 2019 Jan; 290(1): 9-22)。(a)治疗前基线增强轴位 CT 图像示左大腿内侧上段转移性结节(箭头示),最长径为 4cm;(b)治疗 3 个月后轴向 CT 示病灶增大,为 5cm(箭头示),根据 RECIST 提示疾病进展;(c)治疗 6 个月后轴向 CT 示病灶缩小,为 2.5cm(箭头示),符合肿瘤免疫治疗相关反应

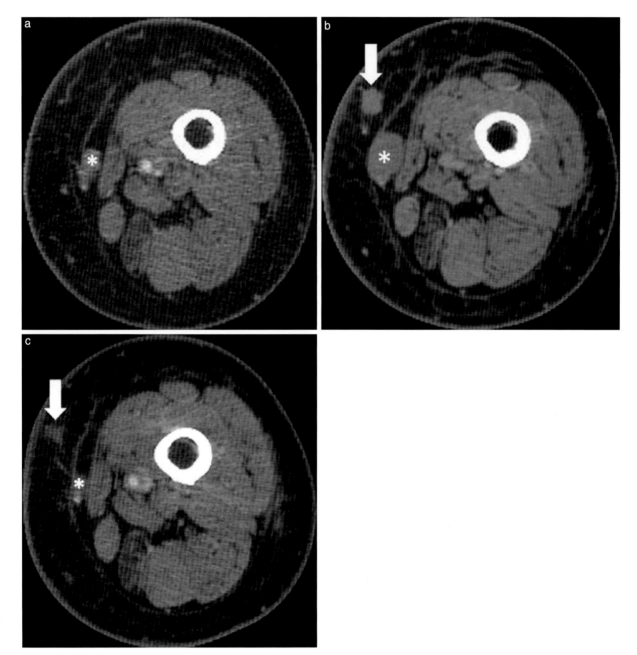

图 2-6　66 岁女性转移性黑色素瘤患者，经纳武利尤单抗和伊匹木单抗治疗后，出现新病变并随后出现免疫相关反应的假性进展（摘自 Radiology，2019 Jan；290（1）：9-22）。（a）治疗前基线轴向 CT；（b）治疗 3 个月后轴向 CT 示新皮下病变（箭头示），根据 RECIST 提示疾病进展；（c）治疗 6 个月后轴向 CT 示新病灶缩小（箭头示），提示之前病变为免疫相关反应。值得注意的是，在 3 个月的随访中，深部皮下组织的另一种病变（*示）增大了，随后病变缩小，也表明为最初肿瘤负荷增加后的免疫相关反应

导方针,iRECIST 亦采用影像学一维的 RECIST 评价方案,但需要对 PD 进行确认;同时 iRECIST 提出略微不同的新病变评估方法(Seymour et al,2017)。根据 iRECIST,新病变测量不包括在总测量值中;相反,新病变应该单独记录和测量。此外,iRECIST 引入了"未确认 PD"的概念,这是 RECIST 1.1 标准界定的 PD,需进一步确认。如 4~8 周后的下一次扫描显示 PD 进一步进展(增大靶病变的总和≥5mm),则可以确认 PD (Seymour et al,2017)。"未确认 PD"的概念尤其重要,因为一些患者在初次扫描显示 PD 后没有再进一步随访扫描确认,因此将这些患者与在多次随访扫描中病情稳定的患者区分开来是有意义的。尽管这些判定标准的细节还需要进一步的完善,并验证其在定义治疗受益和临床预后方面的价值,免疫相关反应评估的策略在过去十年中迅速发展,以建立以 RECIST 为基础的"通用语言",同时针对免疫检查点抑制剂治疗评定标准的必要性修改。

除了在免疫治疗肿瘤疗效评价标准的疾病发展方面取得的进展外,在免疫治疗患者的肿瘤反应类别方面,也完成一些重要的临床数据

观测。其中一个观察结果是假性进展的发生率较低,这需要得到治疗医生和放射科专家的共同确认(Nishino,2016,2018;Nishino et al,2017a;Chiou & Burotto,2015)。免疫检查点抑制剂治疗的黑色素瘤患者中,假进展发生率约为 10% 或更低(Nishino,2018;Hodi et al,2016;Wolchok et al,2009;Nishino et al,2017b)。晚期非小细胞肺癌患者的"假性进展"发生率更低,从 1% 到 5% 不等(Gettinger et al,2015;Nishino et al,2017c)。此外,在两次或两次以上连续扫描证实 PD 后,"假性进展"患者可能会经历肿瘤负担减轻,正如最近关于晚期黑色素瘤和 PD-1 抑制剂治疗的 NSCLC 队列研究的两项报告所述(图 2-7)(Nishino,2018;Nishino et al,2017b,c)。该观察结果展现了当前免疫相关反应评估方法的局限性,并强调未来包括新型功能成像技术等方向进一步深入研究的必要性(Nishino,2018;Nishino et al,2019)。

另一个新的临床观察结论为"超进展性疾病",Champiat 等将其描述为一种新免疫相关肿瘤行为侵袭性模式。超进展性疾病定义为首次评估时 PD-1/PD-L1 抑制剂治疗后的肿瘤生长率超过开始 PD-1/PD-L1 抑制剂治疗前生长速率 2 倍

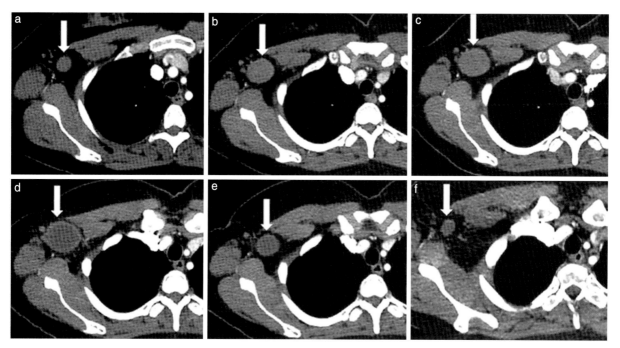

图 2-7　38 岁女性患有,假性进展的晚期黑色素瘤(摘自 Clin Cancer Res,2017;23:4671-4679)。(a)基线 CT 示右腋窝淋巴结短轴为 1.7cm(a,箭头);在 2.7 个月第一次随访(b)和 4.1 个月(c)第二次随访时,病灶体积增大,显示病灶体积比基线增大 20% 以上,证实了 irPD;在 5.5 个月(d)的第三次随访扫描中,病变达到最大,然后在 6.7 个月(e)时,第四次复查时开始变小。病变进一步逐渐缩小,在治疗 22.3 个月时评估符合有效标准(f)。此后,病变一直很小,并 19 个月内持久的稳定有效

以上（Champiat et al, 2017）。一组 PD-1/PD-L1 抑制剂 1 期试验的初步研究中,研究对象为晚期多种恶性肿瘤患者,发现 9%（12/131）患者出现了肿瘤超进展性疾病（Champiat et al, 2017）。这些观察结果要求进一步开发生物标记物,以便更好地选择患者,以实现精确的免疫治疗。

最后,肿瘤治疗除了临床非常规的反应模式和影像学上的肿瘤行为外,癌症免疫治疗还与多种可能涉及器官的毒性有关,这些毒性可涉及全身多个器官,称为免疫相关不良事件（immune related adverse events, irAE）。其中一些 irAE 可能需要仔细与肿瘤进展鉴别,因此准确的治疗监测和肿瘤反应评估意义重要。包括 irAE 在内的药物毒性主题在第 3 章中将详细讨论。

总之,在过去的十年中,精确癌症治疗和免疫治疗肿瘤反应评估策略随着新型癌症治疗的快速进步而显著发展。肿瘤疗效评价标准应与癌症治疗的进步继续发展,以便在精确肿瘤学和免疫肿瘤学的新时代为临床试验和疗效评估提供客观终点。

（王轶　译　李军　刘刚　校）

参考文献

Allison JP, Krummel MF (1995) The Yin and Yang of T-cell costimulation. Science 270:932–933

Benjamin RS, Choi H, Macapinlac HA et al (2007) We should desist using RECIST, at least in GIST. J Clin Oncol 25:1760–1764

Champiat S, Dercle L, Ammari S et al (2017) Hyperprogressive disease is a new pattern of progression in cancer patients treated by anti-PD-1/PD-L1. Clin Cancer Res 23:1920–1928

Chen DS, Irving BA, Hodi FS (2012) Molecular pathways: next-generation immunotherapy—inhibiting programmed death-ligand 1 and programmed death-1. Clin Cancer Res 18:6580–6587

Chiou VL, Burotto M (2015) Pseudoprogression and immune-related response in solid tumors. J Clin Oncol 33:3541–3543

Choi H, Charnsangavej C, de Castro Faria S et al (2004) CT evaluation of the response of gastrointestinal stromal tumors after imatinib mesylate treatment: a quantitative analysis correlated with FDG PET findings. AJR Am J Roentgenol 183:1619–1628

Choi H, Charnsangavej C, Faria SC et al (2007) Correlation of computed tomography and positron emission tomography in patients with metastatic gastrointestinal stromal tumor treated at a single institution with imatinib mesylate: proposal of new computed tomography response criteria. J Clin Oncol 25:1753–1759

Choi JH, Ahn MJ, Rhim HC et al (2005) Comparison of WHO and RECIST criteria for response in metastatic colorectal carcinoma. Cancer Res Treat 37:290–293

Eisenhauer EA, Therasse P, Bogaerts J et al (2009) New response evaluation criteria in solid tumours: revised RECIST guideline (version 1.1). Eur J Cancer 45:228–247

Erasmus JJ, Gladish GW, Broemeling L et al (2003) Interobserver and intraobserver variability in measurement of non-small-cell carcinoma lung lesions: implications for assessment of tumor response. J Clin Oncol 21:2574–2582

Faivre S, Zappa M, Vilgrain V et al (2011) Changes in tumor density in patients with advanced hepatocellular carcinoma treated with sunitinib. Clin Cancer Res 17:4504–4512

Ferte C, Fernandez M, Hollebecque A et al (2014) Tumor growth rate is an early indicator of antitumor drug activity in phase I clinical trials. Clin Cancer Res 20:246–252

Gettinger SN, Horn L, Gandhi L et al (2015) Overall survival and long-term safety of nivolumab (anti-programmed death 1 antibody, BMS-936558, ONO-4538) in patients with previously treated advanced non-small-cell lung cancer. J Clin Oncol 33: 2004–2012

Gomez-Roca C, Koscielny S, Ribrag V et al (2011) Tumour growth rates and RECIST criteria in early drug development. Eur J Cancer 47:2512–2516

Hodi FS, Hwu WJ, Kefford R et al (2016) Evaluation of immune-related response criteria and RECIST v1.1 in patients with advanced melanoma treated with pembrolizumab. J Clin Oncol 34:1510–1517

Hodi FS, Mihm MC, Soiffer RJ et al (2003) Biologic activity of cytotoxic T lymphocyte-associated antigen 4 antibody blockade in previously vaccinated metastatic melanoma and ovarian carcinoma patients. Proc Natl Acad Sci U S A 100:4712–4717

Hodi FS, Oble DA, Drappatz J et al (2008) CTLA-4 blockade with ipilimumab induces significant clinical benefit in a female with melanoma metastases to the CNS. Nat Clin Pract Oncol 5:557–561

Hodi FS, O'Day SJ, McDermott DF et al (2010) Improved survival with ipilimumab in patients with metastatic melanoma. N Engl J Med 363:711–723

Ishida Y, Agata Y, Shibahara K, Honjo T (1992) Induced expression of PD-1, a novel member of the immunoglobulin gene superfamily, upon programmed cell death. EMBO J 11:3887–3895

Leach DR, Krummel MF, Allison JP (1996) Enhancement of antitumor immunity by CTLA-4 blockade. Science 271:1734–1736

Lenschow DJ, Walunas TL, Bluestone JA (1996) CD28/B7 system of T cell costimulation. Annu Rev Immunol 14:233–258

Levy A, Hollebecque A, Ferte C et al (2013) Tumor assessment criteria in phase I trials: beyond RECIST. J Clin Oncol 31:395

Lynch TJ, Bondarenko I, Luft A et al (2012) Ipilimumab in combination with paclitaxel and carboplatin as first-line treatment in stage IIIB/IV non-small-cell lung cancer: results from a randomized, double-blind, multicenter phase II study. J Clin Oncol 30:2046–2054

Miller AB, Hoogstraten B, Staquet M, Winkler A (1981) Reporting results of cancer treatment. Cancer 47:207–214.

Nishino M (2016) Immune-related response evaluations during immune-checkpoint inhibitor therapy: establishing a "common language" for the new arena of cancer treatment. J Immunother Cancer 4:30

Nishino M (2018) Tumor response assessment for precision cancer therapy: response evaluation criteria in solid tumors and beyond. Am Soc Clin Oncol Educ Book 38:1019–1029

Nishino M, Cardarella S, Jackman DM et al (2013a) RECIST 1.1 in NSCLC patients with EGFR mutations treated with EGFR tyrosine kinase inhibitors: comparison with RECIST 1.0. AJR Am J Roentgenol 201:W64–W71

Nishino M, Dahlberg SE, Adeni AE et al (2017c) Tumor response dynamics of advanced non-small cell lung cancer patients treated with PD-1 inhibitors: imaging markers for treatment outcome. Clin Cancer Res 23:5737–5744

Nishino M, Dahlberg SE, Cardarella S et al (2013b) Volumetric tumor growth in advanced non-small cell lung cancer patients with EGFR mutations during EGFR-tyrosine kinase inhibitor therapy: developing criteria to continue therapy beyond RECIST progression. Cancer 119:3761–3768

Nishino M, Dahlberg SE, Fulton LE et al (2016) Volumetric tumor response and progression in EGFR-mutant NSCLC patients treated with erlotinib or gefitinib. Acad Radiol 23:329–336

Nishino M, Gargano M, Suda M, Ramaiya NH, Hodi FS (2014b) Optimizing immune-related tumor response assessment: does reducing the number of lesions impact response assessment in melanoma patients treated with ipilimumab? J Immunother Cancer 2:17

Nishino M, Giobbie-Hurder A, Gargano M, Suda M, Ramaiya NH, Hodi FS (2013c) Developing a common language for tumor response to immunotherapy: immune-related response criteria using unidimensional measurements. Clin Cancer Res 19:3936–3943

Nishino M, Giobbie-Hurder A, Manos MP et al (2017b) Immune-related tumor response dynamics in melanoma patients treated with pembrolizumab: identifying markers for clinical outcome and treatment decisions. Clin Cancer Res 23:4671–4679

Nishino M, Guo M, Jackman DM et al (2011b) CT tumor volume measurement in advanced non-small-cell lung cancer: performance characteristics of an emerging clinical tool. Acad Radiol 18:54–62

Nishino M, Hatabu H, Hodi FS (2019) Imaging of cancer immunotherapy: current approaches and future directions. Radiology 290(1):9–22

Nishino M, Hatabu H, Johnson BE, McLoud TC (2014a) State of the art: response assessment in lung cancer in the era of genomic medicine. Radiology 271:6–27

Nishino M, Jackman DM, Hatabu H, Janne PA, Johnson BE, Van den Abbeele AD (2011a) Imaging of lung

cancer in the era of molecular medicine. Acad Radiol 18:424–436

Nishino M, Jagannathan JP, Krajewski KM et al (2012) Personalized tumor response assessment in the era of molecular medicine: cancer-specific and therapy-specific response criteria to complement pitfalls of RECIST. AJR Am J Roentgenol 198:737–745

Nishino M, Jagannathan JP, Ramaiya NH, Van den Abbeele AD (2010) Revised RECIST guideline version 1.1: what oncologists want to know and what radiologists need to know. AJR Am J Roentgenol 195:281–289

Nishino M, Ramaiya NH, Chambers ES et al (2016) Immune-related response assessment during PD-1 inhibitor therapy in advanced non-small-cell lung cancer patients. J Immunother Cancer 4(1):84

Nishino M, Ramaiya NH, Hatabu H, Hodi FS (2017a) Monitoring immune-checkpoint blockade: response evaluation and biomarker development. Nat Rev Clin Oncol 14:655–668

Nishino M, Tirumani SH, Ramaiya NH, Hodi FS (2015) Cancer immunotherapy and immune-related response assessment: the role of radiologists in the new arena of cancer treatment. Eur J Radiol 84:1259–1268

Okazaki T, Chikuma S, Iwai Y, Fagarasan S, Honjo T (2013) A rheostat for immune responses: the unique properties of PD-1 and their advantages for clinical application. Nat Immunol 14:1212–1218

Ott PA, Hodi FS, Robert C (2013) CTLA-4 and PD-1/PD-L1 blockade: new immunotherapeutic modalities with durable clinical benefit in melanoma patients. Clin Cancer Res 19:5300–5309

Pardoll DM (2012) The blockade of immune checkpoints in cancer immunotherapy. Nat Rev Cancer 12:252–264

Seymour L, Bogaerts J, Perrone A et al (2017) iRECIST: guidelines for response criteria for use in trials testing immunotherapeutics. Lancet Oncol 18:e143–e152

Shankar S, vanSonnenberg E, Desai J, Dipiro PJ, Van Den Abbeele A, Demetri GD (2005) Gastrointestinal stromal tumor: new nodule-within-a-mass pattern of recurrence after partial response to imatinib mesylate. Radiology 235:892–898

Smith AD, Lieber ML, Shah SN (2010b) Assessing tumor response and detecting recurrence in metastatic renal cell carcinoma on targeted therapy: importance of size and attenuation on contrast-enhanced CT. AJR Am J Roentgenol 194:157–165

Smith AD, Shah SN, Rini BI, Lieber ML, Remer EM (2010a) Morphology, Attenuation, Size, and Structure (MASS) criteria: assessing response and predicting clinical outcome in metastatic renal cell carcinoma on antiangiogenic targeted therapy. AJR Am J Roentgenol 194:1470–1478

Stein WD, Gulley JL, Schlom J et al (2011) Tumor regression and growth rates determined in five intramural NCI prostate cancer trials: the growth rate constant as an indicator of therapeutic efficacy. Clin Cancer Res 17:907–917

Stein WD, Wilkerson J, Kim ST et al (2012) Analyzing the pivotal trial that compared sunitinib and IFN-alpha in renal cell carcinoma, using a method that assesses tumor regression and growth. Clin Cancer Res 18:2374–2381

Sun JM, Ahn MJ, Park MJ et al (2010) Accuracy of RECIST 1.1 for non-small cell lung cancer treated with EGFR tyrosine kinase inhibitors. Lung Cancer 69:105–109

Therasse P, Arbuck SG, Eisenhauer EA et al (2000) New guidelines to evaluate the response to treatment in solid tumors. European Organization for Research and Treatment of Cancer, National Cancer Institute of the United States, National Cancer Institute of Canada. J Natl Cancer Inst 92:205–216.

Wolchok J (2012) How recent advances in immunother-apy are changing the standard of care for patients with metastatic melanoma. Ann Oncol 23(Suppl 8):15–21

Wolchok JD, Hoos A, O'Day S et al (2009) Guidelines for the evaluation of immune therapy activity in solid tumors: immune-related response criteria. Clin Cancer Res 15:7412–7420

Zhao B, James LP, Moskowitz CS et al (2009) Evaluating variability in tumor measurements from same-day repeat CT scans of patients with non-small cell lung cancer. Radiology 252:263–272

Zielinski C, Knapp S, Mascaux C, Hirsch F (2013) Rationale for targeting the immune system through checkpoint molecule blockade in the treatment of non-small-cell lung cancer. Ann Oncol 24:1170–1179

第Ⅱ部分

癌症患者治疗反应
成像的实际缺陷

第3章　肿瘤作为全身性疾病的药物治疗方案、毒性及特征性影像学表现

Hyesun Park & Mizuki Nishino

目录

1. 药物毒性成像是影像学疗效评价的潜在难点 …… 27
   1.1　免疫检查点抑制剂治疗中免疫相关不良
      事件…………………………………………… 28
   1.2　抗血管生成抑制剂 ……………………… 30
   1.3　其他分子靶向剂 ………………………… 32
2. 癌症是一种全身性疾病 ……………………… 33
3. 选择特定成像方式的思考 …………………… 34
4. 结论 …………………………………………… 36
参考文献………………………………………… 36

摘要

除了肿瘤疗效评价标准和策略的局限性与缺陷外,癌症患者的治疗反应成像评价也存在一些实际潜在难点,需要对这些潜在困难之处进行重新认识,以便准确描述肿瘤反应和进展。大部分器官的药物毒性可以在影像学上以独特影像学特征表现出来,并应与肿瘤进展相区分。将癌症视为一种全身性疾病是另一个重要的概念,因为诊疗医生需要了解肿瘤负荷的全身性变化来做出治疗决策,而不是身体局部变化。最后,成像方式的选择是将成像对治疗效果评估贡献最大化的关键,在特定的临床环境中,需要认清每种成像方式的优缺点。

1. 药物毒性成像是影像学疗效评价的潜在难点

癌症全身治疗与各种器官的毒理反应有关,涉及的多个主要器官毒性在治疗监测期间的后续扫描中成像表现最为明显。值得注意的是,随着精准癌症治疗和免疫检查点抑制剂治疗的日益广泛使用,药物相关固有毒性通常是所用的"一类"治疗药物所特有的。了解这些抗癌药物的特异毒性和熟悉它们的影像学特征是很重要的,利于作出准确的诊断和指导患者治疗。此外,这些毒性反应的某些成像可能会被误认为是影像

学上的肿瘤进展,需要仔细甄别。本章重点介绍不同治疗类别特异性毒性及其影像学表现,包括:①免疫检查点抑制剂;②抗血管生成抑制剂;③其他如 mTOR 抑制剂和 EGFR 抑制剂等分子靶向药物。

1.1 免疫检查点抑制剂治疗中免疫相关不良事件

免疫检查点抑制剂治疗与固有的毒性相关,称为免疫相关不良事件(immunerelated adverse events, irAE),全身多数器官中都有一系列影像学表现(Weber et al, 2017; Michot et al, 2016; Nishino et al, 2017a, 2019; Tirumani et al, 2015a; Bronstein et al, 2011)。影像学检测到的 irAE 包括垂体炎、甲状腺炎、结节样淋巴结病、肺炎、结肠炎、肝炎和胰腺炎等(Tirumani et al, 2015a; Nishino et al, 2019)。许多 irAE 具有重要临床意义,需要高度重视立即处理,提示影像学早期发现和准确诊断的重要性。一些 irAE 可能被误认为是肿瘤进展的表现,因此强调了疗效评价影像学专家解读图像的必要性。

结节样淋巴结病是 irAE 表现之一,通常在影像学上可将其误认为是新出现的淋巴结转移,提示疾病进展,因此需要仔细临床和影像学评估。在接受免疫检查点抑制剂治疗的患者中,多达 5%~7% 的患者出现结节样淋巴结病,并且最常见的是累及纵隔和肺门淋巴结肿大(Tirumani

et al, 2015a; Bronstein et al, 2011; Berthod et al, 2012)。大多数病例在临床上无症状,并且经常是自限性的而无须特殊治疗即可解决,而有症状病例对皮质激素效果良好(Berthod, 2012)。影像学表现为开始免疫检查点抑制剂治疗后出现纵隔和肺门淋巴结肿大,其分布类似于结节病(图 3-1)。PET-CT 可观察到淋巴结的 FDG 摄取活性(图 3-2)(Tirumani et al, 2015a; Nishino et al, 2019)。同时可发现结节病的肺实质改变,这有助于区分本病与新的淋巴结转移。组织学发现包括类似结节病的肉芽肿性炎,(Tirumani et al, 2015a; Bronstein et al, 2011; Berthod et al, 2012)。结节样肉芽肿病也可以表现为孤立的肺部病变,为局灶性肺实变而不伴有淋巴结受累(图 3-3)(Nishino et al, 2018),类似病情进展。为了准确区分结节样淋巴结病和肉芽肿与进展性转移癌,必须熟悉该病临床和影像学特征,以及与免疫治疗详细过程相关的影像学表现和发病的相关性。特别注意淋巴结和肺外器官的全身性肿瘤负荷变化也很重要。此外,与临床医生就症状和整体疾病状况进行沟通可能提供重要诊断线索(Nishino et al, 2017a, 2019; Tirumani et al, 2015a)。

肺炎是另一种 irAE,在免疫检查点抑制剂治疗患者的治疗监测 CT 检查时需要引起注意。免疫检查点抑制剂相关的肺炎相对罕见,但其临床表现严重且可能危及生命(Nishino et al, 2017a,

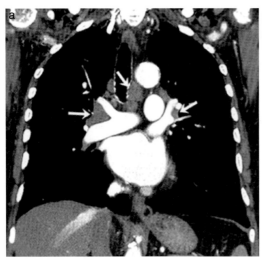
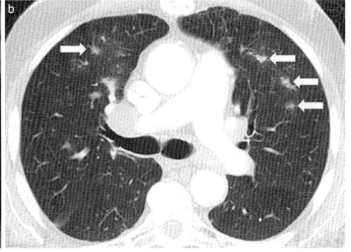

图 3-1　81 岁男性无症状转移性黑色素瘤患者,伊匹木单抗治疗出现结节样淋巴结病(摘自 Cancer Immunol Res, 2015Oct; 3(10): 1185-1192)。(a)伊匹木单抗治疗开始后 4.9 个月,胸部增强 CT 冠状位重建示新的双侧对称纵隔和肺门淋巴结肿大,类似结节病;(b)肺轴位 CT 示双侧肺上、中、上部不规则结节样实质影(箭头示),支气管周围血管受累,类似肺结节病肺实质累及表现

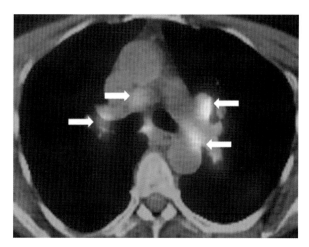

图3-2　55岁女性无症状转移性黑色素瘤患者，伊匹木单抗治疗后出现结节样淋巴结病（摘自Cancer Immunol Res, 2015Oct; 3（10）: 1185-1192）。伊匹木单抗治疗3个月后的轴向FDG-PET/CT融合图像显示新的纵隔和双侧肺门淋巴结肿大FDG浓聚（箭头示），类似结节病。5个月后PET/CT检查显示淋巴结病FDG浓聚得到缓解（数据未显示）

2019, 2016a, b, 2015a, 2016c）。它具有多变的临床和影像学表现，包括轻度呼吸道症状，门诊就诊时可以用口服皮质激素治疗，CT检查见肺有细微的间质改变；到迅速恶化的呼吸道症状，需要入院重症监护病房和插管，胸部CT显示肺部广泛受累（Nishino et al, 2015a）。根据美国胸科学会/欧洲呼吸学会（American Thoracic Society/European Respiratory Society, ATS/ERS）特发性间质性肺炎和相关疾病的分类，肺炎影像学分型可分为急性间质性肺炎（acute interstitial pneumonia, AIP）/急性呼吸窘综合征（/acute respiratory distress syndrome, ARDS）型、隐源性机化性肺炎（cryptogenic organizing pneumonia, COP）型、非特异性间质性肺炎（nonspecific interstitial Pneumonia, NSIP）型和过敏性肺炎（hypersensitivity Pneumonitis, HP）型（Nishino et al, 2016a）。80%以上接受免疫检查点抑制剂治疗的患者中，COP型是所有肿瘤免疫治疗中最常见的类型（Nishino et al, 2016a）。COP型肺炎典型表现为多灶性双侧肺实质实变，伴磨玻璃影，常分布在肺部周边和基底部（图3-4）（Nishino et al, 2017a, 2019, 2016a, 2017）。特别是胸腔恶性肿瘤的患者中，新出现是肺实变可能被医生误认为肺肿瘤进展。为了避免这种误诊，熟悉免疫相关性肺炎的不同影像表现非常重要。

　　irAE的识别对于治疗反应成像也很重要，最近一些报道表明，免疫检查点抑制剂治疗的患者中，irAE出现与更高有效率和良好生存期相关（Haratani et al, 2018; Sato et al, 2018; Toi et al, 2018; Freeman-Keller et al, 2016）。其中一项研究评估了二线治疗中134例纳武利尤单抗治疗的晚期或复发性NSCLC患者（Haratani et al, 2018）。使用6周时限统计分析，irAE的患者中位无进展

帕博利珠单抗治疗	继续帕博利珠单抗治疗

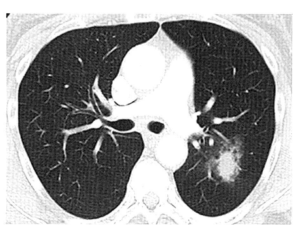

治疗11.3个月后

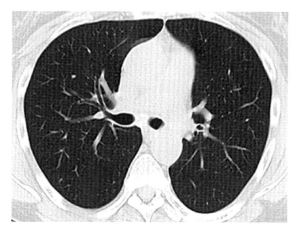

继续帕博利珠单抗治疗1个月后

图3-3　65岁女性无症状黑色素瘤患者帕博利珠单抗治疗。治疗11个月时，左肺上叶出现GGO晕环样局灶圆形实变，继续帕博利珠单抗治疗1个月CT检查病灶消退。影像学和临床病程符合肺孤立结节样肉芽肿的特征性表现（摘自Cancer Immunol Res, 2018Jun; 6（6）: 630-635）

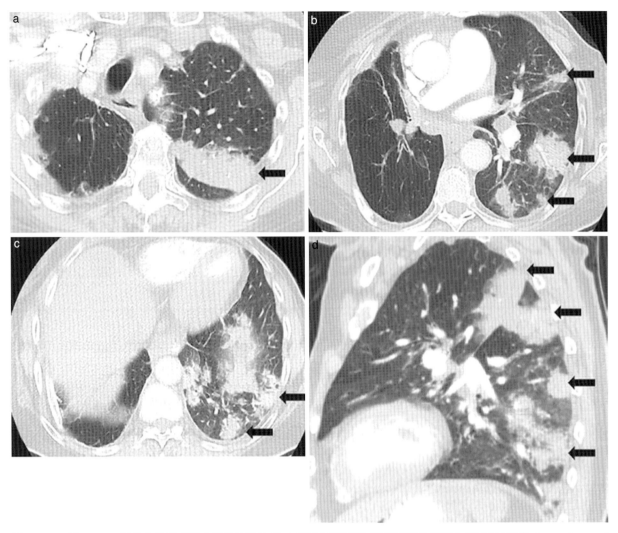

图3-4 83岁NSCLC复发女性患者纳武利尤单抗治疗,4周后出现干咳、呼吸困难和低氧血症加重(摘自Cancer Immunol Res,2016Apr;4(4):289-293)。(a-d)治疗4周时胸部CT轴位(a-c)和矢状位(d)图像显示COP型周围分布的左肺GGO多灶性区域、网状阴影和广泛实变

生存期(median progression-free survival, PFS)为9.2个月,而无irAE患者为4.8个月(P=0.04)。irAE患者中位总生存(overall survival, OS)随访检查未达到研究终点,而无irAE患者为11.1个月(P=0.01)。在多变量分析中,irAE与较好的生存结果相关,PFS风险比为0.525(95%CI:0.287~0.937;P=0.03),OS风险比为0.282(95%CI:0.101~0.667;P=0.003)(Haratani et al,2018)。这些观察结果表明,irAE的影像学检测和诊断,有助于准确描述影像学上肿瘤负荷变化非典型表现具有挑战性病例的治疗反应。

1.2 抗血管生成抑制剂

使用血管内皮生长因子(vascular endothelial growth factor, VEGF)抑制剂(如贝伐单抗)和酪氨酸激酶抑制剂(如索拉非尼和舒尼替尼)的抗血管生成治疗也与各种类效应毒性相关,包括一些器官的出血和血栓事件(Nishino et al,2017a;Tirumani et al,2014,2015b;Viswanathan et al,2014)。这些药物在胃肠道中干扰肠微血管,并引起黏膜溃疡、局部缺血和血管血栓形成,导致肠穿孔和结石形成,以及出现迟发吻合口瘘(Viswanathan et al,2014)。贝伐单抗治疗的患者中,肠穿孔发生率高达4%,其危险因素包括近期结肠镜检查或肠外科手术、放射治疗、原发肿瘤、腹膜癌性播散和高剂量的抗血管生成剂治疗(图3-5)(Tirumani et al,2015b;Viswanathan et al,2014)。当考虑对先前存在浆膜植入物、先

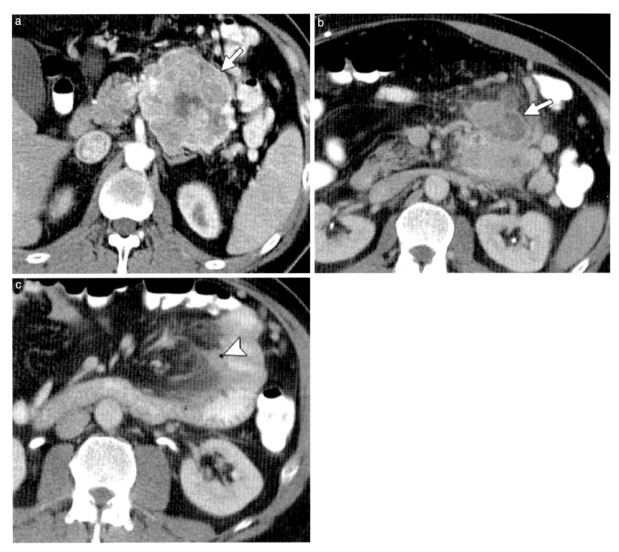

图 3-5　5- 氟尿嘧啶、亚叶酸钙和贝伐单抗治疗的 49 岁胰腺神经内分泌肿瘤男性患者,因急性腹痛急诊就诊(摘自 Radiographics,2015Mar-Apr;35(2):455-474)。(a)基线(治疗前)增强 CT 显示大的、富血供的、外生的胰腺肿块(箭头示);(b)入院急查 CT 轴位增强显示肿瘤减小(箭头示);(c)空肠穿孔导致新的瘤周粘连(箭头示)

天性肠道溃疡伴邻近植入物,以及由于诸如肠炎性疾病、相邻肿瘤和肿瘤坏死等潜在疾病导致肠壁变薄弱的患者使用浆膜植入物时,需要特别注意使用抗血管生成抑制剂(Viswanathan et al,2014),应根据治疗前的影像学详细评估。肿瘤肠瘘是指肠袢与毗邻肠袢的原发或转移性肠外恶性肿瘤之间的瘘管连通(图 3-6)(Tirumani et al,2014)。大约一半的病例中,与药物相关的肿瘤肠瘘可能无症状,并且可以在治疗有效或病情发展情况下出现症状(Tirumani et al,2014)。肿瘤肠瘘通常可以在停药情况下,进行保守治疗(Tirumani et al,2014)。

吻合口瘘延迟愈合是另一种与抗血管生成治疗相关的并发症,需要注意治疗监测检查(Viswanathan et al,2014)。吻合口瘘通常发生于手术后的 3 个月内,而手术后 1 年以上发生的吻合口瘘应怀疑肿瘤复发。然而,在没有复发性肿瘤的情况下,使用抗血管生成治疗可能在术后 1 年以上发生瘘。CT 检查吻合口瘘表现为吻合钉附近出现裂开、吻合口附近液体增加、结肠壁增厚,这可能与脓肿和腔外空气有关(Viswanathan et al,2014)。通过影像学检查,应仔细鉴别渗漏部位是否存在可能使吻合口张开的肿块,以区分药物相关延迟性吻合口瘘与肿瘤复发所致的吻合口瘘(Viswanathan et al,2014)。

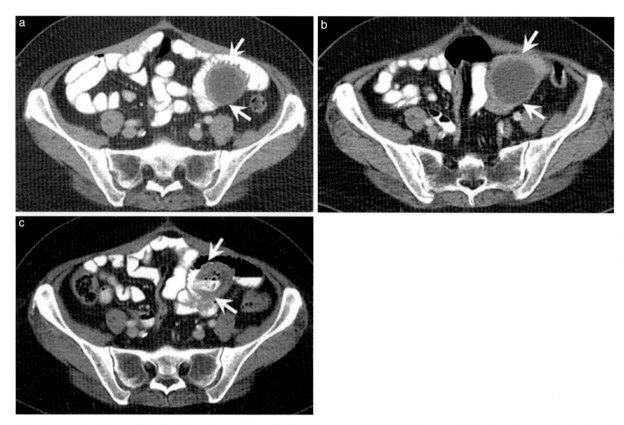

图 3-6　73 岁女性患者,使用舒尼替尼治疗转移性平滑肌肉瘤。(a、b) 基线和治疗后 1 个月轴位增强 CT 对比示肠管系膜略有增厚,但小肠系膜转移灶处增强的肠壁厚度减小 (箭头示),提示治疗有部分疗效;(c) 治疗后 2 个月轴位增强 CT 示相邻小肠穿孔,窦道 / 瘘口,口服造影剂、肠系膜处的气体提示肿瘤 - 肠瘘。(Reprinted with permis-sion from Clin Radiol,2014Feb;69 (2):e100-107)

1.3　其他分子靶向剂

　　mTOR 是 PI3K/Akt/mTOR 通路关键组成部分,是人类癌症中主要的致癌驱动基因之一 (Nishino et al,2017a,2015b;Holmes,2011)。mTOR 抑制剂,包括依维莫司和西罗莫司,已被批准用于治疗某些类型的晚期癌症,如肾细胞癌 (renal cell carcinomas,RCC) 和神经内分泌肿瘤。肺炎已被认为是 mTOR 抑制剂的类毒性效应,试验中 mTOR 抑制剂治疗的 RCC 患者中出现率高达 30%,NSCLC 患者中高达 25%,在晚期神经内分泌肿瘤患者中高达 21% (Dabydeen et al,2012;Maroto et al,2011;Soria et al,2009;Nishino et al,2016d)。mTOR 肺炎最常见的 CT 表现是双侧 GGO 和网状阴影,分布于周围和双下肺,伴或不伴实变,表现为 COP 型或 NSIP 型 (图 3-7)(Nishino et al,2017a,2015b,2016d)。也有报道称,mTOR 抑制剂肺炎患者的肿瘤有效率和疾病控制率高于非肺炎肿瘤患者 (Dabydeen et al,2012),这表明识别此类毒性反应利于肿瘤疗效的影像学评价。

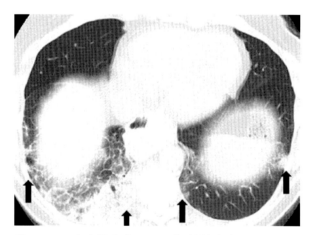

图 3-7　66 岁女性患者,mTOR 抑制剂治疗 Waldenström 巨球蛋白血症肺炎 (摘自 Radiographics,2017Sep-Oct;37 (5):1371-1387)。治疗 6 个月轴位 CT 图像示实变、GGO 和网状阴影 (箭头示),表现为 COP 型肺炎

　　EGFR 抑制剂也与肺炎有关,这在美国人群中并不常见;然而,据报道在日本人群中的发病率较高,为 4%~5%;死亡率亦较高,为 30%~35% (Burotto et al,2015;Gemma et al,2014;Kudoh et al, 2008; Suh et al, 2008)。获得性耐药 NSCLC 病例中,作用于 EGFR 第二位点 T790M 的新型 EGFR 抑制剂奥希替尼(osimertinib)也与引发肺炎相关,在整个临床试验中的发生率为 3%~4%(Suh et al, 2018; Soria et al, 2018)。此外,用奥希替尼治疗的 NSCLC 患者中,发现了一种新的与药物相关肺部病理现象,称为"一过性无症状肺部阴影"("transient asymptomatic pulmonary opacities,

TAPO)"(Noonan et al, 2016; Lee et al, 2018)。奥希替尼治疗的 NSCLC 患者中,高达 35% 患者发现了 TAPO,其影像学表现由伴有或不伴结节的 GGO 组成,持续奥希替尼治疗期间会消失,平均持续时间为 6 周(图 3-8)。与没有 TAPO 的患者相比,已发现 TAPO 患者的 PFS 和 OS 更长(Lee et al, 2018),再次强调了药物相关毒性 / 现象与治疗获益的相关性。

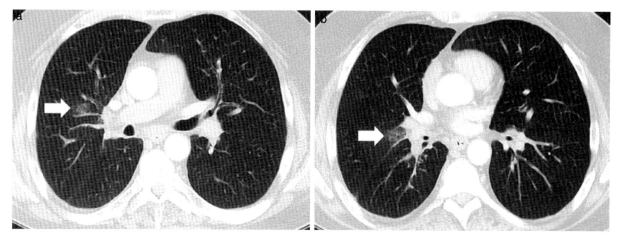

图 3-8　55 岁男性晚期 NSCLC 患者,奥希替尼治疗后出现短暂无症状性肺阴影(TAPO)。(a、b)治疗 2 个月胸部 CT 示几个新的磨玻璃密度灶,患者无症状,影像学符合 TAPO。与基线相比,总的肿瘤负荷降低了,表示治疗有效(未显示)

2. 癌症是一种全身性疾病

四十多年来,癌症一直被认为是一种可能表现为局部病变的全身性疾病(Zajicek, 1978)。尽管在当前的医学实践中听起来像是常识,但是在进行疗效影像学评价时,将癌症视为全身性疾病尤为重要。除少数接受辅助治疗或新辅助治疗的患者外,大多数进行疗效评估的患者因晚期转移性癌症进行系统性全身治疗。因此,患者的疾病常常累及多个器官或系统,这些器官或系统可能超出了放射科专业实践中通常使用的器官系统划分,如胸部、腹部和骨盆。对晚期癌症进行治疗效果成像时,通常需要全面评估所有可能的受累部位,以对治疗结果进行整体评估。该工作方法是在临床试验方案设置中常规执行的,该设置遵循协议定义的扫描部位和时间间隔,并采用如 RECIST 之类的肿瘤疗效评价标准。但在日常临床实践中,尤其是当不同的身体部位由专注于某一个系统的不同专家小组评价时,可能会缺少全面的评估,这就把"将所有连贯整体的内容"重要任务留给了临床医生。解决该问题的方法包括

将包含胸部、腹部和骨盆在内的"整体"CT 解读为一个肿瘤病例的完整报告。还描述了影像咨询服务的实施方式,其中放射科医师亲自到肿瘤诊所协诊,以便与包括医学肿瘤学家、放射肿瘤学家和三级癌症中心的外科医生的多学科癌症诊疗专家,全面讨论分析身体各部位的影像学表现(Van den Abbeele et al, 2016)。

尽管最佳解决方案可能会因实践模式和专业差别的障碍而有所不同,但重要的是,无论专业领域如何,影像科医生都应意识到癌症是一种全身性疾病的概念,并做好必要时在其专业领域之外影像检查的准备。当面对具有挑战性的病例和诊断难题时,该方法尤为重要,这需要区分肿瘤进展与其他原因如药物毒性等。例如,免疫检查点抑制剂治疗患者胸部 CT 上出现新的纵隔和肺门淋巴结肿大时,评估现有疾病部位(可能在腹部)的肿瘤反应或进展,有助于确定新的淋巴结病是否更可能是由 irAE(肉瘤样淋巴结病)或进展性转移瘤引起的(图 3-9)(Nishino et al, 2017a)。与临床医师进行深入的沟通对于了解肿瘤患者全身性总体变化,以讨论患者最佳的治疗方案至关重

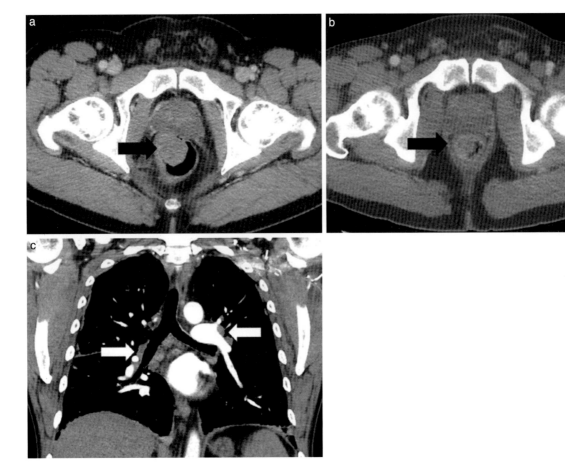

图 3-9　51 岁男性直肠黑色素瘤患者,伊匹木单抗和纳武利尤单抗联合治疗。(a) 基线 CT 显示直肠腔内肿物(箭头示),代表直肠黑色素瘤;(b) 治疗 1 个月后 CT 示直肠肿块明显减少(箭头示);(c) 治疗 1 个月后胸部 CT 显示新的双侧纵隔和肺门淋巴结肿大。就肿瘤疗效而言,影像符合肉瘤样淋巴结肿大,而不是肿瘤的进展

要。此外,患者不同转移部位的肿瘤可能具有异质性,这可能导致不同器官或系统的治疗结果不同(Nishino et al, 2014)。在这种情况下,根据不同部位分开记录治疗结果是很重要的。如果其中一个病变进展,而其他病变有变化或保持稳定,则需要特别注意,因为病变可能获得不同的生物学特性导致耐药,并且可能需要从新的靶组织取样进行分子和基因组检测。

3. 选择特定成像方式的思考

　　包括影像学疗效评价在内的所有类型成像方式的选择,都是至关重要的。对于大多数需要疗效评价的实体恶性肿瘤,由于 CT 实用性、可用性和治疗期间连续扫描的可重复性,CT 是迄今为止最常用的检查技术。在多中心试验中,跨不同医疗机构实施基本相同的 CT 成像方案也相对容易。随着多排 CT(multi-detector row CT,

MDCT)技术的进步,CT 扫描具有更快的速度和更低的放射线照射,进一步确保了其用于全身性肿瘤患者连续扫描进行治疗监测和反应评估的适用性。除了常规的 CT 扫描外,还包括动态对比增强(dynamic contrast-enhanced, DCE)CT 和双源CT 等先进技术与设备也被用于临床。有研究肯定了 DCE-CT 上肿瘤 CT 灌注评估中的使用价值,特别是在抗血管生成治疗方面(Nishino et al, 2014)。但是,DCE-CT 尚未被用作肿瘤患者评估肿瘤反应的标准常规方法。最近的一些研究阐述了双源 CT碘定量在晚期癌症疗效评估中的特殊价值(Uhrig et al, 2013; Ren et al, 2018)。然而,还需要进一步研究来确定其在常规影像学疗效评价中的作用。

　　MRI 是在治疗效果影像学评价使用的另一种主要检测技术,特别是在第 4 章中讨论的 CNS 恶性肿瘤,以及第 5 章中讨论的乳腺癌新辅助治疗效果评估的影像学表现。磁共振弥散加权成像(diffusion-weighted imaging, DWI)和 DCE-MRI 肝

细胞癌（hepatocellular carcinoma，HCC）经动脉栓塞化疗（trans-arterial chemoembolization，TACE）影像学评价应用也在积极研究中，这在第 8 章中有相关阐述。此外，全身 MRI 被认为是癌症患者尤其是骨髓瘤的早期诊断、分期和疗效评估的新开发技术（Morone et al，2017）。对于多发性骨髓瘤患者，全身 MRI 被用作初始诊断和分期的成像模式，与全身骨骼检查、全身低剂量 CT 和 FDG-PET/CT 相比，对骨病变早期检测显示出更高的敏感性（Morone et al，2017）。全身 MRI DWI 序列对多发性骨髓瘤活动部位和非活动部位的鉴别具有较高的敏感性和鉴别能力（Morone et al，2017；Messiou & Kaiser，2015）。尽管全身 MRI 在评价多发性骨髓瘤疗效评价中的价值仍在研究，但骨髓移植患者全身 MRI 显示的残留骨髓瘤病变与患者较差预后和疾病复发风险增加有关（Morone et al，2017；Hillengass et al，2012）。对于转移性

骨病变患者，采用包括 DWI 在内的全身 MRI 以评估治疗效果，包括肿瘤大小、病理特征、病变数量、T1 和 T2 加权图像上的 MR 信号强度以及 DWI 特征的组合（Morone et al，2017）。除了这些特殊适应证外，MRI 还可以作为癌症患者全身治疗时解决问题的工具。例如，尽管因出血或坏死而对治疗有效，但抗血管生成治疗患者仍可能出现肿瘤的反常增大（Nishino et al，2010a）。此时可以进行 MRI 检查以确认这些肿瘤内变化，并明确地将这种现象与肿瘤进展区分开（图 3-10）（Nishino et al，2010a）。

FDG-PET/CT 是一种有助于在肿瘤反应评估中实现功能成像的先进方法。RECIST 1.1 增补了 FDG-PET 用于检测新病变，已证明会影响肺癌患者的疗效评估结果（Nishino et al，2010b；Eisenhauer et al，2009）。FDG-PET/CT 也是淋巴瘤患者疗效评估的一种重要方法，将在第 11 章节中

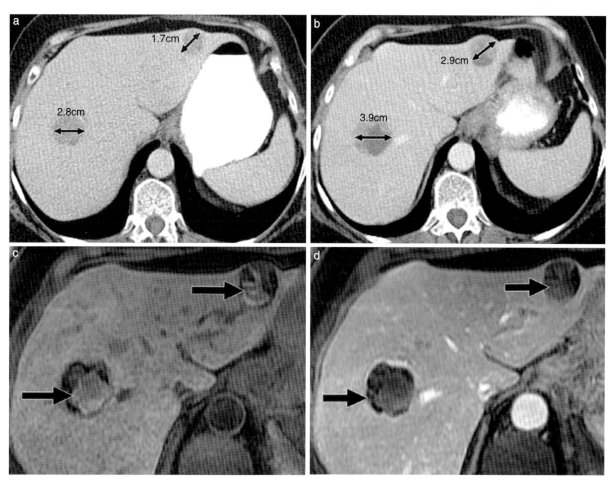

图 3-10　69 岁女性黑色素瘤患者，靶向治疗后靶病灶反常增大。（a）基线腹部 CT 扫描显示肝脏两个转移灶；（b）酪氨酸激酶抑制剂索拉非尼治疗后 CT 扫描示转移性肝病灶增大，3.9cm vs 2.8cm（基线）、2.9cm vs 1.7cm（基线），同时发现肝脏病变内的 CT 密度值降低；（c、d）腹部 MR 示病灶中心高信号（箭头示），平扫 T1 加权图像（c）示周围低信号边缘，对比增强 T1 加权图像（d）示无增强（摘自 AJR Am J Roentgenol，2010Aug；195（2）：281-289）

有详细讨论。PET/CT 还可以通过 FDG 对葡萄糖代谢以外的不同分子功能进行可视化和定量化，并且许多新型示踪剂用于特定适应证，如癌症免疫治疗，将在第 15 章中有详述。第Ⅲ部分的相应章节中，也介绍了新 PET 示踪剂成像在特殊治疗的个别癌症类型中的应用。前期数据表明 PET/CT 在治疗反应成像和结果预测中的价值，强调需要克服逻辑障碍，建立肿瘤患者 PET/CT 新型示踪剂成像和判读图像的标准化方案。同样重要的是，有策略地实施新型示踪剂 PET 显像，以满足使用 RECIST 的常规反应评估策略未能解决的临床需求。

4. 结论

认识到常见和新出现的与药物相关毒性影像学变化，是肿瘤疗效显像评价的一个潜在难点，对于准确的肿瘤治疗反应评估至关重要。应强调将癌症视为全身性疾病的方法，作为疗效影像学评价的重要概念，应提供治疗期间肿瘤行为的全面评估。每种显像技术的效用和价值都有助于优化癌症患者的成像策略，并为治疗效果评价影像学中的临床问题提供解决策略和答案。

（孙博　杨华　译　袁双虎　校）

参考文献

Berthod G, Lazor R, Letovanec I et al (2012) Pulmonary sarcoid-like granulomatosis induced by ipilimumab. J Clin Oncol 30:e156–e159

Bronstein Y, Ng CS, Hwu P, Hwu WJ (2011) Radiologic manifestations of immune-related adverse events in patients with metastatic melanoma undergoing anti-CTLA-4 antibody therapy. AJR Am J Roentgenol 197:W992–W1000

Burotto M, Manasanch EE, Wilkerson J, Fojo T (2015) Gefitinib and erlotinib in metastatic non-small cell lung cancer: a meta-analysis of toxicity and efficacy of randomized clinical trials. Oncologist 20:400–410

Dabydeen DA, Jagannathan JP, Ramaiya N et al (2012) Pneumonitis associated with mTOR inhibitors therapy in patients with metastatic renal cell carcinoma: incidence, radiographic findings and correlation with clinical outcome. Eur J Cancer 48:1519–1524

Eisenhauer EA, Therasse P, Bogaerts J et al (2009) New response evaluation criteria in solid tumours: revised RECIST guideline (version 1.1). Eur J Cancer 45:228–247

Freeman-Keller M, Kim Y, Cronin H, Richards A, Gibney G, Weber JS (2016) Nivolumab in resected and unresectable metastatic melanoma: characteristics of immune-related adverse events and association with outcomes. Clin Cancer Res 22:886–894

Gemma A, Kudoh S, Ando M et al (2014) Final safety and efficacy of erlotinib in the phase 4 POLARSTAR surveillance study of 10 708 Japanese patients with non-small-cell lung cancer. Cancer Sci 105:1584–1590

Haratani K, Hayashi H, Chiba Y et al (2018) Association of immune-related adverse events with nivolumab efficacy in non-small-cell lung cancer. JAMA Oncol 4:374–378

Hillengass J, Ayyaz S, Kilk K et al (2012) Changes in magnetic resonance imaging before and after autologous stem cell transplantation correlate with response and survival in multiple myeloma. Haematologica 97:1757–1760

Holmes D (2011) PI3K pathway inhibitors approach junction. Nat Rev Drug Discov 10:563–564

Kudoh S, Kato H, Nishiwaki Y et al (2008) Interstitial lung disease in Japanese patients with lung cancer: a cohort and nested case-control study. Am J Respir Crit Care Med 177:1348–1357

Lee H, Lee HY, Sun JM et al (2018) Transient asymptomatic pulmonary opacities during osimertinib treatment and its clinical implication. J Thorac Oncol 13(8):1106–1112

Maroto JP, Hudes G, Dutcher JP et al (2011) Drug-related pneumonitis in patients with advanced renal cell carcinoma treated with temsirolimus. J Clin Oncol 29:1750–1756

Messiou C, Kaiser M (2015) Whole body diffusion weighted MRI—a new view of myeloma. Br J Haematol 171:29–37

Michot JM, Bigenwald C, Champiat S et al (2016) Immune-related adverse events with immune checkpoint blockade: a comprehensive review. Eur J Cancer 54:139–148

Morone M, Bali MA, Tunariu N et al (2017) Whole-body MRI: current applications in oncology. AJR Am J Roentgenol 209:W336–w349

Nishino M, Jagannathan JP, Ramaiya NH, Van den Abbeele AD (2010a) Revised RECIST guideline version 1.1: what oncologists want to know and what radiologists need to know. AJR Am J Roentgenol 195:281–289

Nishino M, Jackman DM, Hatabu H et al (2010b) New Response Evaluation Criteria in Solid Tumors (RECIST) guidelines for advanced non-small cell lung cancer: comparison with original RECIST and impact on assessment of tumor response to targeted therapy. AJR Am J Roentgenol 195:W221–W228

Nishino M, Hatabu H, Johnson BE, McLoud TC (2014) State of the art: response assessment in lung cancer in the era of genomic medicine. Radiology 271:6–27

Nishino M, Sholl LM, Hodi FS, Hatabu H, Ramaiya NH (2015a) Anti-PD-1-related pneumonitis during cancer immunotherapy. N Engl J Med 373:288–290

Nishino M, Boswell EN, Hatabu H, Ghobrial IM, Ramaiya NH (2015b) Drug-related pneumonitis during mammalian target of rapamycin inhibitor therapy: radiographic pattern-based approach in Waldenstrom macroglobulinemia as a paradigm. Oncologist 20:1077–1083

Nishino M, Chambers ES, Chong CR et al (2016a) Anti-PD-1 inhibitor-related pneumonitis in non-small cell lung cancer. Cancer Immunol Res 4:289–293

Nishino M, Giobbie-Harder A, Hatabu H, Ramaiya NH, Hodi FS (2016b) Incidence of programmed cell death 1 inhibitor-related pneumonitis in patients with advanced cancer: a systematic review and meta-analysis. JAMA Oncol 2(12):1607–1616

Nishino M, Ramaiya NH, Awad MM et al (2016c) PD-1 inhibitor-related pneumonitis in advanced cancer patients: radiographic patterns and clinical course. Clin Cancer Res 22:6051–6060

Nishino M, Brais LK, Brooks NV, Hatabu H, Kulke MH, Ramaiya NH (2016d) Drug-related pneumonitis during mammalian target of rapamycin inhibitor therapy in patients with neuroendocrine tumors: a radiographic pattern-based approach. Eur J Cancer 53:163–170

Nishino M, Hatabu H, Sholl LM, Ramaiya NH (2017a) Thoracic complications of precision cancer therapies: a practical guide for radiologists in the new era of cancer care. Radiographics 37:1371–1387

Nishino M, Hatabu H, Hodi FS, Ramaiya NH (2017) Drug-related pneumonitis in the era of precision cancer therapy. JCO Precis Oncol – published online May 26. https://doi.org/10.1200/PO.17.00026

Nishino M, Sholl LM, Awad MM, Hatabu H, Armand P, Hodi FS (2018) Sarcoid-like granulomatosis of the lung related to immune-checkpoint inhibitors: distinct clinical and imaging features of a unique immune-related adverse event. Cancer Immunol Res 6(6):630–635

Nishino M, Hatabu H, Hodi FS (2019) Imaging of cancer immunotherapy: current approaches and future directions. Radiology 290:9–22

Noonan SA, Sachs PB, Camidge DR (2016) Transient asymptomatic pulmonary opacities occurring during osimertinib treatment. J Thorac Oncol 11:2253–2258

Ren Y, Jiao Y, Ge W et al (2018) Dual-energy computed tomography-based iodine quantitation for response evaluation of lung cancers to chemoradiotherapy/radiotherapy: a comparison with fluorine-18 fluorodeoxyglucose positron emission tomography/computed tomography-based positron emission tomography/computed tomography response evaluation criterion in solid tumors. J Comput Assist Tomogr 42:614–622

Sato K, Akamatsu H, Murakami E et al (2018) Correlation between immune-related adverse events and efficacy in non-small cell lung cancer treated with nivolumab. Lung Cancer 115:71–74

Soria JC, Shepherd FA, Douillard JY et al (2009) Efficacy of everolimus (RAD001) in patients with advanced NSCLC previously treated with chemotherapy alone or with chemotherapy and EGFR inhibitors. Ann Oncol 20:1674–1681

Soria JC, Ohe Y, Vansteenkiste J et al (2018) Osimertinib in untreated EGFR-mutated advanced non-small-cell lung cancer. N Engl J Med 378:113–125

Suh CH, Park HS, Kim KW, Pyo J, Hatabu H, Nishino M (2018) Pneumonitis in advanced non-small-cell lung cancer patients treated with EGFR tyrosine kinase inhibitor: meta-analysis of 153 cohorts with 15,713 patients: meta-analysis of incidence and risk factors of EGFR-TKI pneumonitis in NSCLC. Lung Cancer 123:60–69

Tirumani SH, Shinagare AB, Jagannathan JP, Krajewski KM, Ramaiya NH (2014) Multidetector-row CT of tumour-bowel fistula: experience at a tertiary cancer centre. Clin Radiol 69:e100–e107

Tirumani SH, Ramaiya NH, Keraliya A et al (2015a) Radiographic profiling of immune-related adverse events in advanced melanoma patients treated with ipilimumab. Cancer Immunol Res 3:1185–1192

Tirumani SH, Fairchild A, Krajewski KM et al (2015b) Anti-VEGF molecular targeted therapies in common solid malignancies: comprehensive update for radiologists. Radiographics 35:455–474

Toi Y, Sugawara S, Kawashima Y et al (2018) Association of immune-related adverse events with clinical benefit in patients with advanced non-small-cell lung cancer treated with nivolumab. Oncologist 23(11):1358–1365

Uhrig M, Sedlmair M, Schlemmer HP, Hassel JC, Ganten M (2013) Monitoring targeted therapy using dual-energy CT: semi-automatic RECIST plus supplementary functional information by quantifying iodine uptake of melanoma metastases. Cancer Imaging 13:306–313

Van den Abbeele AD, Krajewski KM, Tirumani SH et al (2016) Cancer imaging at the crossroads of precision medicine: perspective from an academic imaging department in a Comprehensive Cancer Center. J Am Coll Radiol 13:365–371

Viswanathan C, Truong MT, Sagebiel TL et al (2014) Abdominal and pelvic complications of nonoperative oncologic therapy. Radiographics 34:941–961

Weber JS, Hodi FS, Wolchok JD et al (2017) Safety profile of nivolumab monotherapy: a pooled analysis of patients with advanced melanoma. J Clin Oncol 35:785–792

Zajicek G (1978) Cancer as a systemic disease. Med Hypotheses 4:193–207

第Ⅲ部分

各类肿瘤疗效影像学评价特异检查方法

各类肿瘤特异检查方法概论

第Ⅰ部分中描述传统和新出现的肿瘤疗效评估标准基本概念和策略及其局限性。第Ⅱ部分阐述治疗反应成像的实际缺陷,包括药物毒性、将癌症视为全身性疾病的观念以及特定检查模式的重要性。第Ⅲ部分分析了根据器官系统和细胞起源分类的各类肿瘤疗效反应成像,强调了"针对各类疾病的特异检查方法"的重要性。

第Ⅲ部分的九章根据器官系统或细胞来源划分了主要的癌症分类,每一章包括该类别的几种癌症亚型。探讨包括治疗方法的进展,肿瘤反应评估的策略和存在的缺陷,以及在对新出现的治疗方法进行治疗反应成像时面临的挑战。

在进行治疗反应影像检查时,必须熟悉每种类型癌症的肿瘤反应和进展特征及其诊断缺陷,因为不同类型癌症在治疗期间的肿瘤疗效反应行为可能明显不同。此外,癌症类型的组织学分类是使用抗癌药物的主要决定因素,也与特定的肿瘤特征和难点相关。

第4章　中枢神经系统恶性肿瘤治疗反应成像

Peter Abraham & Jason Handwerker

目录

1. 前言 ……………………………………… 41
2. 高级成像技术 …………………………… 43
   2.1 基线以及术后直接变化 …………… 45
3. 治疗反应成像：脑肿瘤特有的策略与潜在难点 …… 45
4. 治疗反应成像的局限性 ………………… 47
   4.1 假性进展 ……………………………… 47
   4.2 假性有效反应 ………………………… 47
   4.3 放射性坏死 …………………………… 49
   4.4 贝伐单抗相关的异常成像 …………… 49
   4.5 放射后白质脑病及白质损伤 ………… 49
   4.6 放疗引发肿瘤形成 …………………… 50
   4.7 放疗后卒中样偏头痛发作综合征 …… 50
5. 中枢神经系统恶性肿瘤治疗及影像学新技术进展 …… 51
   5.1 术中磁共振成像技术 ………………… 51
   5.2 免疫治疗 ……………………………… 51
   5.3 抗血管生成药物 ……………………… 51
   5.4 治疗新策略 …………………………… 51
6. 中枢神经系统恶性肿瘤治疗反应成像新方法 …… 52
7. 结论 ……………………………………… 53
参考文献 …………………………………… 53

摘要

中枢神经系统（central nervous system，CNS）肿瘤类型的多样性以及治疗相关的不同变化，使治疗反应影像学评估充满挑战性。本章概括了疾病治疗反应成像的特异性方法。首先，我们回顾了相关背景，如 CNS 恶性肿瘤治疗前后变化的经典 MRI 特征、WHO 脑肿瘤分类以及 CNS 恶性肿瘤的新治疗方法；探讨 CNS 治疗反应成像策略和缺陷，包括 RANO、假性进展、假性反应和放射性坏死；最后回顾了中枢神经系统治疗反应成像的新兴方法，如 iRANO 和放射组学。认识中枢神经系统恶性肿瘤治疗后的影像学变化，对于指导临床治疗至关重要。

1. 前言

脑肿瘤因其复杂的病理学以及高发病率和死亡率，仍被看作是全球健康所面临的严峻问题。最常见的病理学分型包括恶性神经胶质瘤和转移瘤。2016 年在世界卫生组织（World Health Organization，WHO）中枢神经系统肿瘤分类中，同时使用分子参数和组织学来定义肿瘤实体（Louis et al，2016）。

恶性神经胶质瘤是成人原发性恶性脑瘤中最常见的类型，由于其预后较差，其发病率和死亡率不成比例（Wen & Kesari，2008）。其中 60%~70% 为多形性胶质母细胞瘤（Glioblastoma multiforme，GBM），仅有 10~12 个月的中位生存期（图 4-1）

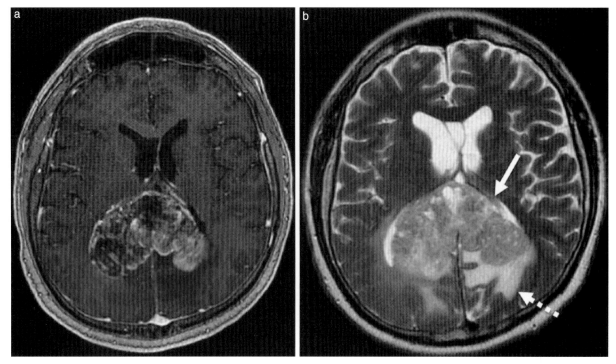

图 4-1　恶性胶质瘤。（a）增强后示 T1 加权像呈"蝴蝶"状贯穿胼胝体强烈异质性增强信号；（b）T2 加权像显示不均匀肿块样信号（箭头示），周围高信号提示浸润性肿瘤和血管源性水肿（虚线箭头示）

（Ostrom et al, 2016）。新诊断的恶性胶质瘤病例治疗方案主要为最大限度的安全切除，以及后续的放疗和化疗。胶质瘤的遗传性突变和遗传综合征在肿瘤发展过程中的作用被人们越来越多的关注，例如，p53 基因突变尤其与低级别星形细胞瘤和继发性胶质母细胞瘤的发生有关（Ohgaki, 2009）。电离辐射则已经被证明是一种导致脑瘤的环境暴露诱因。

更为常见的是，成人 25% 的癌症患者可以发生 CNS 肿瘤转移。脑部受累的风险因原发性肿瘤而异，其中肺部原发性肿瘤（40%）、乳腺原发性肿瘤（20%）、黑色素瘤（10%）的风险最高（图 4-2）（Barajas & Cha, 2016）。脑脊膜瘤是最常见的颅内肿瘤，起源于脑脊膜而非大脑，典型脑膜瘤生长缓慢，但非典型脑膜瘤可生长迅速并侵入大脑。

MRI 是影像评估的主要技术手段。影像检查最主要目的是临床诊断，明确疾病的基线范围，并能够随时跟踪变化。包括建立一个稳定的肿瘤成

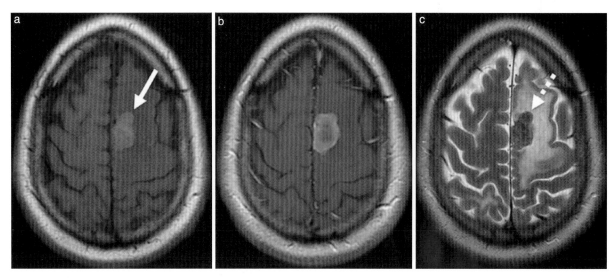

图 4-2　黑色素瘤转移灶。（a）增强前 T1 加权像显示黑色素瘤内高信号（箭头示）；（b）增强后 T1 加权像显示伴有周边强化和中心低强化；（c）T2 加权像示肿块内高信号（虚线箭头），周围血管源性水肿高信号

像方案,通常包含有高分辨容积 T1 加权增强扫描序列和稳定的对比剂给药时间。由于 CNS 肿瘤众多的病理学分型和千变万化的影像学表现,对每个肿瘤亚型的全面影像学描述超出了本章的范围。在评估可疑肿瘤时,鉴别诊断的首要考虑因素之一就是明确其解剖学位置,尤其应当注意病变是在颅内还是在颅外。

尽管不是完全特异性的,但造影剂增强仍然是评估脑肿瘤最有用的生物标志物之一,因为正常脑组织由于完整的血脑屏障而无对比增强效应。此外,肿瘤还可表现为肿块样或浸润性 T2 液体衰减反转恢复序列(fluid attenuated inversion recovery, FLAIR)信号,而这很可能会与继发于肿瘤的血管源性水肿信号混淆。非增强 T2 FLAIR 高信号肿瘤和血管源性水肿的结合,给肿瘤的精确衡量带来很大的挑战。总之,准确鉴别 CNS 恶性肿瘤的并发症,例如出血、脑疝以及脑积水等,对及时指导治疗至关重要。

通常需要进行组织活检,除非有令人信服的临床疑似诊断、特征性的影像学表现和肿瘤位置,如脑干胶质瘤。认识与中枢神经系统恶性肿瘤影像学相似成像特征的疾病也至关重要(图 4-3)。尤其值得注意的是,边缘强化病变的鉴别诊断应当包括原发性肿瘤、转移、淋巴瘤、瘤样脱髓鞘病变、脓肿以及脑炎(Al-Okaili et al, 2006)。如果能够取得病理组织,最后诊断则需要放射学和病理学对照。

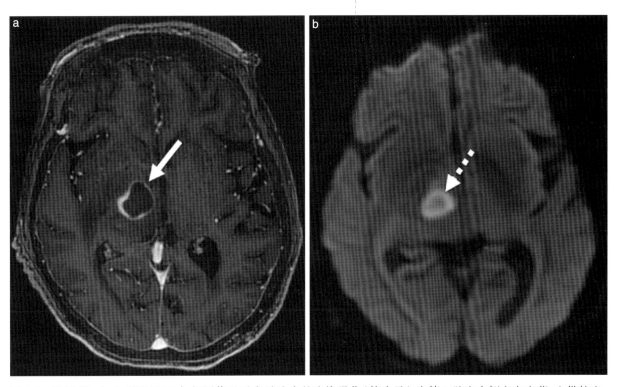

图 4-3　脑脓肿。(a)增强后 T1 加权图像显示右丘脑光整边缘强化(箭头示),向第三脑室内侧方向变薄,血供较少;(b) DWI 显示脑内脓性物质积聚形成脓腔(虚线箭头示)

2. 高级成像技术

高级的 MRI 技术能够弥补传统成像结果和组织活检的误差,提高诊断准确性并为肿瘤分级提供依据。高级磁共振成像技术包括磁共振波谱、灌注成像及弥散加权成像技术。磁共振波谱通过共振频率对比代谢物的相对浓度,比较正常大脑和异常组织的化学成分差异。最常见的是,肿瘤会出现 N- 乙酰门冬氨酸(N-acetyl aspartate, NAA)及肌酸下降和胆碱上升(图 4-4)。灌注成像技术能够定量分析肿瘤的血流动力学,可以采用非强化动脉自旋标记灌注技术或对比增强技术,如动态对比增强(dynamic contrast-enhanced, DCE)或动态敏感增强 MR 灌注成像(dynamic susceptibility contrast, DSC)。最常用的计算参数是脑血流量(cerebral blood volume, CBV),它是由浓度 - 时间曲线下面积得出的。弥散加权成像技术则能够更准确地反映损伤部位的细胞密度,其与水分子运动的自由度成反比(图 4-5)(Al-Okaili et al, 2006)。

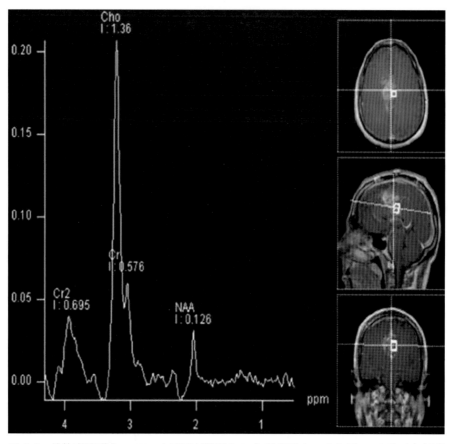

图 4-4　单体素光谱（TE144ms）显示高胆碱（Cho）、低肌酸（Cre）和低 N- 乙酰天冬氨酸（NAA）峰与高级别胶质瘤相关

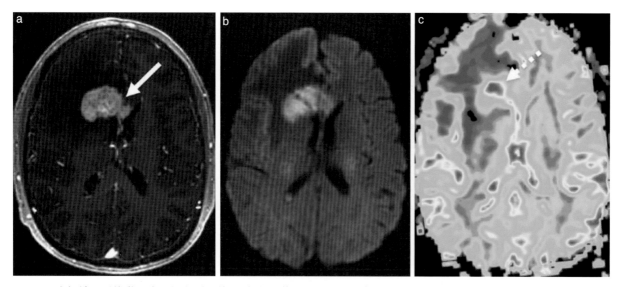

图 4-5　中枢神经系统淋巴瘤。（a）增强前 T1 加权图像示右额叶脑室旁肿块贯穿胼胝体膝部，边缘均匀强化（箭头示）；（b）DWI 示由于细胞增生，相应的扩散受限；（c）脑血容量（CBV）灌注成像示与肿块相关的高灌注（虚线箭头）

2.1　基线以及术后直接变化

术后影像是为了确定切除的范围,评估并发症,并为随访影像学检查设立基线。

术后早期成像是为了避免混杂增强的可能性,混杂增强信号现象通常在术后 48 小时后出现,与血脑屏障破坏导致的细胞毒性水肿区域有关(图 4-6)。

3.　治疗反应成像:脑肿瘤特有的策略与潜在难点

判定肿瘤进展早期评价标准受观察者间偏差影响大,因此评价标准也在不断更新。1990 年,MacDonald 等提出满足以下三个标准之一,则可诊断为肿瘤进展:CT 或 MRI 结果中对比增强区域二维大小增加 25%,影像学上出现新肿瘤,或临床恶化(图 4-7)。MacDonald 标准在过去的几

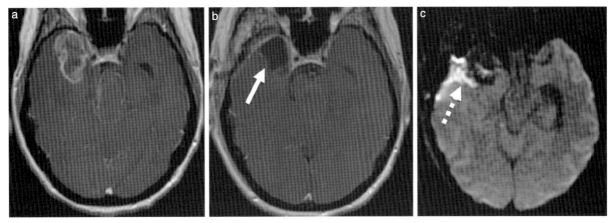

图 4-6　术后早期改变。(a) 术前对比 T1 加权像显示右侧颞叶边缘强化肿瘤;(b) 术后 48 小时内 T1 加权成像显示增强肿瘤切除痕迹(箭头示);(c) DWI 显示邻近脑内弥散局限,范围与细胞毒性水肿相符,由于血脑屏障破坏,后续成像可能增强

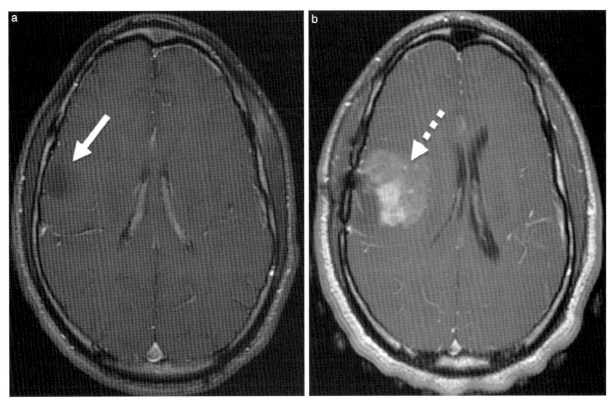

图 4-7　肿瘤进展。(a) 术前增强 T1 加权成像示小的无强化肿块(箭头示),病理为Ⅱ级弥漫性星形细胞瘤;(b) 随访对比 T1 加权成像示肿块增大,新对比增强验证符合高级别进展病变(虚线箭头示)

十年中被广泛运用,但随着人们逐渐认识到肿瘤增强是由于血脑屏障的损坏而不是肿瘤病变本身,新的评价标准就应运而生。MacDonald 标准的局限主要体现在以下方面,首先,术后或放化疗后影像学常表现出与肿瘤无关的增强。因此,区分这种假性进展和真正进展就变得十分重要,这与避免不恰当的后续治疗,例如,非必要的再次手术,以及过早终止有效的辅助治疗和不适当的挽救性治疗等息息相关(Delgado-Lopez et al, 2018)。此外,立体定向或分割放射治疗后,放射性坏死可导致占位效应、增强或信号异常增加(Shah et al, 2012)。放射性坏死的增强影像特征常表现为泡沫样、带状或瑞士干酪状。放疗方案和放疗之前的病变特点是协助放疗后影像学诊断的重要信息。相反,原发性脑肿瘤则可以在使用抗血管生成药(例如,贝伐单抗)后表现为增强快速降低及 T2 像上浸润增加,引发假性治疗有效反应(Hygino da Cruz et al, 2011)。此时,影像学结果就会表现为该治疗方式有效,但事实上肿瘤保持原样甚至进展。

为了弥补 MacDonald 标准的局限性,神经-肿瘤疗效评估(Response Assessment in Neuro-Oncology, RANO)工作组 2010 年综合 MRI 评估结果、临床因素以及同时考虑到放化疗的时间进程等各项影响因素,提出一种新的评估标准,称为 RANO 标准。根据该标准,在开始放化疗后的首个 12 周之内,只有在放射区域以外的部位发现新的增强或组织学样本结果提示为肿瘤,才能够诊断为肿瘤进展。值得重视的是,在放化疗后的前 12 周之内,仅凭临床恶化不能做出进展的诊断。但 12 周之后,若药物和合并症都不能完全解释临床改变,则临床恶化则足以用来作为依据诊断疾病进展。在此时期,除却前文提到的临床恶化,满足以下三个标准中之一,则也可做出同样的判断,包括:放射区域外出现新的增强病变;在激素用量不变或增加的情况下,与治疗前基线(如病灶未减小)或治疗反应最佳时的最小强化病灶相比,增强病灶两垂直直径的乘积之和增加 >25%;或者在服用抗血管生成药的患者(激素稳定或增加)中发现非增强 T2 FLAIR 病变区域的显著增加,并且该增加并非完全由术后变化、放疗、脱髓鞘作用、缺血、感染和癫痫引起(表 4-1)(Wen et al, 2010)。

2015 年,RANO 标准适用于免疫治疗的患者。由此衍生出的 iRANO 标准设定,免疫治疗的神经肿瘤患者可能会在局部或远处出现短暂的新增强病变(Okada et al, 2015, 2018)。在开始进行免疫治疗的 6 个月内,若患者磁共振结果发现新的病变但无临床恶化,则需要结合 3 个月后 MRI 检查结果才能做出肿瘤进展的诊断。在进行免疫治疗 6 个月后,任何新病变都可提示肿瘤进展(表 4-2)。

表 4-1　神经肿瘤反应评价(RANO)标准(Wen et al, 2010)

标准	完全缓解	部分缓解	疾病稳定	疾病进展
T1 钆增强疾病	无	下降≥50%	下降 <50% 上升 <25%	上升≥25%
T2/FLAIR	稳定或下降	稳定或下降	稳定或下降	上升
新病灶	无	无	无	有
皮质激素	无	稳定或下降	稳定或下降	不适用
临床状态	稳定或改善	稳定或改善	稳定或改善	加重
反应要求	全部	全部	全部	任意一种

改编自 Wen et al, J Clin Oncol, 2010; 28(11): 1963-1972。

表 4-2　神经肿瘤免疫治疗反应评价(iRANO)标准(Okada et al, 2015)

	免疫治疗≤6 周	免疫治疗 >6 周
是否需要重复扫描以确认影像学进展性疾病而不出现临床恶化?	是	否
确认无临床恶化的进展性疾病的最小时间间隔	≥3 个月	不适用
在进行性疾病成像后是否允许进一步的免疫治疗(若临床状况稳定)?	是	不适用
是否能将一个新病变定义为进展性疾病?	否	是

改编自 Okada et al, Lancet Oncol, 2015; 16(15): e534-e542。

4. 治疗反应成像的局限性

4.1　假性进展

伪进展疾病,即"假性进展",表现为增强区域的增大,多见于放疗和服用替莫唑胺(temozolomide)后三个月内,原因是上述治疗引发的坏死和炎症(图 4-8)。放疗后最快出现该现象的是胶质瘤患者,表现为增强病灶范围增大(图 4-8)。假性进展的发生机制尚不明确,但可能与内皮细胞损伤所致的水肿和异常血管通透性有关。该病的特征是增强成分增多,灌注减少,ADC 升高。患者通常无症状,在治疗后 3 个月内表现为假进展。

MGMT 基因启动子甲基化状态与该现象有关,并提示良好的预后(Mamlouk et al, 2013)。

4.2　假性有效反应

假性有效反应通常与抗血管生成药有关,例如贝伐单抗,该药物可与内皮生长因子 A(vascular endothelial growth factor A, VEGF-A)靶向结合(图 4-9)。血脑屏障通透性的降低会造成肿瘤增强成分的减少,同时由于血管源性水肿的缓解,症状也会减轻。重要的是,尽管增强程度降低,肿瘤仍能出现真正的进展,表现为肿块样或浸润性 T2 高信号增强。

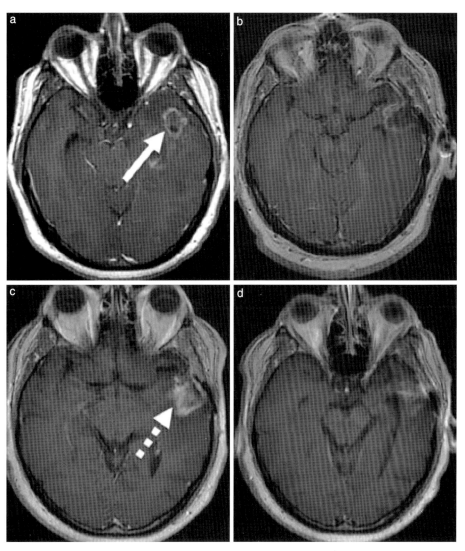

图 4-8　一例携带 MGMT 甲基化胶质母细胞瘤的假性进展患者。(a)术前对比 T1 加权像示边缘增强的左颞叶肿块(箭头示);(b)术后开始放射治疗 / 替莫唑胺后增强 T1 加权像轻度增强;(c)放化疗后 2 个月增强 T1 加权图像显示模糊增强病变(虚线箭头示),伴血管源性水肿增加和灌注减少(图像未显示);(d)术后 1 年强化 T1 加权图像示左颞叶病变增强和体积减小

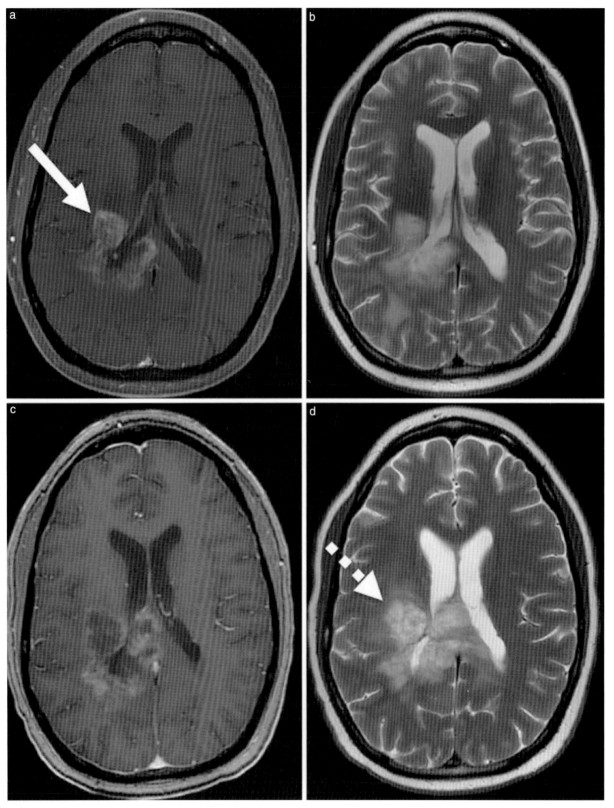

图 4-9　假性有效反应。(a)治疗前对比 T1 加权;(b) T2 加权图像示对比增强的肿块样高信号(箭头示),为胶质母细胞瘤;(c)随访的对比 T1 加权;(d)贝伐单抗治疗后 T2 加权对比图像示对比增强度降低,但 T2 高强度肿块增大(虚线箭头示)

4.3　放射性坏死

在放疗的数月到数年内,因放射治疗期间导致的血管损伤会引发脑实质水肿和坏死。这种病变出现之前,熟悉患者肿瘤治疗的时间流程变化对诊断放射性坏死尤为重要(图 4-10)。头颈癌、颅外肿瘤或原发性或转移性颅内肿瘤的放射治疗可发生放射坏死(颅内肿瘤的放射治疗包括立体定向放射治疗)。首次放疗的时间、放疗方案、肿瘤种类、放疗范围及射线种类都可辅助诊断该病。高级磁共振技术,例如灌注成像技术(主要计算表观弥散系数比率,信号恢复百分比和相对峰高)、弥散加权成像技术、磁共振波谱以及正电子发射计算机断层显像技术(positron-emission tomography,PET)都可辅助辨别放射性坏死和肿瘤复发。图 4-5 及图 4-6 为两例患者的放射性坏死在灌注成像、磁共振波谱及 PET 中的成像结果。

4.4　贝伐单抗相关的异常成像

和放射性坏死相似,抗血管生成药物也会引起迟发性坏死。尤其是贝伐单抗相关异常成像(bevacizumab-related imaging abnormality,BRIA),可表现为持久且明显的局限性弥散(图 4-11)。综合分析限制波谱成像技术(一种更加可靠的高级弥散加权成像技术,借助多 b 值和弥散时间来区分受限和受损水组分)的结果(White et al,2013)以及脑血量增加,可辅助鉴别抗血管生成性坏死和肿瘤复发(Farid et al,2014,2013)。

4.5　放射后白质脑病及白质损伤

辐射后白质脑病和白质损伤是值得讨论众所周知的辐射效应(图 4-12)。病理变化包括从

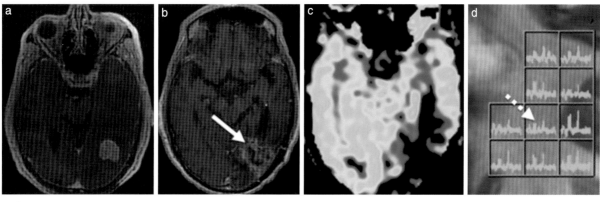

图 4-10　肺癌脑转移瘤放射性坏死。(a)治疗前对比 T1 加权成像示左后颞枕叶区明显增强肿块;(b)术后和放疗后1 年影像示沿切除腔的“瑞士奶酪”样增强;(c)灌注成像的 CBV 降低;(d)相对于相邻体素,多体素光谱(虚线箭头)上的代谢物整体减少。这些发现在随后的多项研究中都是稳定存在的

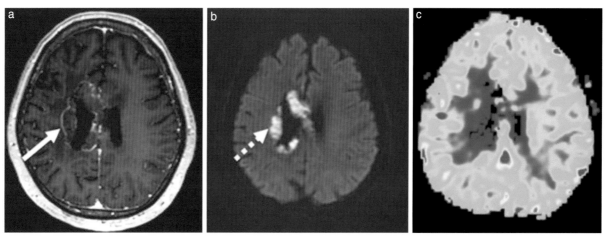

图 4-11　与胶质母细胞瘤坏死相关的贝伐单抗治疗相关影像学异常(BRIA)。使用贝伐单抗治疗后,(a)对比 T1 加权成像示薄边缘型增强;(b)DWI 序列明显内部弥散受限(虚线箭头示);(c)灌注加权成像序列 CBV 降低。这些发现在随后的多次 MRI 检查中是稳定存在的

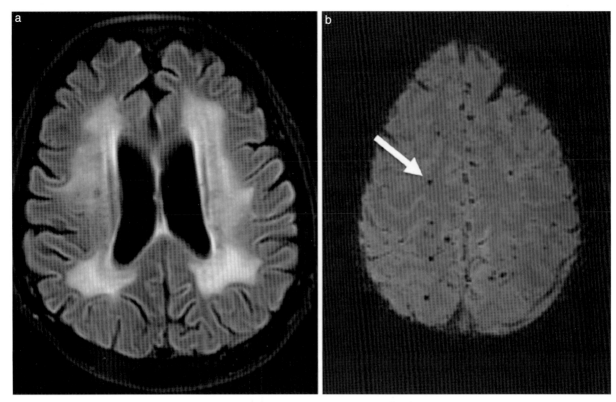

图 4-12　放射治疗后迟发性弥漫性白质损伤。（a）T2 FLAIR 示白质连续高信号异常，无占位效应；（b）磁敏感性加权成像（SWI）显示大量微出血（箭头示）

脱髓鞘到凝固性坏死。影像学变化则主要表现为 T2 显像脑室周围信号加强，磁敏感加权成像示微出血以及 CT 信号减弱。占位效应和高级影像技术有助于鉴别局灶性白质改变和肿瘤复发（Valk & Dillon，1991）。

4.6　放疗引发肿瘤形成

　　既往属于放射治疗范围发生的儿科和成人肿瘤，均应考虑放射诱导肿瘤和继发性肿瘤。尽管现代放疗技术提供了新的技术方法，例如，调强放疗运用三维解剖软件区分正常组织，定位肿瘤，但若不能准确判断放射区域新出现的增强病灶为放疗引发的肿瘤，则可能做出肿瘤复发的错误判断。放疗诱发肿瘤的主要特征是潜伏期长，脑膜瘤及肉瘤常可在放射性治疗后的 10~20 年出现（图 4-13）。

4.7　放疗后卒中样偏头痛发作综合征

　　放疗后卒中样偏头痛发作综合征（Stroke-like migraine attacks，SMART）是一种罕见的脑部放疗晚期并发症，常在放疗后 30 年出现。主要表现为包括部分既往被放射区域在内的脑回样增强，和

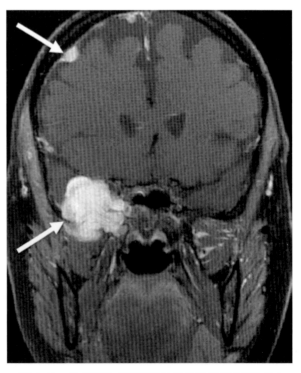

图 4-13　鼻咽癌放疗后迟发放射性脑膜瘤（箭头示）

偏头痛先兆相关,该病发作时常为自限性,并类似于癫痫发作或中风症状。尽管不常见,但该迟发并发症和肿瘤复发的混淆仍然值得警惕。

5. 中枢神经系统恶性肿瘤治疗及影像学新技术进展

5.1 术中磁共振成像技术

尽管放疗是中枢神经系统恶性肿瘤患者主要治疗方法,但许多研究已经证明肿瘤切除范围的重要性,术后影像学检查未显示增强残余肿瘤(全切除术 gross total resection, GTR)的患者生存率显著提高(Brown et al, 2016; Trifiletti et al, 2017)。临床上为了提高浸润性肿瘤的切除率,已广泛应用神经导航系统,尤其对于那些浸润重要结构的肿瘤,可避免损伤正常组织。这些交互式设备通过结合患者术前扫描结果和标定解剖结构,以准确显示实时手术位置。但因为受水肿或疾病演变的影响,这些设备无法提供实时术中影像及结构转换,这给标定术区带来不便。因此,前瞻性数据表明,这些术中装置可能无法提高单发性脑瘤患者的肿瘤切除率和生存率(Willems et al, 2006)。为了提高肿瘤残余的实时定位准确性,已经开发了包括术中 MRI 的几种辅助术中设备(Eljamel & Mahboob, 2016)。部分随机试验(Zhang et al, 2015; Roder et al, 2014; Napolitano et al, 2014; Senft et al, 2011a, b; Tsugu et al, 2011)指出,与传统神经导航技术相比,术中磁共振成像技术提高了患者全切除率和无进展生存期(Li et al, 2017)。磁共振热红外成像则是更新的一种技术,可用于监测脑瘤热消融术过程中的温度变化。术中成像的另一个重要意义在于可改善监测成像后的切除精准性。这一点对初次最大限度大部分切除后,出现复发又再行完全切除手术的患者总体生存率尤其重要(Bloch et al, 2012)。

5.2 免疫治疗

免疫治疗作为治疗脑瘤的一种选择,具有十分广阔的前景。但是,在使用免疫治疗时,评估新发增强病灶却具有挑战性。例如,免疫疗法可能出现自身免疫性垂体炎(图 4-14)(Carpenter et al, 2009),表现为下丘脑垂体的增大及成像增强。该现象会在停止免疫治疗和激素治疗后消失。

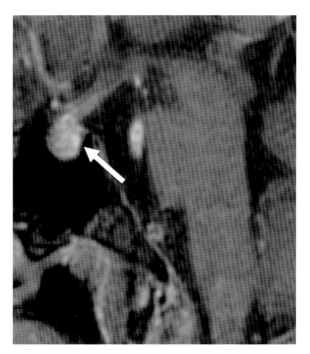

图 4-14　肾细胞癌(renal cell carcinoma, RCC)患者伊匹木单抗和纳武利尤单抗治疗后发生免疫治疗相关垂体炎。矢状位 T1 对比图像示垂体增大(箭头示)。患者出现新发头痛和低钠血症,经糖皮质激素治疗后改善

5.3 抗血管生成药物

抗血管生成药物可恢复血脑屏障的完整性,改善脑瘤患者治疗效果,但可能诱发坏死,如前文提到的贝伐单抗相关成像异常(bevacizumab-related imaging abnormality, BRIA)。

5.4 治疗新策略

目前已有数种先进的治疗中枢神经系统转移灶的方式,尽管其作用尚不能在 meta 分析中找到足够的依据支撑,但仍然具有十分重要的价值。美国神经外科医师协会肿瘤协助组广泛收集了相关数据(Elder et al, 2019),包括高强度聚焦超声治疗、磁共振引导激光间质热疗(laser interstitial thermal therapy, LITT)、放射增敏剂、间质内方法(例如化疗,近距离放射疗法)、免疫调节剂以及分子靶向药物。总的来说,这些新方法都尚未有足够的证据支撑其更广泛地使用。尽管如此,熟悉这些治疗方式机制仍然十分重要。密切关注这些治疗技术的适用范围,深入研究与这些疗法相关的术后急性期改变,利于提高对这些治疗变化的及时认识。

6. 中枢神经系统恶性肿瘤治疗反应成像新方法

对肿瘤影像学特征的深入研究，极大地推动了 2016 年由 WHO 出版的《中枢神经系统肿瘤分类》问世。与 2007 年旧版不同，更新后的版本分类结合了组织学、WHO 分级和分子信息，如异柠檬酸脱氢酶（isocitrate dehydrogenase，IDH）状态、1p/19q 和其他遗传因素及影像学特征，以定义弥漫性胶质瘤的"综合"诊断（图 4-15）（Johnson et al，2017）。

影像组学是运用计算机技术从影像学结果中获取定量特征，可辅助放射科医师预测中枢神经系统恶性肿瘤的预后和耐药性等临床结局（Zhou et al，2018）。影像组学分析认为，影像学能够显示出更小层面的生物行为，包括基因表达、肿瘤细胞增殖和血管增生。通过使用多参数算法来呈现影像数据，影像组学分析可以检测出细微的量变。如前文所述，中枢神经系统肿瘤的评分标准通常由增强肿瘤体积决定，而这一指标的测量存在诸多误差。而影像组学分析则是通过"计算机视觉"将增强影像转化为图像局部纹理特征，并最终将其翻译为精准的容积数据，足以反应细微

的变化。这项技术可以通过比较每个像素与其周围的像素，更深入的了解肿瘤大范围内的微环境区域状态，有利于对肿瘤体积变化做出更全面的评估。放射组学还可用于将 GBM 中的成像特征与基因组特征相关联。这项研究的发展得到了放射组学特征的支持，放射组学特征可为治疗决策提供信息。例如，尽管活检结果仍然是 GBM 基因组分析的"金标准"，但手术方案的制订和病理学评估可能会延缓治疗的开始，并且只能对取样区域进行基因分析。放射基因组学则可以快速提供病灶基因特点，显示病灶基因异质性的准确性也正在不断提高（Chow et al，2018）。

其他运用于治疗反应显像的新兴技术还包括非增强灌注成像，MRI PET，单光子发射计算机断层成像术（single proton emission computed tomography，SPECT），酰胺质子转移加权成像（amide proton transfer weighted imaging，APTw）以及限制波谱成像（restriction-spectrum imaging，RSI）。动脉自旋标记示踪（arterial spin labeling，ASL）是一种用于检测肿瘤血流的无创非增强灌注成像技术，具有成本更低，脑内对比剂沉积更少的特点。该技术以动脉血内水质子为内源性示踪剂代替

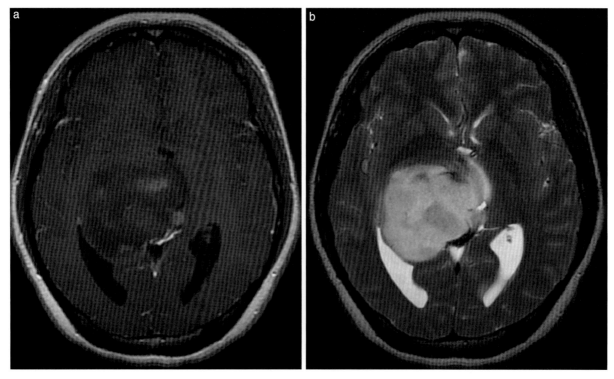

图 4-15　右侧丘脑弥漫性中线胶质瘤，组蛋白 H3-K27M 突变。（a）增强后 T1 加权像示不均匀强化区域；（b）T2 加权像示肿块样高信号异常和侧脑室枕角早期卡压

对比剂来进行标记,可准确的评估脑血流并辅助肿瘤分级,是一种低风险、低成本的指导肿瘤治疗的新技术(Kim & Kim,2016)。限制波谱成像(Restriction-spectrum imaging,RSI)是弥散加权成像技术,可提高肿瘤可见度,便于区分肿瘤和周围正常白质。这种技术使用具有多个 b 值和弥散时间的采集,可以进行时间采集,这项技术探测分离的受阻和受限的水组分,创建细胞结构图,通过增加胶质瘤(通常与周围白质相似)的 ADC 值与周围组织 ADC 值的差异,帮助区分肿瘤治疗相关的变化和水肿(White et al,2013)。配合使用灌注成像技术,RSI 可辅助分辨复发肿瘤和贝伐单抗相关影像异常(Farid et al,2013)。

MRI PET 可综合精准的软组织解剖学分析和放射性示踪剂数据,提供高分辨率可视化以及叠加的代谢数据。SPECT 与闪烁显像技术相似,可以借助 γ 射线来测量放射性核素释放。可提供功能性代谢信息,且成本低于 PET 显像。这些技术的未来使用可指导肿瘤的治疗。APTw MRI 可通过增强剂的化学交换饱和转移(chemical exchange saturation transfer,CEST)成像来间接检测蛋白质和肽类物质,预测胶质瘤的细胞增殖。这种生物学相关检测方法可用于辅助鉴别低级别和高级别胶质瘤,在评估肿瘤进展和治疗相关的变化时,优于磁共振波谱分析(Suh et al,2019)。

7. 结论

中枢神经系统恶性肿瘤仍然是一个巨大的临床挑战,治疗方式主要依靠以 MRI 为主的神经成像指导。尽管原发性和转移性中枢神经系统恶性肿瘤类型繁多,但无创的神经成像技术也能够准确做出诊断,并为随访建立疾病基线。在此综述中,我们重点描述了原发性中枢神经系统肿瘤多变的影像学结果,尤其是治疗后的变化。并且回顾了必要的背景知识,典型的 CNS 恶性肿瘤治疗前后磁共振成像的变化,以及疾病特异性的治疗反应成像方法,尤其重点阐述了可能影响治疗后成像诊断易出现的错误和新型治疗方法。最后,我们总结了未来可能提高诊断准确性的先进方法。掌握 CNS 恶性肿瘤的治疗反应影像,对指导治疗和改善患者预后至关重要。

(余章斌　齐昱皓　译　孙庆举　李军　校)

参考文献

Al-Okaili RN, Krejza J, Wang S, Woo JH, Melhem ER (2006) Advanced MR imaging techniques in the diagnosis of intraaxial brain tumors in adults. Radiographics 26(Suppl 1):S173–S189. https://doi.org/10.1148/rg.26si065513

Barajas RF, Cha S (2016) Metastasis in adult brain tumors. Neuroimaging Clin N Am 26(4):601–620. https://doi.org/10.1016/j.nic.2016.06.008

Bloch O, Han SJ, Cha S, Sun MZ, Aghi MK, McDermott MW, Berger MS, Parsa AT (2012) Impact of extent of resection for recurrent glioblastoma on overall survival: clinical article. J Neurosurg 117(6):1032–1038. https://doi.org/10.3171/2012.9.jns12504

Brown TJ, Brennan MC, Li M, Church EW, Brandmeir NJ, Rakszawski KL, Patel AS, Rizk EB, Suki D, Sawaya R, Glantz M (2016) Association of the extent of resection with survival in glioblastoma: a systematic review and meta-analysis. JAMA Oncol 2(11):1460–1469. https://doi.org/10.1001/jamaoncol.2016.1373

Carpenter KJ, Murtagh RD, Lilienfeld H, Weber J, Murtagh FR (2009) Ipilimumab-induced hypophysitis: MR imaging findings. AJNR Am J Neuroradiol 30(9):1751–1753. https://doi.org/10.3174/ajnr.A1623

Chow D, Chang P, Weinberg BD, Bota DA, Grinband J, Filippi CG (2018) Imaging genetic heterogeneity in glioblastoma and other glial tumors: review of current methods and future directions. AJR Am J Roentgenol 210(1):30–38. https://doi.org/10.2214/ajr.17.18754

Delgado-Lopez PD, Rinones-Mena E, Corrales-Garcia EM (2018) Treatment-related changes in glioblastoma: a review on the controversies in response assessment criteria and the concepts of true progression, pseudo-progression, pseudoresponse and radionecrosis. Clin Transl Oncol 20(8):939–953. https://doi.org/10.1007/s12094-017-1816-x

Elder JB, Nahed BV, Linskey ME, Olson JJ (2019) Congress of neurological surgeons systematic review and evidence-based guidelines on the role of emerging and investigational therapies for the treatment of adults with metastatic brain tumors. Neurosurgery 84(3):E201–E203. https://doi.org/10.1093/neuros/nyy547

Eljamel MS, Mahboob SO (2016) The effectiveness and cost-effectiveness of intraoperative imaging in high-grade glioma resection; a comparative review of intraoperative ALA, fluorescein, ultrasound and MRI. Photodiagn Photodyn Ther 16:35–43. https://doi.org/10.1016/j.pdpdt.2016.07.012

Farid N, Almeida-Freitas DB, White NS, McDonald CR, Muller KA, Vandenberg SR, Kesari S, Dale AM (2013) Restriction-spectrum imaging of bevacizumab-related necrosis in a patient with GBM. Front Oncol 3:258. https://doi.org/10.3389/fonc.2013.00258

Farid N, Almeida-Freitas DB, White NS, McDonald CR, Kuperman JM, Almutairi AA, Muller KA, VandenBerg SR, Kesari S, Dale AM (2014) Combining diffusion and perfusion differentiates tumor from bevacizumab-related imaging abnormality (bria). J Neuro-Oncol 120(3):539–546. https://doi.org/10.1007/s11060-014-1583-2

Hygino da Cruz LC Jr, Rodriguez I, Domingues RC, Gasparetto EL, Sorensen AG (2011) Pseudoprogression and pseudoresponse: imaging challenges in the assessment of posttreatment glioma. AJNR Am J Neuroradiol 32(11):1978–1985. https://doi.org/10.3174/ajnr.A2397

Johnson DR, Guerin JB, Giannini C, Morris JM, Eckel LJ, Kaufmann TJ (2017) 2016 updates to the WHO brain tumor classification system: what the radiologist needs to know. Radiographics 37(7):2164–2180. https://doi.org/10.1148/rg.2017170037

Kim M, Kim HS (2016) Emerging techniques in brain tumor imaging: what radiologists need to know. Korean J Radiol 17(5):598–619. https://doi.org/10.3348/kjr.2016.17.5.598

Li P, Qian R, Niu C, Fu X (2017) Impact of intraoperative MRI-guided resection on resection and survival in patient with gliomas: a meta-analysis. Curr Med Res Opin 33(4):621–630. https://doi.org/10.1080/03007995.2016.1275935

Louis DN, Perry A, Reifenberger G, von Deimling A, Figarella-Branger D, Cavenee WK, Ohgaki H, Wiestler OD, Kleihues P, Ellison DW (2016) The 2016 World Health Organization classification of tumors of the central nervous system: a summary. Acta Neuropathol 131(6):803–820. https://doi.org/10.1007/s00401-016-1545-1

Mamlouk MD, Handwerker J, Ospina J, Hasso AN (2013) Neuroimaging findings of the post-treatment effects of radiation and chemotherapy of malignant primary glial neoplasms. Neuroradiol J 26(4):396–412. https://doi.org/10.1177/197140091302600405

Napolitano M, Vaz G, Lawson TM, Docquier MA, van Maanen A, Duprez T, Raftopoulos C (2014) Glioblastoma surgery with and without intraoperative MRI at 30T. Neurochirurgie 60(4):143–150. https://doi.org/10.1016/j.neuchi.2014.03.010

Ohgaki H (2009) Epidemiology of brain tumors. Methods Mol Biol 472:323–342. https://doi.org/10.1007/978-1-60327-492-0_14

Okada H, Weller M, Huang R, Finocchiaro G, Gilbert MR, Wick W, Ellingson BM, Hashimoto N, Pollack IF, Brandes AA, Franceschi E, Herold-Mende C, Nayak L, Panigrahy A, Pope WB, Prins R, Sampson JH, Wen PY, Reardon DA (2015) Immunotherapy response assessment in neuro-oncology: a report of the RANO working group. Lancet Oncol 16(15):e534–e542. https://doi.org/10.1016/s1470-2045(15)00088-1

Okada HD, Reardon KM, David A (2018) Chapter 59—Immunotherapy response assessment in neuro-oncology (iRANO). In: Handbook of brain tumor chemotherapy, molecular therapeutics, and immunotherapy, 2nd edn. Academic Press, Cambridge, MA

Ostrom QT, Gittleman H, Xu J, Kromer C, Wolinsky Y, Kruchko C, Barnholtz-Sloan JS (2016) CBTRUS statistical report: primary brain and other central nervous system tumors diagnosed in the United States in 2009–2013. Neuro Oncol 18(suppl_5):v1–v75. https://doi.org/10.1093/neuonc/now207

Roder C, Bisdas S, Ebner FH, Honegger J, Naegele T, Ernemann U, Tatagiba M (2014) Maximizing the extent of resection and survival benefit of patients in glioblastoma surgery: high-field iMRI versus conventional and 5-ALA-assisted surgery. Eur J Surg Oncol 40(3):297–304. https://doi.org/10.1016/j.ejso.2013.11.022

Senft C, Bink A, Heckelmann M, Gasser T, Seifert V (2011a) Glioma extent of resection and ultra-low-field iMRI: interim analysis of a prospective randomized trial. Acta Neurochir Suppl 109:49–53. https://doi.org/10.1007/978-3-211-99651-5_8

Senft C, Bink A, Franz K, Vatter H, Gasser T, Seifert V (2011b) Intraoperative MRI guidance and extent of resection in glioma surgery: a randomised, controlled trial. Lancet Oncol 12(11):997–1003. https://doi.org/10.1016/s1470-2045(11)70196-6

Shah R, Vattoth S, Jacob R, Manzil FF, O'Malley JP, Borghei P, Patel BN, Cure JK (2012) Radiation necrosis in the brain: imaging features and differentiation from tumor recurrence. Radiographics 32(5):1343–1359. https://doi.org/10.1148/rg.325125002

Suh CH, Park JE, Jung SC, Choi CG, Kim SJ, Kim HS (2019) Amide proton transfer-weighted MRI in distinguishing high- and low-grade gliomas: a systematic review and meta-analysis. Neuroradiology 61(5):525–534. https://doi.org/10.1007/s00234-018-02152-2

Trifiletti DM, Alonso C, Grover S, Fadul CE, Sheehan JP, Showalter TN (2017) Prognostic implications of extent of resection in glioblastoma: analysis from a large database. World Neurosurg 103:330–340. https://doi.org/10.1016/j.wneu.2017.04.035

Tsugu A, Ishizaka H, Mizokami Y, Osada T, Baba T, Yoshiyama M, Nishiyama J, Matsumae M (2011) Impact of the combination of 5-aminolevulinic acid-induced fluorescence with intraoperative magnetic resonance imaging-guided surgery for glioma. World Neurosurg 76(1–2):120–127. https://doi.org/10.1016/j.wneu.2011.02.005

Valk PE, Dillon WP (1991) Radiation injury of the brain. AJNR Am J Neuroradiol 12(1):45–62

Wen PY, Kesari S (2008) Malignant gliomas in adults. N Engl J Med 359(5):492–507. https://doi.org/10.1056/NEJMra0708126

Wen PY, Macdonald DR, Reardon DA, Cloughesy TF, Sorensen AG, Galanis E, Degroot J, Wick W, Gilbert MR, Lassman AB, Tsien C, Mikkelsen T, Wong ET, Chamberlain MC, Stupp R, Lamborn KR, Vogelbaum MA, van den Bent MJ, Chang SM (2010) Updated response assessment criteria for high-grade gliomas: response assessment in neuro-oncology working group. J Clin Oncol 28(11):1963–1972. https://doi.org/10.1200/jco.2009.26.3541

White NS, McDonald CR, Farid N, Kuperman JM, Kesari S, Dale AM (2013) Improved conspicuity and delineation of high-grade primary and metastatic brain tumors using "restriction spectrum imaging": quantitative comparison with high B-value DWI and ADC. AJNR Am J Neuroradiol 34(5):958–964, s951. https://doi.org/10.3174/ajnr.A3327

Willems PW, Taphoorn MJ, Burger H, van der Sprenkel

JW B, Tulleken CA (2006) Effectiveness of neuro-navigation in resecting solitary intracerebral contrast-enhancing tumors: a randomized controlled trial. J Neurosurg 104(3):360–368. https://doi.org/10.3171/jns20061043360

Zhang J, Chen X, Zhao Y, Wang F, Li F, Xu B (2015) Impact of intraoperative magnetic resonance imaging and functional neuronavigation on surgical outcome in patients with gliomas involving language areas.

Neurosurg Rev 38(2):319–330; discussion 330.https://doi.org/10.1007/s10143-014-0585-z

Zhou M, Scott J, Chaudhury B, Hall L, Goldgof D, Yeom KW, Iv M, Ou Y, Kalpathy-Cramer J, Napel S, Gillies R, Gevaert O, Gatenby R (2018) Radiomics in brain tumor: image assessment, quantitative feature descriptors, and machine-learning approaches. AJNR Am J Neuroradiol 39(2):208–216. https://doi.org/10.3174/ajnr.A5391

第5章　乳腺癌疗效影像学评价

Masako Kataoka

目录

1. 概述 …………………………………………… 56
2. 新辅助疗法 ……………………………………… 57
   2.1　根据固有亚型选择乳腺癌治疗的
      基础方案 ……………………………… 57
   2.2　新辅助治疗后病理完全缓解 ………… 58
   2.3　影像学评估疗效 ……………………… 59
   2.4　乳腺 X 线摄影和超声检查评估
      NAC 疗效 ……………………………… 59
   2.5　磁共振评价 NAC 技术和实用价值 ………… 60
   2.6　应用 MRI 评价 NAC 治疗后的残留
      肿瘤病灶 ……………………………… 60
   2.7　MRI 对治疗反应的预测 ……………… 62
   2.8　弥散加权成像和其他 MRI 序列 ……… 62
   2.9　^{18}F-FDG-PET 和其他分子成像对肿瘤
      治疗反应的评估和预测 ……………… 62
3. 转移性乳腺癌疗效影像学评估 ………………… 63
参考文献 …………………………………………… 64

摘要

在乳腺癌的治疗中,作为一种评价治疗效果的工具,影像学变得越来越重要。化疗和激素治疗与手术和放射治疗相结合用于治疗原发性乳腺癌。对于转移性乳腺癌,影像学疗效评估在优化个性化治疗中起着至关重要的作用。乳腺 X 线摄影(mammography, MMG)、超声(ultrasonography, US)、磁共振成像(ultrasonography, MRI)、计算机断层扫描(ultrasonography, CT)、骨显像和 FDG-PET 是临床上广泛使用的主要检查手段。乳腺癌治疗的基本知识包括病理亚型、治疗方案和疗效反应导向法。本文对日益进展的新辅助化疗的数据进行了讨论,特别是通过影像学对病理完全缓解(pathological complete response, pCR)的评估和预测。MRI 和 FDG-PET 是提供定量成像数据的两种主要方式。对转移性乳腺癌证据有限的现状,以及转移部位特异性反应评估方面的挑战也进行了综述。

1. 概述

化疗和激素治疗是乳腺癌的两种基本治疗方法。它们与手术和放射治疗相结合用于原发性乳腺癌综合治疗既可以作为术后辅助治疗,也可以作为术前新辅助治疗。对于转移性乳腺癌的治疗,化疗和激素治疗在改善患者预后方面起着重要作用。在这两种情况下,通过影像学评估特定治疗的反应,在确定治疗效果和选择合适治疗方案中起着重要作用。

用于评估治疗反应的成像方式包括乳腺 X
线摄片（mammography，MMG）、超声检查（ultraso-
nography，US）、磁共振成像（magnetic resonance
imaging，MRI）、计算机断层扫描（computed tomo-
graphy，CT）、骨显像和 FDG-PET。它们的使用选
择主要取决于病变部位；MMG、US 和 MRI 倾向
于评估原发性乳腺癌的新辅助治疗的效果，而
CT、FDG-PET 和骨显像能够检查身体更广泛的部
位，主要用于转移性乳腺癌成像。

新辅助治疗或术前全身治疗（preoperative
systemic treatment，PST）在乳腺癌的治疗中起着
至关重要的作用。PST 的定义是在局部治疗之前
开始的一种全身治疗。新辅助化疗（neoadjuvant
chemotherapy，NAC）最初主要用于局部晚期乳腺
癌患者，这类患者如果进行手术治疗，可能需要扩
大手术范围。然而，一项随机试验（NSABP B-18）
显示，术前新辅助化疗和术后辅助化疗在总生存
率（overall survival，OS）和无病生存率（disease-
free survival，DFS）方面没有显著差异（Rastogi et al，
2008）。激素受体阳性乳腺癌患者可以考虑采用新
辅助激素治疗。新辅助治疗的目的是：①缩小原发
性肿瘤，使得患者需要进行的侵入性手术更微创，即
手术降级（Curigliano et al，2017）；②术前评估特定治
疗方案的有效性，以便确定最佳的术后方案；③预
测患者是否能够长期生存，通常使用病理完全缓解
（pathological complete Response，pCR）作为替代指标
预测患者的长期生存情况。上述情况下的越来越多
证据表明影像学的评估价值，特别是 MRI 技术。

相比之下，转移性乳腺癌的影像学研究资
料有限。CT 是评估肿瘤转移（包括骨、肝、脑转
移）的基本方法，而核医学在转移性乳腺癌中的
应用越来越广泛。研究者们正在努力获取基于
RECIST 评估之外的信息。

在本章中，我们回顾了乳腺癌亚型和一般治疗
方案的基础知识。对新辅助全身治疗和影像学的
作用进行了讨论。考虑到这是一个热门的研究课
题，本文将重点介绍近年来发表的研究成果。同时
对转移性乳腺癌的影像学检查也进行了讨论。

2. 新辅助疗法

2.1 根据固有亚型选择乳腺癌治疗的基础方案

乳腺癌的治疗取决于肿瘤大小、有无腋窝

淋巴结转移、病理分级、雌激素受体（estrogen
receptor，ER）/ 孕激素受体（progesterone receptor，
PGR）和 HER2 表型。Perou 等于 1990 年报道了
利用 cDNA 微阵列对乳腺癌进行内在亚型的分
类，这种分类方法与肿瘤生物学特征相关，这改变
了我们对乳腺癌的认识。由于在临床中进行基
因表达谱分析是不现实的，因此有学者提出了用
ER、PGR、HER2 和 Ki-67 指数来替代固有亚型
（Goldhirsch et al，2011）（表 5-1）。尽管实用性有
限，亚型分类已经发展到包含基因表达特征层面
（Curigliano et al，2017）。在决策治疗时，肿瘤的
大小和分期都要考虑在内。对于三阴性或 HER2
阳性的Ⅱ期或Ⅲ期的乳腺癌，推荐的主要全身治
疗方法是新辅助化疗，包括蒽环类药物和紫杉烷
类。曲妥珠单抗联合紫杉烷，被用于 HER2 阳性
的乳腺癌，对于 ER 阳性 /HER2 阳性乳腺癌，还将
进行内分泌治疗。ER 阳性的 HER2 阴性乳腺癌
可以使用他莫昔芬或芳香化酶抑制剂进行内分泌
治疗。根据肿瘤负荷（大小）、淋巴结转移、高表达
Ki-67 水平，可加用新辅助化疗或辅助化疗。

表 5-1 乳腺癌亚型

亚型	详细定义
三阴性	ER–、PgR– 和 HER2–
HR– 和 HER2+	
HR+ 和 HER2+	
HR+ 和 HER2–	ER 和 / 或 PgR+ ≥1%
√ 受体表达高、增殖速度慢、低级别（luminal A-like）	高 ER/PgR 和低 Ki-67 或等级
√ 中间型	
√ 受体表达高，增殖速度快、高级别（luminal A-like）	低 ER/PgR 和高 Ki-67 或等级

HR，激素受体；ER，雌激素受体；PgR，孕激素受体。
改编自表 3，Curigliano et al，2017。

实验室检查、遗传学和临床研究的进展表
明，乳腺癌由不同的亚群组成。但是，具有相似的
"可替代固有亚型"的乳腺癌在疗效表现出很大
的差异。因此，治疗方案的选择应因人而异，以最
大限度地提高治疗效果，同时将不良反应降至最
低。这促进了应答导向方法的产生，通过查体或
影像学检查测量肿瘤的大小或体积，从而评估治
疗反应（von Minckwitz et al，2013）。表 5-2 是这
些治疗方案的总结。

表 5-2　早期乳腺癌推荐（新）辅助全身治疗

亚型	推荐治疗	
	内分泌治疗	化疗
ER+ 和 HER2– 受体表达高 低肿瘤负荷（pT1a、pT1b） 无结节受累（pN0） 增殖速度慢 低级别或低"基因组风险"	+TAM/AI	–
高 / 中 ER 和 PGR 表达 中等肿瘤负荷（pT1c、pT2、pN0/1） 增殖速度中度 或中度"基因组风险"	+TAM/AI/ 依西美坦	+ 辅助化疗
中低水平 ER 和 PGR 表达 较高的肿瘤负荷（通常为 T3 和 / 或 N2-3） 增殖速度更快 /Ki67 水平更高 中等到高度的"基因组风险"	+AI	+ 辅助化疗
三阴性		
pT1a 淋巴结阴性		PT1a 期 pN0 无常规辅助化疗
更高 T 和 N 分期		
ER 和 HER2+		
pT1a 淋巴结阴性	无全身治疗	
pT1b,c, 淋巴结阴性		化疗 + 曲妥珠单抗
更高 T 和 N 分期		Ⅱ/Ⅲ期 AC 新辅助治疗后紫杉烷联合曲妥珠单抗约 12 个月
ER+ 和 HER2+	如上 + 内分泌疗法[a]	

OFS，卵巢功能抑制；HR，激素受体；ER，雌激素受体；PgR，孕激素受体；AC，蒽环类药物。

改编自表 4 和表 5，Curigliano et al，2017。

[a] 根据绝经情况选择内分泌疗法；绝经前妇女使用三苯氧胺（tamoxifen，TAM）治疗，绝经后妇女使用芳香化酶抑制剂（aromatase inhibitor，AI）治疗。

2.2　新辅助治疗后病理完全缓解

如果采用更好的治疗方案，NAC 后 pCR 的发生率会更高。基于 30 项研究的荟萃分析显示，三阴性乳腺癌 NAC 后 pCR 的比例为 39%，HER2 阳性乳腺癌 NAC 后 pCR 的比例为 27%（Houssami et al，2012）。pCR 的收益并不局限于外科手术的后期。Von Minckwitz 等研究显示，达到 pCR 患者有更长的无病生存期（disease-free survival，DFS），特别是对于三阴性、luminal B-like/HER2 阴性和 HER2 阳性亚型的乳腺癌患者（von Minckwitz et al，2013）。此后，pCR 已被广泛用作生存结果的替代指标，许多预测 pCR 的影像学研究也受此影响。在他们的数据中，对于 luminal B/HER2 阳性或 luminal A 的乳腺癌患者，pCR 与较好的 DFS 没有相关性。

上述研究还指出了不同的 pCR 定义对预后的影响。最严格的定义标准是无浸润性癌，乳腺和淋巴结无原位残留（ypT0ypN0）。无浸润性癌但乳腺和淋巴结有原位残留（ypT0/is ypN0）也可认为是 pCR。其他的 pCR 定义还包括淋巴结受累（ypT0/is yp 任何 N）或有侵袭性癌残留（ypT0/is/tmic yp 任何 N）的定义，但使用频率较低，因为淋巴结受累或有侵袭性癌残留会导致预后较差。核查 pCR 的定义对于比较和合并不同来源的数据至关重要。

2.3 影像学评估疗效

RECIST 适用于基于影像的治疗反应评估，其方法为测量并总结目标病变的最长直径。将初始测量值与治疗后的测量值进行比较。MMG 是乳腺癌的基本影像学检查手段。虽然容易实现，但是它对残留肿瘤病灶的检出率较低（Yeh et al，2005）。另一方面，US 在评估病变大小方面比 MMG 更准确，且更容易进行。但超声检查受限于操作者的水平。尽管获取途径有限且成本相对较高，但乳腺 MRI 仍是评估 NAC 后治疗反应的首选方法。MRI 显示与病理的相关性最好

（Yeh et al，2005）。动态增强 MRI 获得的灌注数据可以提供肿瘤血管生成的信息。扩散加权成像、磁共振波谱和其他新兴技术可以应用于乳腺 MRI。

核素成像可以用来评估 NAC 后乳腺癌患者的疗效。与上述基于形态学的成像不同，核医学特别是 FDG-PET，是基于细胞代谢活性的成像系统。FDG-PET 不能提供靶区的确切大小。然而，FDG 摄取的改变被认为比形态学改变甚至灌注改变更早地反映化疗的细胞毒性效应。从这个意义上说，FDG-PET 可以预测治疗早期的反应（Rosen et al，2007；Groheux et al，2013）。在 RECIST 1.1 中，FDG-PET 被用作发现新病变（疾病进展）的证据（Eisenhauer et al，2009）。乳腺特异性 PET 成像的新技术使洞察乳腺癌的代谢变化成为可能（Masumoto et al，2018）。表 5-3（Kanao & Kataoka，2016）总结比较了不同的成像方式。

表 5-3 比较临床检查和影像学成像评估（新）辅助全身治疗肿瘤的疗效

	精确度（大小）	血管评估	费用	可获取性
临床检查	△	×	低	容易获取
MMG/DBT	△	×	中	容易获取
US	○	△	低 - 中	容易获取
MRI	○	○	高	有限
FDG-PET	−[a]	×	高	有限
乳腺癌特异性 FDG-PET	−[a]	×	高	非常有限

MMG，乳腺 X 线片；DBT，乳腺数字断层成像。

[a] PET 图像上的大小受病变代谢活动的影响，与病变大小不一致。

改编自 Personalized Treatment of Breast cancer p297 表 18.1 Springer。

2.4 乳腺 X 线摄影和超声检查评估 NAC 疗效

评估 NAC 治疗反应的最简单、最方便的方法是临床（体格）检查。这包括在治疗前和治疗期间使用量尺测量肿瘤大小。虽然临床检查费用低廉，无创，而且可以频繁地进行，但缺点包括可能对病灶高估，如将治疗后的纤维化或炎症病灶计入肿瘤病灶，或低估不可触及的微小残留肿瘤。缺乏客观测量，不能作为评估疗效的理想方法。

MMG 和 US 是乳腺癌的基本影像检查方法。MMG 评定疗效优于体格检查。然而，如果病变边缘模糊不清或呈毛刺状，使用 MMG 测量病变大

小是不准确的。乳腺 X 线检查的可靠性还取决于乳腺周围的组织。如果超过 50% 的病灶边缘清晰可见，则钼靶 X 线片上的肿瘤直径与组织病理学上的直径有较好的相关性（r=0.77）（Huber et al，2000）。显然，乳腺组织的致密性会掩盖目标病变，阻碍病灶大小的精确测量。乳腺数字断层成像（Digital breast tomosynthesis，DBT）可以通过减少掩蔽效应提供更好的准确性（Fornvik et al，2010）。在最近一项比较 MMG、DBT、自动乳腺超声（automated breast，USABUS）和 MRI 的研究中，DBT 在评估肿瘤大小方面比 MMG 和 ABUS 更精确（Park et al，2018）。钙化虽然与乳腺恶性肿瘤有关，但在肿瘤减少后可能仍然存在

（Lie t al, 2014），治疗过程中可能会出现新的钙化，这给影像学评估带来困难。在雌激素受体阳性的肿瘤中，NAC后的钙化更常见（Adrada et al, 2015）。

US在评价乳腺癌治疗反应方面比MMG更准确。在一项NAC治疗的原发性乳腺癌的回顾性研究中，肿瘤大小在1cm以内的US测量精确性达60%，而MMG测量的准确率仅为32%（Keune et al, 2010）。在关于三阴型乳腺癌病例的研究中，评估NAC术后残留肿瘤大小方面，US比MMG更准确，与MRI精准性相当（Atkins et al, 2013）。在荟萃分析中，US显示出与MRI相似的准确性（Marinovich et al, 2013）。临床治疗过程中需要组织采样时，可行超声引导下的活检。US的缺点是对操作者的依赖和测量缺乏可重复性。根据NAC治疗前和治疗后两个周期的应变弹性成像和剪切波弹性成像的参数，可以预测残余肿瘤负荷的治疗反应（Ma et al, 2017）。

2.5 磁共振评价NAC技术和实用价值

近年来MRI技术的不断进步，使得其在评估治疗反应中的作用越来越大。带有乳腺特异性线圈的高磁场临床扫描仪有助于提高图像质量。在监测治疗反应的设置中，更好地勾画肿瘤，识别残留的小病灶，可以准确地评估目标病灶。针对放射科医生开发的软件（如动态或灌注图）是MRI技术的另一重要进步。欧洲乳腺影像学会（European Society of Breast Imaging, EUSOBI）乳腺MRI指南，为获得足以诊断和评估乳腺病变的高质量图像提供了实用性的指导（Mann et al, 2008）。如果MRI检查有限的，建议在治疗前和治疗后一定进行MRI检查，特别是与其他影像检查结果不一致时。如果条件允许，在进行MRI检查之前先不要进行组织取样，因为活检后血肿可能会干扰目标病变周围的区域，增加准确评估的难度。

2.6 应用MRI评价NAC治疗后的残留肿瘤病灶

NAC完成后，即在手术治疗之前，评估肿瘤残留对于确定最佳的手术计划，以及决策特定的治疗方案是很重要的。在固有亚型的个体病例中，pCR检测结果可作为远期疗效的替代预测指标。动态增强MRI（dynamic contrast-enhanced

MRI, DCE-MRI）具有良好准确性和客观性，是术前影像学评估的理想方法。US准确性可与其达到同一水平（Atkins et al, 2013; Marinovich et al, 2015），但缺乏客观性和可重复性。

美国放射成像网络学会（American College of Radiology Imaging Network, ACRIN）6657研究联合I-SPY试验中，NAC治疗的Ⅱ或Ⅲ期乳腺癌患者的数据显示，在预测pCR方面，磁共振成像测量的乳腺肿瘤大小变化优于临床评估，受试者工作特征曲线下面积（areas under the receiver operating characteristic curve, AUC）为0.75，而临床测量值AUC为0.68（Hylton et al, 2012）。MRI测量残存肿瘤与实际肿瘤大小有很好的一致性，但也可能会高估或低估，根据系统文献回顾，中位相关系数为0.70（Lobbes et al, 2013）。乳腺癌亚型也影响MRI测量的准确性。三阴性和HER2阳性肿瘤中，MRI可以更准确地估计残存肿瘤体积，而在luminal分型中则不太准确（Mukhtar et al, 2013）。MRI高估的原因可能是化疗导致的纤维化、肿瘤反应和愈合引起的反应性炎症（Marinovich et al, 2013），或吸收性炎症。而低估的可能原因，则包括非常小的癌症病灶和具有小叶特征的癌症（Yeh et al, 2005）、多灶性或弥漫性碎裂病灶，或表现为非肿块强化的病变。

NAC期间或之后的病灶收缩形态，可能会影响对治疗反应的评估。MRI检查发现两种肿瘤收缩形态：同心性收缩和树枝状收缩。后者与肿块切除术后切缘阳性的高风险相关（Tozaki et al, 2006）。Takeda等通过分析NAC或新辅助内分泌治疗的患者，发现与手术标本相比，树枝状收缩与预后不良风险低估有关（Takeda et al, 2012a）（图5-1）。原发性肿瘤形态是影响评价残存肿瘤大小准确性的另一个因素。前述提到的ACRIN6657试验的数据也报告称，在明确的肿瘤中，MRI测量的肿瘤大小和手术病理肿瘤大小之间有较高的一致性，特别是三阴性亚型肿瘤（Mukhtar et al, 2013）。

为解决与病变形态学相关的问题，病灶体积测量成为关注点。传统RECIST肿瘤大小标准以病灶直径为基础，并受靶区形态的影响。体积法可在三维方向上测量肿瘤大小，并且受肿瘤形态影响较小。但需要较为复杂的成像软件才能测量体积，还需增加对比度来提高阈值。Partridge

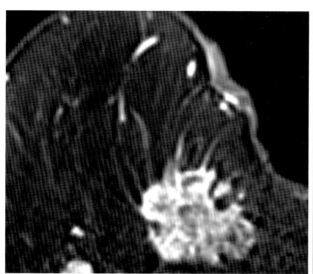 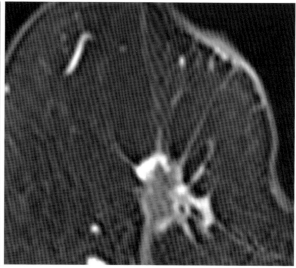

图 5-1　乳腺癌增强 MRI 评估治疗效果的典型变化。乳腺癌化疗前（左）和化疗后（右）的 MRI 增强扫描。乳房右内侧可见边缘有毛刺的椭圆形肿块（左图）。化疗后，肿块缩小。然而，长毛刺仍然存在，呈现树枝状收缩模式（右图）。化疗后肿块中央部分增强较差

等研究强调了增强成像肿瘤体积的价值。MR 肿瘤体积的早期改变与最终的 MRI 体积变化和无复发生存率呈显著相关，并且比肿瘤直径更具有预测价值。用 MRI 测量的肿瘤体积变化，可以更敏感地评估治疗效果。注射造影剂 2.5 分钟后，CT 值至少比基线增强 70%（Partridge et al，2005）。计算机测算肿瘤体积可以显示总的增强体积和洗脱体积，即在 DCE 早期信号增加 100% 以上，延迟 DCE 时信号减少 10% 或以上的强化区域。使用这种计算机辅助设计（Computer Aided Design，CAD）生成的体积，观察者间的一致性明显高于传统依据 RECIST 最长直径的测量方法。研究结果还显示，完成化疗后的洗脱体积测量，在区分 pCR 患者和非 pCR 患者更有优势（Takeda et al，2012b）。增强阈值在不同的研究中可能不同，并且需要根据扫描设备进行调整。Henderson 等研究显示，使用 2 分钟增强后减影序列显示的肿瘤体积（enhancing tumor volumes，ETVs），可以比功能性肿瘤体积（functional tumor volume，FTV）更好地预测 pCR 和残余肿瘤负荷（Adrada et al，2015）。这些证据表明了临床试验中，肿瘤体积指标在影像学评估治疗反应中的价值。

治疗方案可能会影响 MRI 对残留肿瘤病灶的测量，治疗药物可能影响血管分布或引起类似疾病进展的成像改变。例如，使用含紫杉醇方案治疗和贝伐单抗治疗的 HER-2 阴性患者中，残留肿瘤病灶经常被低估。Schrading 等研究了紫杉烷对 DCE-MRI 反应评估的影响，结果显示，含紫杉烷的化疗后肿瘤，良性增强病变和正常组织的增强 MRI 显示为几乎一致，病灶几乎完全被抑制，而在不含紫杉烷的化疗后，强化有所减弱（Schrading & Kuhl，2015）。

最近对 1 274 名患者进行了一项更具有实际意义的研究，这些患者在 NAC 治疗前后 MRI 和再次超声检查，然后再进行保乳手术，结果显示，仅用 MRI 预测 pCR 的阳性预测值（positive predictive value，PPV）为 79.4%，联合 US 检查后 PPV 提高为 86.8%。与单独使用 MRI 相比，MRI 联合 US 检查对预测 pCR 是有价值的，特别是对于 ER 阴性/HER2 阳性的癌症。然而，很难预测是否存在残留的原位癌灶。Hayashi 等建议在 MRI 联合二次 US 检查的基础上增加真空辅助活检，以提高 pCR 的预测能力，从而避免乳腺手术（Hayashi et al，2019）。

最近发表的另一篇包括 487 名患者的队列研究表明，使用延迟时相图像检测残留肿瘤病灶大小差异较小。Kim 等研究了影响 MRI 和组织病理学检查中残余肿瘤大小差异的因素，结果发现与 MRI 低估残留肿瘤大小较大差异的相关因素是乳腺小叶癌组织学特征和 ER 阳性/HER2 阴性亚型（Kim et al，2018）。有趣的是，早期 MRI 比延迟期或延迟后期 MRI 更适合确定 pCR 的影像学评估。上述因素参见表 5-4。

表5-4　影响 MRI 影像学评估 pCR/ 残余肿瘤体积准确性的因素

因素	注释说明
pCR 界定	无浸润性（原位癌）/ 无原位癌
MRI 单位场强	1.5T/3T
侵袭性肿瘤大小	以导管内成分为主的病变很难诊断
亚型 病理类型与治疗相关的变化 收缩模式	在三阴型乳腺癌中更准确 / 在 ER+HER2-中不太准确（Kim et al, 2018） 小叶型准确性较低（Kim et al, 2018） 纤维化 反应性炎症（Partridge et al, 2005） 吸收性炎症 树枝状收缩的准确性较低（Takedaet al, 2012a）
测量方法	体积测量比直径测量更精确（Adrada et al, 2015; Takeda et al, 2012a）
新辅助化疗规则	紫杉烷为基础的治疗中易于低评估肿瘤反应

pCR, 病理完全应答；ER, 雌激素受体。

2.7　MRI 对治疗反应的预测

这是一个热门研究领域。使用治疗前 MRI、NAC 治疗几个周期后的 MRI 或两者之间的变化来预测 pCR。两个周期化疗后，肿瘤体积缩小超过 65% 与手术中的主要组织病理学反应（分散的残留癌细胞或没有残留的存活癌细胞）具有相关性（Martincich et al, 2004）。ACRIN 6657试验的 216 名女性数据显示，治疗早期肿瘤反应的体积测量比其他测量（包括最长直径、信号增强率和临床检查）具有更好的 pCR 预测能力（Hylton et al, 2012）。纳入纹理分析（Henderson et al, 2017; Chamming et al, 2018）、机器学习（Cain et al, 2019）和参数映射（Cho et al, 2014）的更复杂分析，已尝试在预测 pCR 方面的改进，意味着这需要更高的 AUC 值。另一些疗效反应以外的研究发现 NAC 治疗前和 / 或治疗后的 MRI 成像结果，可以用来预测局部复发或无复发生存率（Partridge et al, 2005; Bae et al, 2016; Hylton et al, 2016; Wu et al, 2018; Shin et al, 2018）。

2.8　弥散加权成像和其他 MRI 序列

弥散加权成像（diffusion-weighted imaging, DWI）在治疗评估中的应用越来越广泛。DWI 使用运动敏化梯度来测量组织中水分子的流动性。DWI 反映了组织的细胞密度，是对癌症最敏感的非对比度增强磁共振成像方式。化疗引起各种组织改变，导致表观扩散系数（apparent diffusion coefficient, ADC）值降低。ADC 值增加先于常规成像或 MRI 捕捉到的形态学改变。在 luminal A 亚型中，NAC 后 ADC 预测 pCR 的准确率为 94.02%（Liu et al, 2015）。有应答者和无应答者可以根据 ADC 值及其在疗程早期的变化来区分（Galban et al, 2015; Liet al, 2012; Sharma et al, 2009; Fangberget et al, 2011; Iacconi et al, 2010; Park et al, 2010）。ACRIN 6698 多中心试验最近提供了更为可靠的证据，治疗 12 周后乳腺肿瘤 ADC 值的变化可以预测 pCR（Partridge et al, 2018）。另一方面，ACRIN 6657MRS 试验的结果相当令人失望，表明在多机构环境中使用 MRS 存在技术挑战（Bolan et al, 2017）。

2.9　^{18}F-FDG-PET 和其他分子成像对肿瘤治疗反应的评估和预测

核医学将靶标的代谢或生物学功能可视化。与基线相比的乳腺癌的成像背景下，富含增殖期癌细胞代谢活跃的癌肿本身表现出更高的摄取率。肿瘤核医学的主流技术工具是 ^{18}F- 氟代脱氧葡萄糖（FDG）-PET/CT，而使用 ^{99m}Tc-Sestamibi 的乳腺核素显像由于成本较低，是评估乳腺癌治疗反应的首选方法（Tling et al, 2001）。^{18}F- 氟尿嘧啶或 ^{18}F- 氟胸腺嘧啶（apparent diffusion coefficient, FLT）也被用于乳腺癌成像，是乳腺癌成像的新型示踪剂。这些药剂可以与 CT 或 MRI 联合使用。

^{18}F-FDG 由 ^{18}F 和 FDG 组成，^{18}F 是一种发射正电子放射性核素，FDG 被葡萄糖转运蛋白带入细胞。一般来说，癌细胞会过表达葡萄糖转运蛋白，^{18}F-FDG 摄取率增高。标准化摄取值（Standard uptake value, SUV）是目前被广泛用作衡量肿瘤代谢功能的定量指标（Groheux et al, 2013）。

对于测量 NAC 术后残留肿瘤和鉴定 pCR, 研究已经证明残留肿瘤病灶 FDG 摄取可以预测肿瘤病灶是否有残留。然而，应该注意的是，缺乏 FDG 摄取并不一定意味着 pCR（Lee et al, 2009; Bassa et al, 1996; Burcombe et al, 2002; Kim et al, 2004）。SUV 阈值的差异（Dose Schwarz et al, 2010）、已知 SUV 较低的某些类型乳腺癌（DCIS、luminal A）、有限的空间分辨率可能是假阴性诊断的原因。使用专用乳房 PET 扫描仪可以解决空间分辨率问题（Miyake et al, 2014; Iima et al, 2012）。

随着应答导向治疗的广泛应用，在治疗过程中早期预测肿瘤反应变得越来越重要。治疗早期或中期应用 FDG-PET 进行评估表明，基线扫描后 FDG 摄取的变化可以很好地预测是否有效。治疗中期 SUV 下降 50% 或以上与良好治疗反应相关，下降较小则表明治疗反应差（Rosen et al, 2007; Lee et al, 2009）。化疗后第 8 天，治疗反应好的患者摄取率迅速下降，无反应者的摄取没有减少，而肿瘤直径没有明显变化（Wahl et al, 1993）。其他研究也报道了类似的结果（Masumoto et al, 2018; Schelling et al, 2000; Rousseau et al, 2006）（图 5-2）。乳腺特异扫描仪并不局限于 FDG/PET。最近发表的使用 ^{99m}Tc-Sestamibi 乳腺特异性伽马成像显示，与 MRI 相比，其在准确测定 pCR 方面具有更高的敏感性和特异性（Kim et al, 2004）。

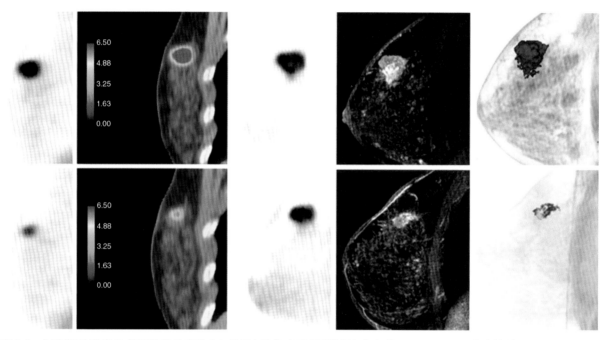

图 5-2　浸润性乳腺癌患者新辅助化疗前（上排图）及化疗后（下排图）全身 ^{18}F-FDG-PET/CT、乳腺特异 PET、DCE-MRI、MRI 肿瘤体积测量。全身 ^{18}F-FDG-PET（左）和 CT 融合图像显示肿瘤对 ^{18}F-FDG 摄取较强。乳腺特异 PET 显示边缘摄取，与增强 MRI 的边缘成像相对应。增强 MRI 和肿瘤体积测量显示病变详细结构，包括毛刺状边缘。新辅助化疗后（下排图像），全身 FDG-PET 和乳腺特异 PET 对 ^{18}F-FDG 摄取均降低。MRI 影像中，肿瘤直径不变，但体积明显缩小

3. 转移性乳腺癌疗效影像学评估

乳腺癌可能会转移到骨、肺、肝、脑和身体的其他器官。转移性乳腺癌可以选择化疗、内分泌治疗、分子靶向治疗或免疫治疗，提示评估治疗效果的重要性。CT 常用于实体器官转移的影像学评估，MRI 和 FDG-PET 则越来越多地用以评价乳腺癌的治疗效果。

骨转移在晚期乳腺癌患者中非常常见。骨骼是乳腺癌转移首要的靶器官，也可能是唯一的靶器官。有效治疗方案有助于提高患者的存活率。然而，乳腺癌骨转移的诊断具有挑战性，因为它的变化很复杂，可以是溶骨性的、成骨性的，或溶骨和成骨混合性的。乳腺癌治疗模式还可以改变骨转移肿瘤的形态。RECIST 标准将骨病损视为"不可测量的"，因为使用骨显像很难识别和评估反应。用核素骨显像评估骨转移的反应需要几个月的时间。相比之下，像 FDG 这样的针对癌症的示踪剂在早期发现新的病变或进展效果更好，尽管特异性不高（Lecouveet et al, 2014）。FDG-PET 具有可量化的参数，如 SUV$_{max}$，无论是定性和还是定量评估治疗效果都适用。通过结合 FDG-PET 的代谢信息和 CT 形态学信息，PET/CT 能够进行更早的反应评估，这适用于应答导向治疗。目前有两个评估标准——欧洲癌症研究和治疗组织（European Organisation for Research and Treatment of Cancer, EORTC）标准和实体肿瘤 PET 反应标准（PET response criteria in solid tumors, PERCIST)(Depardon et al, 2018; Wahl et al, 2009)。有人主张将治疗效果评价分为完全代谢缓解(complete metabolic response, CMR)、部分代谢缓解(complete metabolic response, PMR)、疾病代谢稳定(complete metabolic response, SMD)和进展性代谢病(complete metabolic response, PMD),定义略有不同。这两个标准都被证明可对预后进行预测(Depardon et al, 2018)。使用代谢成像的另一个要点是在转移性患者的内分泌治疗过程中早期观察到的"耀斑"现象,这预示着更好的预后结果。

MRI包括形态学成像(T1加权成像)和功能成像(DWI、灌注成像)。在79%的患者中,T1WI MRI在检测骨转移和预测疾病进展方面表现较好,但在评估治疗效果方面表现较差(Brown et al, 1998)。使用DWI的ADC值评估治疗效果引起了人们的关注,但到目前为止结果喜忧参半。其中对治疗反应的评价包括骨髓脂肪化和纤维化,导致ADC值增加或减少(Lecouve et al, 2014)。MRI作为形态学成像,在识别和评估骨转移方面有更好的临床效果。PET/MRI已经进入临床使用,可能成为骨转移治疗评估的一种全方位方法。

晚期乳腺癌患者肝转移也很常见,它可能危及生命,因为肝转移通常是多发性或弥漫性的。发生肝转移的患者往往预后不佳,针对这一分期患者的临床试验正在进行中。在常规的治疗效果评估中,肝转移瘤影像学评估也是具有挑战性的。肝转移病变在增强CT上通常强化较差,而非增强CT在鉴别肝转移方面可能表现更好。虽然CT是评估肝转移的主要影像工具,但药物诱导后出现的背景肝实质脂肪变(Nishino et al, 2003)增加了判读的复杂性。由于FDG基线摄取,PET/CT的价值可能有限。目前,MRI结合DWI或钆塞酸二钠(Gd-EOB-DTPA, EOB)增强MRI,是发现和评估肝转移瘤最敏感的方法。

乳腺癌多发性肝转移偶尔会表现为肝硬化,称为假性肝硬化。它发生在化疗后有多发性肝转移的患者身上。血液检测显示有肝功能障碍的迹象,与门脉高压表现相关。据报道,肝脏结节再生或肿瘤周围的促结缔组织增生反应可能是其原因(Nascimento et al, 2001; Kashyap et al, 2018)。假性肝硬化与病死率和发病率风险增加有关(Adike et al, 2016)。

胸部受累在晚期转移性乳腺癌中非常常见。

值得注意的是,超过一半的病例中,孤立性肺结节更可能是原发性肺癌。多发性肺结节是晚期乳腺癌更常见的肺转移形式。它们通常是椭圆形或球形,边缘光滑。根据RECIST标准,这些类型的胸部转移相对容易评估。另一方面,肺部可能同时存在其他形式的转移或与治疗相关的改变。肺泡或支气管肺泡的病变(Jung et al, 2004)与传染病或炎症性疾病类似。放射性肺炎或纤维化是另一种常见的胸部并发症,使转移性疾病在CT上表现不明显。淋巴管性转移在常规胸片上很难辨认,往往需要高分辨率CT才能诊断。这些表现被归类为"无法测量",但表明预后不佳。其他胸部侵犯,包括胸膜转移,通常被归类为"不可测量",除非它们表现为"肿块"的形态学特征。

(王睿　赵鹏　译　郑爱民　校)

参考文献

Adike A, Karlin N, Menias C, Carey EJ (2016) Pseudocirrhosis: a case series and literature review. Case Rep Gastroenterol 10(2):381–391

Adrada BE, Huo L, Lane DL, Arribas EM, Resetkova E, Yang W (2015) Histopathologic correlation of residual mammographic microcalcifications after neoadjuvant chemotherapy for locally advanced breast cancer. Ann Surg Oncol 22(4):1111–1117

Atkins JJ, Appleton CM, Fisher CS, Gao F, Margenthaler JA (2013) Which imaging modality is superior for prediction of response to neoadjuvant chemotherapy in patients with triple negative breast cancer? J Oncol 2013:964863

Bae MS, Shin SU, Ryu HS, Han W, Im SA, Park IA et al (2016) Pretreatment MR imaging features of triple-negative breast cancer: association with response to neoadjuvant chemotherapy and recurrence-free survival. Radiology 281(2):392–400

Bassa P, Kim EE, Inoue T, Wong FC, Korkmaz M, Yang DJ et al (1996) Evaluation of preoperative chemotherapy using PET with fluorine-18-fluoro-deoxyglucose in breast cancer. J Nucl Med 37(6): 931–938

Bolan PJ, Kim E, Herman BA, Newstead GM, Rosen MA, Schnall MD et al (2017) MR spectroscopy of breast cancer for assessing early treatment response: results from the ACRIN 6657 MRS trial. J Magn Reson Imaging 46(1):290–302

Brown AL, Middleton G, MacVicar AD, Husband JE (1998) T1-weighted magnetic resonance imaging in breast cancer vertebral metastases: changes on treatment and correlation with response to therapy. Clin Radiol 53(7):493–501

Burcombe RJ, Makris A, Pittam M, Lowe J, Emmott J, Wong WL (2002) Evaluation of good clinical response to neoadjuvant chemotherapy in primary breast cancer using [18F]-fluorodeoxyglucose positron emission tomography. Eur J Cancer 38(3):375–379

Cain EH, Saha A, Harowicz MR, Marks JR, Marcom PK, Mazurowski MA (2019) Multivariate machine learning models for prediction of pathologic response to neoadjuvant therapy in breast cancer using MRI features: a study using an independent validation set. Breast Cancer Res Treat 173(2):455–463

Chamming's F, Ueno Y, Ferre R, Kao E, Jannot AS, Chong J et al (2018) Features from computerized texture analysis of breast cancers at pretreatment MR imaging are associated with response to neoadjuvant chemotherapy. Radiology 286(2):412–420

Cho N, Im SA, Park IA, Lee KH, Li M, Han W et al (2014) Breast cancer: early prediction of response to neoadjuvant chemotherapy using parametric response maps for MR imaging. Radiology 272(2):385–396

Curigliano G, Burstein HJ, PW E, Gnant M, Dubsky P, Loibl S et al (2017) De-escalating and escalating treatments for early-stage breast cancer: the St. Gallen International Expert Consensus Conference on the Primary Therapy of Early Breast Cancer 2017. Ann Oncol 28(8):1700–1712

Depardon E, Kanoun S, Humbert O, Bertaut A, Riedinger JM, Tal I et al (2018) FDG PET/CT for prognostic stratification of patients with metastatic breast cancer treated with first line systemic therapy: comparison of EORTC criteria and PERCIST. PLoS One 13(7):e0199529

Dose-Schwarz J, Tiling R, Avril-Sassen S, Mahner S, Lebeau A, Weber C et al (2010) Assessment of residual tumour by FDG-PET: conventional imaging and clinical examination following primary chemotherapy of large and locally advanced breast cancer. Br J Cancer 102(1):35–41

Eisenhauer EA, Therasse P, Bogaerts J, Schwartz LH, Sargent D, Ford R et al (2009) New response evaluation criteria in solid tumours: revised RECIST guideline (version 1.1). Eur J Cancer 45(2):228–247

Fangberget A, Nilsen LB, Hole KH, Holmen MM, Engebraaten O, Naume B et al (2011) Neoadjuvant chemotherapy in breast cancer-response evaluation and prediction of response to treatment using dynamic contrast-enhanced and diffusion-weighted MR imaging. Eur Radiol 21(6):1188–1199

Fornvik D, Zackrisson S, Ljungberg O, Svahn T, Timberg P, Tingberg A et al (2010) Breast tomosynthesis: accuracy of tumor measurement compared with digital mammography and ultrasonography. Acta Radiol 51(3):240–247

Galban CJ, Ma B, Malyarenko D, Pickles MD, Heist K, Henry NL et al (2015) Multi-site clinical evaluation of DW-MRI as a treatment response metric for breast cancer patients undergoing neoadjuvant chemotherapy. PLoS One 10(3):e0122151

Goldhirsch A, Wood WC, Coates AS, Gelber RD, Thurlimann B, Senn HJ et al (2011) Strategies for subtypes—dealing with the diversity of breast cancer: highlights of the St. Gallen International Expert Consensus on the Primary Therapy of Early Breast Cancer 2011. Ann Oncol 22(8):1736–1747

Groheux D, Espie M, Giacchetti S, Hindie E (2013) Performance of FDG PET/CT in the clinical management of breast cancer. Radiology 266(2):388–405

Hayashi N, Tsunoda H, Namura M, Ochi T, Suzuki K, Yamauchi H et al (2019) Magnetic resonance imaging combined with second-look ultrasonography in predicting pathologic complete response after neoadjuvant chemotherapy in primary breast cancer patients. Clin Breast Cancer 19(1):71–77

Henderson S, Purdie C, Michie C, Evans A, Lerski R, Johnston M et al (2017) Interim heterogeneity changes measured using entropy texture features on T2-weighted MRI at 3.0 T are associated with pathological response to neoadjuvant chemotherapy in primary breast cancer. Eur Radiol 27(11):4602–4611

Houssami N, Macaskill P, von Minckwitz G, Marinovich ML, Mamounas E (2012) Meta-analysis of the association of breast cancer subtype and pathologic complete response to neoadjuvant chemotherapy. Eur J Cancer 48(18):3342–3354

Huber S, Wagner M, Zuna I, Medl M, Czembirek H, Delorme S (2000) Locally advanced breast carcinoma: evaluation of mammography in the prediction of residual disease after induction chemotherapy. Anticancer Res 20(1B):553–558

Hylton NM, Blume JD, Bernreuter WK, Pisano ED, Rosen MA, Morris EA et al (2012) Locally advanced breast cancer: MR imaging for prediction of response to neoadjuvant chemotherapy—results from ACRIN 6657/I-SPY TRIAL. Radiology 263(3):663–672

Hylton NM, Gatsonis CA, Rosen MA, Lehman CD, Newitt DC, Partridge SC et al (2016) Neoadjuvant chemotherapy for breast cancer: functional tumor volume by MR imaging predicts recurrence-free survival-results from the ACRIN 6657/CALGB 150007 I-SPY 1 TRIAL. Radiology 279(1):44–55

Iacconi C, Giannelli M, Marini C, Cilotti A, Moretti M, Viacava P et al (2010) The role of mean diffusivity (MD) as a predictive index of the response to chemotherapy in locally advanced breast cancer: a preliminary study. Eur Radiol 20(2):303–308

Iima M, Nakamoto Y, Kanao S, Sugie T, Ueno T, Kawada M et al (2012) Clinical performance of 2 dedicated PET scanners for breast imaging: initial evaluation. J Nucl Med 53(10):1534–1542

Jung JI, Kim HH, Park SH, Song SW, Chung MH, Kim HS et al (2004) Thoracic manifestations of breast cancer and its therapy. Radiographics 24(5):1269–1285

Kanao S, Kataoka M (2016) Imaging tumor response by preoperative systemic treatment. In: Toi M, Winer E, Benson J, Klimberg S (eds) Personalized treatment of breast cancer. Springer, Tokyo

Kashyap R, Reddy R, Voona MK (2018) Pseudocirrhosis of the liver in setting of metastatic carcinoma breast: an ominous sign to be remembered. Indian J Nucl Med 33(1):86–87

Keune JD, Jeffe DB, Schootman M, Hoffman A, Gillanders WE, Aft RL (2010) Accuracy of ultrasonography and mammography in predicting pathologic response after neoadjuvant chemotherapy for breast cancer. Am J Surg 199(4):477–484

Kim SJ, Kim SK, Lee ES, Ro J, Kang S (2004) Predictive value of [18F]FDG PET for pathological response of breast cancer to neo-adjuvant chemotherapy. Ann Oncol 15(9):1352–1357

Kim SY, Cho N, Park IA, Kwon BR, Shin SU, Kim SY et al (2018) Dynamic contrast-enhanced breast MRI for evaluating residual tumor size after neoadjuvant chemotherapy. Radiology 289(2):327–334

Lecouvet FE, Talbot JN, Messiou C, Bourguet P, Liu Y, de Souza NM et al (2014) Monitoring the response of bone metastases to treatment with magnetic resonance imaging and nuclear medicine techniques: a review and position statement by the European Organisation for Research and Treatment of Cancer imaging group. Eur J Cancer 50(15):2519–2531

Lee JH, Rosen EL, Mankoff DA (2009) The role of radiotracer imaging in the diagnosis and management of patients with breast cancer: part 2—response to therapy, other indications, and future directions. J Nucl Med 50(5):738–748

Li XR, Cheng LQ, Liu M, Zhang YJ, Wang JD, Zhang AL et al (2012) DW-MRI ADC values can predict treatment response in patients with locally advanced breast cancer undergoing neoadjuvant chemotherapy. Med Oncol 29(2):425–431

Li JJ, Chen C, Gu Y, Di G, Wu J, Liu G et al (2014) The role of mammographic calcification in the neoadjuvant therapy of breast cancer imaging evaluation. PLoS One 9(2):e88853

Liu S, Ren R, Chen Z, Wang Y, Fan T, Li C et al (2015) Diffusion-weighted imaging in assessing pathological response of tumor in breast cancer subtype to neoadjuvant chemotherapy. J Magn Reson Imaging 42(3):779–787

Lobbes MB, Prevos R, Smidt M, Tjan-Heijnen VC, van Goethem M, Schipper R et al (2013) The role of magnetic resonance imaging in assessing residual disease and pathologic complete response in breast cancer patients receiving neoadjuvant chemotherapy: a systematic review. Insights Imaging 4(2):163–175

Ma Y, Zhang S, Li J, Li J, Kang Y, Ren W (2017) Comparison of strain and shear-wave ultrasonic elastography in predicting the pathological response to neoadjuvant chemotherapy in breast cancers. Eur Radiol 27(6):2282–2291

Mann RM, Kuhl CK, Kinkel K, Boetes C (2008) Breast MRI: guidelines from the European Society of Breast Imaging. Eur Radiol 18(7):1307–1318

Marinovich ML, Macaskill P, Irwig L, Sardanelli F, von Minckwitz G, Mamounas E et al (2013) Meta-analysis of agreement between MRI and pathologic breast tumour size after neoadjuvant chemotherapy. Br J Cancer 109(6):1528–1536

Marinovich ML, Houssami N, Macaskill P, von Minckwitz G, Blohmer JU, Irwig L (2015) Accuracy of ultrasound for predicting pathologic response during neoadjuvant therapy for breast cancer. Int J Cancer 136(11):2730–2737

Martincich L, Montemurro F, De Rosa G, Marra V, Ponzone R, Cirillo S et al (2004) Monitoring response to primary chemotherapy in breast cancer using dynamic contrast-enhanced magnetic resonance imaging. Breast Cancer Res Treat 83(1):67–76

Masumoto N, Kadoya T, Sasada S, Emi A, Arihiro K, Okada M (2018) Intratumoral heterogeneity on dedicated breast positron emission tomography predicts malignancy grade of breast cancer. Breast Cancer Res Treat 171(2):315–323

Miyake KK, Nakamoto Y, Kanao S, Tanaka S, Sugie T, Mikami Y et al (2014) Journal club: diagnostic value of (18)F-FDG PET/CT and MRI in predicting the clinicopathologic subtypes of invasive breast cancer. AJR Am J Roentgenol 203(2):272–279

Mukhtar RA, Yau C, Rosen M, Tandon VJ, I-Spy T, Investigators A et al (2013) Clinically meaningful tumor reduction rates vary by prechemotherapy MRI phenotype and tumor subtype in the I-SPY 1 TRIAL (CALGB 150007/150012; ACRIN 6657). Ann Surg Oncol 20(12):3823–3830

Nascimento AB, Mitchell DG, Rubin R, Weaver E (2001) Diffuse desmoplastic breast carcinoma metastases to the liver simulating cirrhosis at MR imaging: report of two cases. Radiology 221(1):117–121

Nishino M, Hayakawa K, Nakamura Y, Morimoto T, Mukaihara S (2003) Effects of tamoxifen on hepatic fat content and the development of hepatic steatosis in patients with breast cancer: high frequency of involvement and rapid reversal after completion of tamoxifen therapy. AJR Am J Roentgenol 180(1):129–134

Park SH, Moon WK, Cho N, Song IC, Chang JM, Park IA et al (2010) Diffusion-weighted MR imaging: pretreatment prediction of response to neoadjuvant chemotherapy in patients with breast cancer. Radiology 257(1):56–63

Park J, Chae EY, Cha JH, Shin HJ, Choi WJ, Choi YW et al (2018) Comparison of mammography, digital breast tomosynthesis, automated breast ultrasound, magnetic resonance imaging in evaluation of residual tumor after neoadjuvant chemotherapy. Eur J Radiol 108:261–268

Partridge SC, Gibbs JE, Lu Y, Esserman LJ, Tripathy D, Wolverton DS et al (2005) MRI measurements of breast tumor volume predict response to neoadjuvant chemotherapy and recurrence-free survival. AJR Am J Roentgenol 184(6):1774–1781

Partridge SC, Zhang Z, Newitt DC, Gibbs JE, Chenevert TL, Rosen MA et al (2018) Diffusion-weighted MRI findings predict pathologic response in neoadjuvant treatment of breast cancer: the ACRIN 6698 multicenter trial. Radiology 289(3):618–627

Perou CM, Sorlie T, Eisen MB, van de Rijn M, Jeffrey SS, Rees CA et al (2000) Molecular portraits of human breast tumours. Nature 406(6797):747–752

Rastogi P, Anderson SJ, Bear HD, Geyer CE, Kahlenberg MS, Robidoux A et al (2008) Preoperative chemotherapy: updates of National Surgical Adjuvant Breast and Bowel Project Protocols B-18 and B-27. J Clin Oncol 26(5):778–785

Rosen EL, Eubank WB, Mankoff DA (2007) FDG PET, PET/CT, and breast cancer imaging. Radiographics 27(Suppl 1):S215–S229

Rousseau C, Devillers A, Sagan C, Ferrer L, Bridji B, Campion L et al (2006) Monitoring of early response to neoadjuvant chemotherapy in stage II and III breast cancer by [18F]fluorodeoxyglucose positron emission tomography. J Clin Oncol 24(34):5366–5372

Schelling M, Avril N, Nahrig J, Kuhn W, Romer W, Sattler D et al (2000) Positron emission tomography using [(18)F]Fluorodeoxyglucose for monitoring primary chemotherapy in breast cancer. J Clin Oncol 18(8):1689–1695

Schrading S, Kuhl CK (2015) Breast cancer: influence of taxanes on response assessment with dynamic contrast-enhanced MR imaging. Radiology 277(3):687–696

Sharma U, Danishad KK, Seenu V, Jagannathan NR (2009) Longitudinal study of the assessment by MRI and diffusion-weighted imaging of tumor response in patients with locally advanced breast cancer undergoing neoadjuvant chemotherapy. NMR Biomed 22(1):104–113

Shin SU, Cho N, Lee HB, Kim SY, Yi A, Kim SY et al (2018) Neoadjuvant chemotherapy and surgery for breast cancer: preoperative MRI features associated with local recurrence. Radiology 289(1):30–38

Takeda K, Kanao S, Okada T, Ueno T, Toi M, Ishiguro H et al (2012a) MRI evaluation of residual tumor size after neoadjuvant endocrine therapy vs. neoadjuvant chemotherapy. Eur J Radiol 81(9):2148–2153

Takeda K, Kanao S, Okada T, Kataoka M, Ueno T, Toi M et al (2012b) Assessment of CAD-generated tumor volumes measured using MRI in breast cancers before and after neoadjuvant chemotherapy. Eur J Radiol 81(10):2627–2631

Tiling R, Linke R, Untch M, Richter A, Fieber S, Brinkbaumer K et al (2001) 18F-FDG PET and 99mTc-sestamibi scintimammography for monitoring breast cancer response to neoadjuvant chemotherapy: a comparative study. Eur J Nucl Med 28(6):711–720

Tozaki M, Kobayashi T, Uno S, Aiba K, Takeyama H, Shioya H et al (2006) Breast-conserving surgery after chemotherapy: value of MDCT for determining tumor distribution and shrinkage pattern. AJR Am J Roentgenol 186(2):431–439

von Minckwitz G, Blohmer JU, Costa SD, Denkert C, Eidtmann H, Eiermann W et al (2013) Response-guided neoadjuvant chemotherapy for breast cancer. J Clin Oncol 31(29):3623–3630

Wahl RL, Zasadny K, Helvie M, Hutchins GD, Weber B, Cody R (1993) Metabolic monitoring of breast cancer chemohormonotherapy using positron emission tomography: initial evaluation. J Clin Oncol 11(11):2101–2111

Wahl RL, Jacene H, Kasamon Y, Lodge MA (2009) From RECIST to PERCIST: evolving considerations for PET response criteria in solid tumors. J Nucl Med 50(Suppl 1):122S–150S

Wu J, Cao G, Sun X, Lee J, Rubin DL, Napel S et al (2018) Intratumoral spatial heterogeneity at perfusion MR imaging predicts recurrence-free survival in locally advanced breast cancer treated with neoadjuvant chemotherapy. Radiology 288(1):26–35

Yeh E, Slanetz P, Kopans DB, Rafferty E, Georgian-Smith D, Moy L et al (2005) Prospective comparison of mammography, sonography, and MRI in patients undergoing neoadjuvant chemotherapy for palpable breast cancer. AJR Am J Roentgenol 184(3):868–877

第6章　胸部恶性肿瘤治疗反应成像

Mizuki Nishino

目录

1. 肺癌治疗新进展 ·················· 68
   1.1　分子靶向治疗 ·············· 68
   1.2　免疫检查点抑制治疗 ········ 72
2. 精确癌症治疗时代肺癌治疗监测成像
   技术 ························ 74
   2.1　肺癌分子靶向治疗过程中的治疗
      监测 ···················· 74
   2.2　肺癌免疫检查点抑制剂治疗反应
      成像 ···················· 75
   2.3　肺癌抗血管生成治疗反应成像 ·· 78
3. 肺癌以外的胸部恶性肿瘤治疗反应成像 ·· 78
   3.1　胸腺上皮肿瘤 ·············· 78
   3.2　恶性胸膜间皮瘤 ············ 80
4. 结论 ························ 81
参考文献 ······················ 81

摘要

肺癌仍然是癌症死亡的主要病因。超过一半肺癌患者需要全身治疗。过去的十年中，晚期肺癌患者的全身治疗方法取得了显著进步，首先是针对特异性靶向肿瘤基因组驱动突变分子的靶向治疗；近年出现通过激活肿瘤宿主 T 细胞免疫应答的免疫检查点抑制剂治疗。肺癌疗效影像学评价的策略也随着肺癌治疗方法的进步而发展。本章将讨论：①肺癌治疗方法的最新进展；②癌症精准治疗时代肺癌疗效的影像学监测；③除肺癌外的胸部恶性肿瘤治疗监测，主要包括胸腺肿瘤和恶性胸膜间皮瘤。

1. 肺癌治疗新进展

1.1　分子靶向治疗

肺癌仍然是导致男性和女性癌症死亡的主要病因，在美国每年的死亡人数超过 14 万（Siegel et al, 2019）。大约 85% 的肺癌患者为非小细胞肺癌（non-small cell lung cancer, NSCLC），而超过一半的 NSCLC 患者为进展期，因此需要进行系统的全身治疗。细胞毒性化疗一直是 NSCLC 的主要全身治疗方法。然而，正如 1973—1994 年期间 33 项Ⅲ期临床试验的研究结论所示，其疗效微乎其微，中位生存期仅提高了 2.6 周（Breathnach et al, 2001）。随着肺癌全身治疗对新的有效药物需求，学者们发现了肺癌特有的新型肿瘤基因组异常可被分子靶向药物控制,并将肺癌患者的临床治疗转化为精准医学治疗。(Nishino et al, 2011a, 2014)。

最具代表性的肺癌精准治疗是表皮生长因子受体(epidermal growth factor receptor, EGFR)酪氨酸激酶抑制剂(tyrosine kinase Inhibitors, TKI)用于针对含有 EGFR 突变的 NSCLC(图 6-1),包括厄洛替尼、吉非替尼、阿法替尼,以及最近出现的奥希替尼。EGFR 是一种跨膜受体酪氨酸激酶,调节细胞增殖、凋亡、血管生成和侵袭(Nishino et al, 2014; Gazdar, 2009; Herbst et al, 2008)。EGFR 突变在女性、从不吸烟腺癌人群中更常见,约有 15% 北欧和高达 50% 东亚肺腺癌患者中发现突变(Nishino et al, 2014; Gazdar, 2009; Herbst et al, 2008; Janne et al, 2004; Lynch et al, 2004; Paez et al, 2004; Pao et al, 2004)。EGFR 的某些位点突变(包括外显子 19 缺失或外显子 21L858R 位点突变)

与对 EGFR 抑制剂治疗的敏感性和疗效相关,因此被称为"致敏性突变"(Nishino et al, 2014)。具有 EGFR 突变 NSCLC 患者的 EGFR 抑制剂治疗,可显著降低肿瘤的初始负荷,缓解率高达 70%~80%(Zhou et al, 2011; Mok et al, 2009)。

肺癌精准治疗另一突破是 3%~7% NSCLC 患者中检测到间变性淋巴瘤激酶(anaplastic lymphoma kinase, ALK)重排,在年轻患者、妇女、从不吸烟或轻度吸烟的腺癌患者中更常见(Kwak et al, 2010)。2011 年 ALK 抑制剂克唑替尼(crizotinib)首次获得美国食品药品监督管理局(Food and Drug Administration, FDA)的批准使用,用于治疗具有 ALK 重排的晚期 NSCLC,治疗有效率为 65%~74%,中位无进展生存期为 7.7~10.9 个月(图 6-2)(shaw et al, 2013; solomon et al, 2014)。 鉴于 EGFR 抑制剂和 ALK 抑制剂对特定肿瘤基因组异常患者亚群的显著疗效和有效性,以基因组

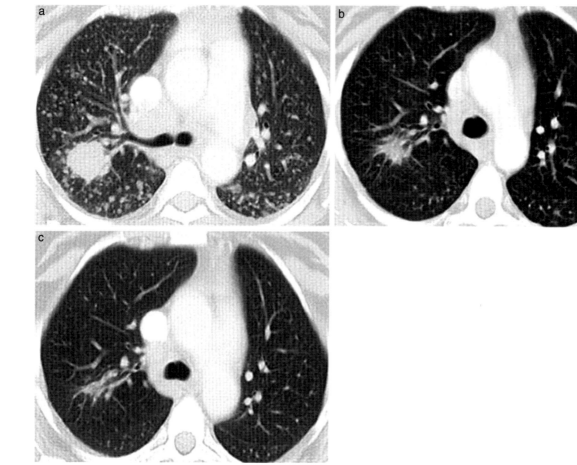

图 6-1　52 岁不吸烟女性肺腺癌厄洛替尼治疗患者。(a)厄洛替尼治疗之前 CT 示右上叶肿块,并伴双侧多发转移性结节。肿瘤 EGFR 基因测序显示 EGFR 外显子 19 缺失突变;(b)治疗一周期(2 个月)后,肿块明显减少,结节大小和数量明显减少,符合 PR;(c)两周期(4 个月)后,肿块进一步缩小,结节已基本消退;该患者 2.5 年后仍保持无进展,肿块部位残留极少痕迹影像改变(摘自 Acad Radiol, 2011; 18: 424-436)

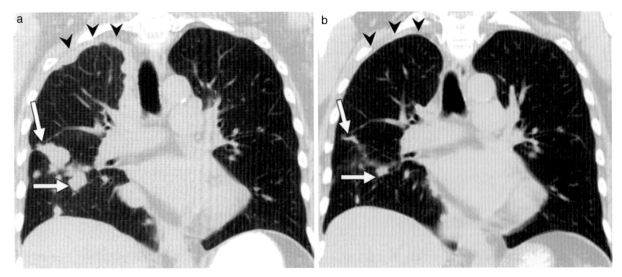

图6-2　70岁Ⅳ期腺癌ALK（间变性淋巴瘤激酶）易位ALK抑制剂克唑替尼治疗女性患者。（a）治疗前胸部CT冠状位重建图像显示右肺（箭头示）见多发结节，右侧叶间胸膜（箭头示）结节状增厚，提示肿瘤负荷明显;（b）克唑替尼治疗4个月后胸部CT示右肺结节（箭头示）明显减少，右叶间胸膜肿瘤负荷减轻（箭头示）（摘自Radiology, 2014Apr; 271（1）: 6-27）

学检测结果作为治疗方案选择的精准医学已经成为晚期肺癌患者治疗的主流（nishino et al, 2011a, 2014）。NCCN指南中，将EGFR突变和ALK重排的分子和基因组测试纳入包括在组织学非鳞状晚期NSCLC患者的管理中,列为1类证据（根据高级证据推荐, NCCN一致认为干预是正确的）（https：//www.nccn.org/professionals/physician_gls/pdf/nscl.pdf）。更多的靶向突变正在被识别，新的药物不断被开发和评估。FDA已批准用于治疗特定基因组异常的NSCLC精准治疗药物见表6-1（Park et al, 2019）。

分子靶向药物对肺癌精准治疗具有明显的早期活性。但几乎所有初期有效的患者，最终都会因对这些药物产生耐药性而出现肿瘤进展，这通常是癌症精准治疗的主要局限性（Nishino et al, 2011a, 2014）。目前已经确定了获得性抗药性突变的一些基因组机制，在过去的十年中，肺癌精准治疗的努力集中在克服获得性抗药性的策略上。

表6-1　相应异常基因组的NSCLC精准治疗药物（Park et al, 2019）

致癌驱动基因突变/重排	美国FDA批准的精确治疗药物[a]
*ALK*重排	克唑替尼、阿来替尼[b]、赛瑞替尼[b]、布加替尼（Brigatinib）[c]、洛拉替尼[d]
*BRAF*突变	达拉非尼和曲美替尼组合
EGFR突变	厄洛替尼、吉非替尼、阿法替尼、奥希替尼[e]
*NTRK*重排	拉罗替尼[f]
*ROS1*重排	克唑替尼

NSCLC,非小细胞肺癌; FDA,食品药品监督管理局; EGFR,表皮生长因子受体突变; ALK,间变性淋巴瘤激酶; *ROS-1*, *ROS*原癌基因1; *BRAF*, v-Raf鼠肉瘤病毒癌基因同源物B1; NTRK,神经营养受体酪氨酸激酶。

[a] 为美国FDA截至2019年1月的批准情况。

[b] 克唑替尼治疗后进展时获得批准一线治疗药物。

[c] 克唑替尼治疗后进展时获得批准使用。

[d] 克唑替尼和至少一种其他ALK抑制剂治疗后进展或阿来替尼或赛瑞替尼（ceritinib）治疗中作为第一种ALK抑制剂治疗后进展时获得批准。

[e] 先前的EGFR酪氨酸激酶抑制剂治疗后进展,同时为*T790M*突变时获批准一线治疗药物。

[f] 批准用于含有*NTRK*基因融合而未已知获得性耐药突变的非小细胞肺癌患者、转移患者或手术切除可能导致严重并发症患者、没有满意替代治疗方法患者或癌症治疗后进展的成人和儿童实体肿瘤患者。

接受常规 EGFR 抑制剂（如厄洛替尼或吉非替尼）治疗的 EGFR 突变 NSCLC 患者中，发生 EGFR T790M 二次突变是获得耐药性的最常见机制，获得性耐药病例中有 50%~60% 发生此位点突变。针对 EGFR 突变和 T790M 抗药性突变的敏感性，研制出了一种耐药突变型 EGFR 抑制剂奥希替尼。奥希替尼在临床试验中治疗 EGFR T790M 突变患者的有效率为 60%~70%，并在 2015 年获得 FDA 快速批准，用于 EGFR 抑制剂治疗的 T790M 突变晚期 NSCLC 患者（图 6-3）（Goss et al，2016；Janne et al，2015）。最近，与包括厄洛替尼和吉非替尼在内的常规 EGFR 抑制剂相比，作为 EGFR 突变晚期 NSCLC 的一线治疗，奥希替尼表现出更高的疗效和更好的临床效果。根据研究结果，奥希替尼也在 2018 年获准用于 EGFR 突变型 NSCLC 的一线治疗，进一步改善了携带 EGFR 突变癌症患者的精准医学治疗方案（表 6-1）（Soria et al，2018）。

同样已注意到 ALK 重排的 NSCLC 患者对克唑替尼产生抗药性，在大多数情况下，克唑替尼治疗 12 个月内就会产生。此外，克唑替尼治疗的 ALK 重排患者中，中枢神经系统（central nervous system，CNS）是疾病进展的最常见部位，提示克唑替尼的血脑屏障渗透性较差（Costa et al，2015）。已研制出新型 ALK 抑制剂以克服克唑替尼的耐药性，包括阿来替尼、赛瑞替尼、布加替尼和洛拉替尼，这些药物已被批准用于治疗 ALK 重排的 NSCLC（表 6-1）。值得注意的是，通过克唑替尼治疗的 ALK 重排患者中，阿来替尼达到 48%~50% 的缓解率，中位 PFS 为 8.1~8.9 个月。与克唑替尼相比，阿来替尼作为治疗晚期 NSCLC 患者的一线治疗具有更好的疗效，改善了患者生存率，具有更好的 CNS 病变控制作用（图 6-4）（Ou et al，2016；Peters et al，2017；Shaw et al，2016）。阿来替尼以及另一种第二代 ALK 抑制剂赛瑞替尼已被批准为 ALK 重排晚期 NSCLC 的一线治疗药物。

尽管新型分子靶向药物对于传统药物抗药性的患者是有效的，但包括奥希替尼和阿来替尼这些新药本身的获得性耐药作用也已显现（Ortiz-

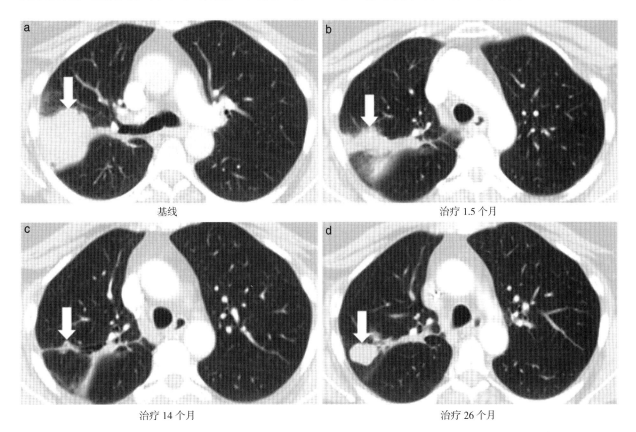

图 6-3　一例 EGFR 外显子 19 缺失Ⅳ期非小细胞肺癌患者，因 T790M 耐药突变而用厄洛替尼治疗，随后改用奥希替尼。（a）奥希替尼治疗前 CT 示右上叶巨大肿块（箭头示），厄洛替尼治疗期间肿瘤进展；（b）奥希替尼治疗 1.5 个月后，右肺上叶肿块明显缩小（箭头示）；（c）肿瘤仍对奥希替尼有效，治疗 14 个月时肿瘤残留最小；（d）奥希替尼治疗 26 个月后，对奥希替尼产生耐药性，肿瘤再次生长（箭头示）

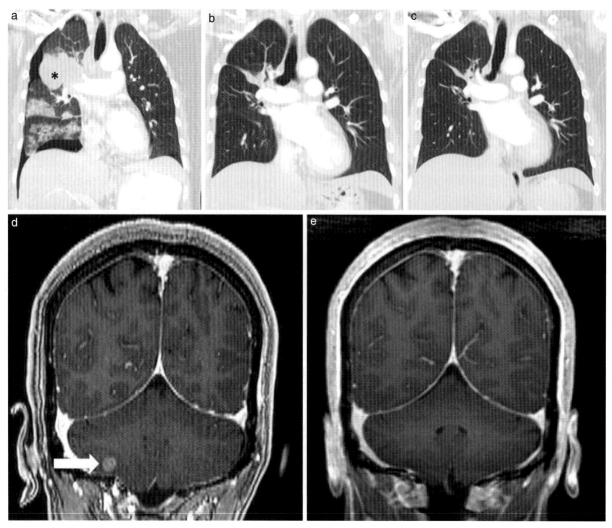

图6-4　56岁女性ALK重排晚期非小细胞肺癌患者，最初克唑替尼治疗，脑内出现进展，随后阿来替尼治疗。（a）基线胸部CT示右肺上叶从右肺门延伸巨大肿块，同时见胸腔穿刺术引起的气胸；（b）治疗4个月后，CT示右肺上叶肿瘤较小残留，对克唑替尼明显有效；（c）治疗2年后，示肺部肿瘤对治疗持续有效；（d）脑MRI示右侧小脑（箭头示）新的强化病变，提示中枢神经系统进展；（e）停用克唑替尼开始应用阿来替尼，1.5个月时随访脑MRI示脑转移瘤消退，提示阿来替尼对中枢神经系统转移具有更好的活性，与克唑替尼相比，阿来替尼具有更好血脑屏障穿透性

Cuaran et al, 2016）。研究者们正在进一步努力，开发新型药物和测试组合方案，以克服对这些新型药物的获得性耐药。

1.2　免疫检查点抑制治疗

　　免疫检查点抑制剂的癌症免疫疗法为许多晚期癌症治疗方案又带来了另一种模式变革，正如"癌症精准治疗和免疫治疗反应评估"一章所述。免疫检查点抑制剂疗法，特别是使用程序性死亡1（programmed death-1, PD-1）/PD-配体1（PD-L1）抑制剂的治疗，已表现出对晚期肺癌患者显著的疗效，并为这类患者的治疗方案增加了新的维度。免疫检查点抑制剂的引入为没有任何靶向突变

位点的非小细胞肺癌患者增加了一个治疗选择的新希望。这些患者中有一定比例患者对PD-1/PD-L1抑制剂疗法有明显而持久的疗效，并带来了长期的临床获益（图6-5）（Rizvi et al, 2015; Gettinger et al, 2015; Garon et al, 2015; Brahmer et al, 2015; Borghaei et al, 2015）。目前在美国获准用于治疗晚期NSCLC的免疫检查点抑制剂包括PD-1抑制剂，纳武利尤单抗和帕博利珠单抗（单独或与化疗联合使用），以及PD-L1抑制剂阿特珠单抗（单独或与贝伐单抗、紫杉醇、卡铂联合使用）。PD-L1抑制剂德瓦鲁单抗（durvalumab）也被批准用于Ⅲ期NSCLC放化疗后的巩固疗法，从而扩大了免疫疗法的应用范围（Antonia et al,

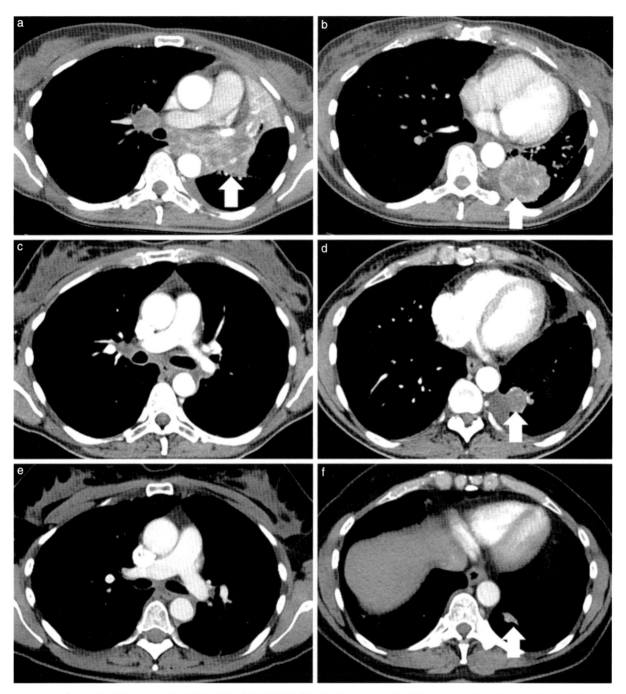

图 6-5　1 例 42 岁晚期非小细胞肺癌患者接受纳武利尤单抗治疗。(a、b) 治疗前 CT 示左肺上叶不规则肿块 (箭头示，a)，合并阻塞后肺不张，累及隆突下淋巴结，左肺下叶见巨大分叶状肿块 (箭头示，b)，右侧肺门淋巴结增大；(c、d) 纳武利尤单抗治疗 2 个月后，纵隔和左肺上叶肿瘤缩小，左肺下叶病灶缩小 (箭头示，d)，疗效显著；(e、f) 1.5 年后 CT 扫描显示治疗持续有效，纵隔和左肺下叶病灶 (箭头示，f) 进一步缩小

2017, 2018)。此外，纳武利尤单抗在小细胞肺癌 (small cell lung cancer, SCLC) 患者两个或更多化疗方案后出现肿瘤进展后应用也可表现出持久的疗效，在这种情况下更有效的治疗方案是非常必要的。2018 年，纳武利尤单抗被批准用于包括以铂为基础的化疗和至少另外一种治疗方案治疗后进展的 SCLC 治疗，为 SCLC 患者带来了一种有希望的治疗选择 (Ready et al, 2019)。

　　免疫检查点抑制剂治疗晚期 NSCLC 时，生物标记物阳性患者的选择非常重要，因为并非所有患者都对免疫检查点抑制剂疗法产生疗效。通过研究各种生物标志物，目前已证明免疫组织化学 (immunohistochemistry, IHC) 检测肿瘤细胞中 PD-L1 表达是有用且相对实用的标志物，可用于鉴定受益于 PD-1/PD-L1 抑制剂治疗的患者（Nishino et al, 2017a）。在晚期 NSCLC 患者帕博利珠单抗的Ⅲ期临床试验中，肿瘤 PD-L1 高表达（定义为肿瘤细胞中 PD-L1 染色≥50%）的患者，其应答率更高，无进展生存期（progress free survival, PFS）和总体生存时间（overall survival, OS）更长（Reck et al, 2016）。因此帕博利珠单抗被批准为无 EGFR 突变和 ALK 重排且肿瘤细胞中 PD-L1 染色≥50% 的 NSCLC 患者一线治疗，这是向肺癌精准免疫治疗迈出的重要一步，极大受益于 NSCLC 患者（Park et al, 2019; Johnson, 2016）。对于 PD-L1 染色 <50% 患者，联合应用帕博利珠单抗和含铂双药化疗是一种积极的治疗方案，并且已经被批准用于治疗非鳞状细胞癌和鳞状细胞癌，因为与单独化疗相比，无论 PD-L1 表达水平如何，都将明显改善 PFS 和 OS（Gandhi et al, 2018; Paz-areset, 2018）。PD-L1 检测也作为 1 类推荐被纳入晚期 NSCLC 治疗的 NCCN 管理指南。

2. 精确癌症治疗时代肺癌治疗监测成像技术

特异性靶向药物可有效治疗新发现基因组的异常病例，以及免疫检查点抑制剂的成功临床应用，不断推进肺癌的精准治疗。影像学检查在这些新的肺癌治疗方案监测中起着关键作用。随着肺癌治疗方法的日新月异，在这些特定的治疗环境中，有必要关注影像学疗效评价的进展、特征模式和缺陷。

2.1 肺癌分子靶向治疗过程中的治疗监测

EGFR 抑制剂针对 EGFR 突变 NSCLC 患者的分子靶向治疗，其肿瘤疗效评价和进展模式已进行广泛的研究。许多患者初始肿瘤负荷降低，有效率高达 70%~80%。某些患者肿瘤体积缩小非常明显，肿瘤最大缩小的中位数为 40%~56%（Takeda et al, 2014; Nishino et al, 2013a）。某些研究表明，RECIST 评价可作为 EGFR 突变 NSCLC 患者 EGFR 抑制剂治疗后 PFS 和 OS 延长的标志（Takeda et al, 2014; Salvador-Coloma et al, 2018）。使用 EGFR 抑制剂治疗 EGFR 突变的 40 例 NSCLC 患者中，治疗 6~8 周时通过 RECIST 1.1 评价有效（包括完全或部分缓解者）与 6~8 周时

的无效者（稳定和进展）相比，其 PFS（10.9 个月 vs 2.4 个月; $HR=0.42$; 95%CI: 0.19~0.93; $P=0.033$）与 OS（23.2 个月 vs 11.9 个月; $HR=0.3$; 95%CI: 0.15~0.85; $P=0.021$）（Salvador-Coloma et al, 2018）明显更长。

但在初期有效后，由于获得性耐药出现进展，肿瘤开始逐渐生长，患者通常在 RECIST 评价有效后大约 12 个月左右或之后出现肿瘤进展（图 6-6）（Nishino et al, 2011a, 2013a, 2014）。肿瘤生长和进展的特征，对于检测获得性耐药的研究以及为治疗决策提供指导非常重要。值得注意的是，具有 EGFR 突变治疗敏感患者中，肿瘤往往会在数月或数年时间内缓慢重新生长（Nishino et al, 2013a, b, 2016; Nishino, 2018）。最初非常有效的 EGFR 抑制剂治疗期间的缓慢生长研究表明，某些肿瘤细胞可能仍然对其他 EGFR 抑制剂敏感，并且肿瘤学专家通常会继续对这些患者进行靶向治疗（Nishino, 2018; Riely et al, 2007; Mok, 2010; Nishino et al, 2013c）。56 例厄洛替尼或吉非替尼治疗的 EGFR 突变 NSCLC 患者报告中，88% 患者在经历 RECIST 1.1 评价进展后继续使用 EGFR 抑制剂（图 6-6）（Nishino, 2018; Nishino et al, 2013c）。厄洛替尼治疗的 EGFR 突变患者Ⅱ期试验中，复发后继续治疗是可行的，延迟补救疗法的中位时间为 3.1 个月（Park et al, 2016）。其他有可靶向异常基因组的 NSCLC 亚组中也观察到了类似结果，包括 ALK 抑制剂治疗 ALK 重排的 NSCLC 患者（Nishino, 2018; Camidge et al, 2012; Nishino et al, 2012a; Tani et al, 2016; Kimet al, 2015; Isozaki et al, 2016; Eberlein et al, 2015）。此类患者在复发阶段的治疗模式可能会随着新靶向药物的增补而改变，新靶向药物对常规药物耐药性的患者有效。新的数据也表明，这些新型药物在后期产生耐药性也是不可避免的，这些问题在肺癌精准治疗的新时代仍需被关注。

为了满足临床准确特异性检测肿瘤缓慢进展日益增长的需求，并为确定何时考虑替代治疗提供成像依据，已开始对肿瘤体积影像学分析进行研究。多排螺旋 CT（multi-detector row CT, MDCT）技术进步和图像处理软件及工作站技术的提高，使得能够以相对实用的方式量化肿瘤体积和大小，尤其是在肺肿瘤临床获益性更突出。与肿瘤尺寸大小相比，肿瘤体积测量更具有优势，肿瘤体积测量的测量变异性较小，并有更高的可

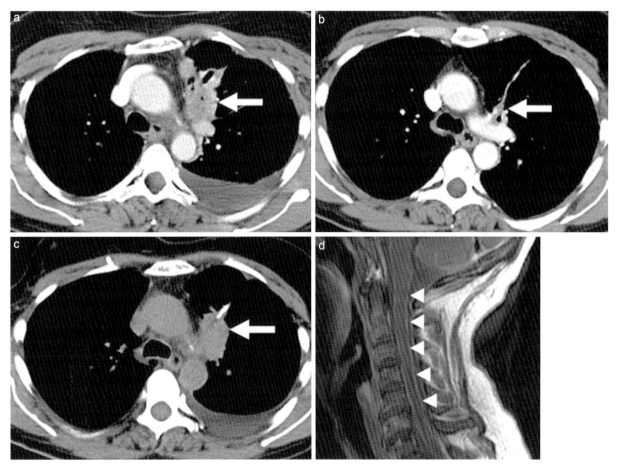

图 6-6　50 岁女性肺腺癌患者,携带 EGFR 突变。(a)治疗前胸部 CT 显示左上叶 3.1cm 不规则肿块;(b)厄洛替尼治疗 11 个月后肿瘤明显减小,左肺上叶病变大小为 0.8cm(箭头示),为自患病以来最小的测量值,随后,病变开始缓慢生长,15 个月时病变 1.4cm,符合 RECIST 1.1 的进展标准(比最小值增加 ≥ 20%,≥ 5mm)。考虑到肿瘤负荷较小,患者继续接受厄洛替尼治疗,没有应用任何其他药物;(c)22 个月后,左肺上叶病变进一步增大至 4.1cm(箭头示);(d)颈椎 MRI 显示弥漫性软脑膜强化(箭头示),提示新的软脑膜转移瘤,厄洛替尼停药后,患者随后接受了另一项研究性治疗[Reprinted with permission from Am Soc Clin Oncol Educ Book,2018May 23;(38): 1019-1029]

重复性,因此可以准确地描述微小的肿瘤负荷变化(Nishino et al, 2014, 2011b; Zhao et al, 2009; Mozley et al, 2012)。肿瘤体积测量影像学监测证实,EGFR 抑制剂治疗 8 周后肿瘤体积减小与 EGFR 突变的晚期 NSCLC 患者更长 OS 相关(图 6-7)(Nishino et al, 2013a, 2016)。另一项 EGFR 突变患者的肿瘤体积分析研究也表明,EGFR 抑制剂治疗期间肿瘤体积减小与 OS 呈现正相关性(Lee et al, 2016)。这些研究中,根据治疗期间连续 CT 扫描分析,证明 EGFR 突变型 NSCLC 患者的肿瘤体积动态变化的特征,其特征是初期显著减小,随后出现持久疗效并最终再生长(Nishino et al, 2013a, 2016)。

鉴于其更好的可重复性,可应用肿瘤体积变化定量描述 EGFR 抑制剂治疗初期有效后肿瘤缓慢进展的速率。与 RECIST 使用简单的百分比变化而不考虑影像学监测或治疗之间时间差相反,肿瘤生长率评估肿瘤负荷随时间的变化,有助于评估肿瘤是快速生长还是缓慢生长(图 6-8)(Nishino et al, 2013b, 2016)。目前正在进行以实现该方法的临床转化和技术推广的深入研究(Nishino et al, 2018)。

2.2　肺癌免疫检查点抑制剂治疗反应成像

针对肿瘤 T 细胞激活的免疫检查点抑制剂独特机制特点,治疗过程中可能导致某些肺癌病例出现非常规的肿瘤疗效变化模式。如"精准癌症治疗和免疫治疗反应评估"一章中所述,为此已提出了不同的改良疗效评价标准,以准确描述免疫治疗期间的疗效和进展。免疫检查点抑制剂

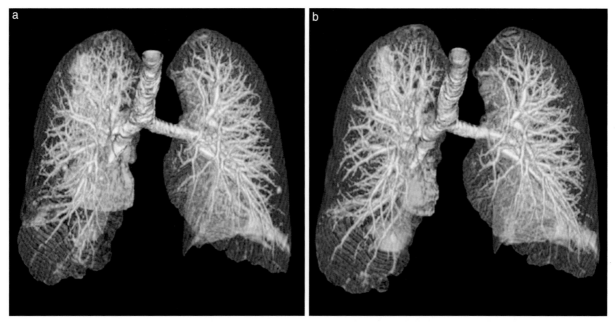

图 6-7　66 岁女性 EGFR L858R 突变Ⅳ期 NCSLC 吉非替尼治疗患者，8 周后扫描肿瘤体积减少生存期延长的代表性病例。（a）治疗前胸部 CT 示右肺下叶体积 105.157mm³ 病变，;（b）8 周随访 CT 显示病变体积明显减少，为 42.914mm³，相对于治疗前扫描显示减少 59.2%，患者总生存期为 45.4 个月（摘自 Acad Radiol, 2016Mar; 23（3）: 329-336）

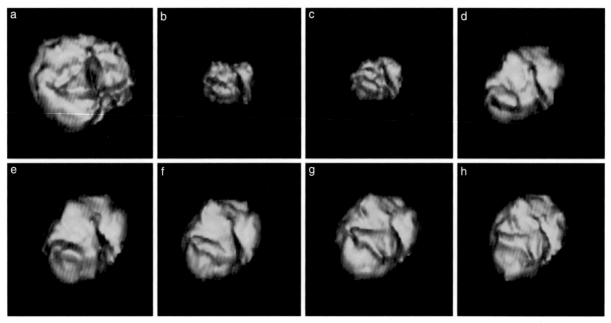

图 6-8　52 岁女性Ⅳ期肺腺癌肿瘤 CT 扫描，肿瘤生长缓慢（摘自 Cancer, 2013Nov 1; 119（21）: 3761-3768）。（a）基线 CT 扫描示右上叶病变为 14.495mm³;（b）吉非替尼治疗 8 个月时，肿瘤体积明显下降，达到最低点 4.121mm³;（c）11 个月、（d）16 个月、（e）19 个月、（f）21 个月、（g）26 个月和（h）28 个月的治疗后，肿瘤开始再次生长，肿瘤体积在 2 年内逐渐增大。自最小病变以来的两次连续扫描之间的肿瘤最大体积平均生长速率（使用肿瘤体积的对数［ $\log_e$ V］测量）为每月 0.09mm³。28 个月吉非替尼停药，随后予 EGFR 不可逆抑制剂治疗

治疗期间发现的一些非典型瘤体反应变化模式中，影像科和肿瘤学科医生对"假进展"现象已不陌生。

　　部分患者免疫治疗时：①治疗初期瘤体增大或②治疗期间出现新病灶，继续治疗期间影像学检查瘤体变小的现象被称作假进展（图 6-9），这种现象被认为是免疫治疗影像学评价的一种相关特殊反应模式（Nishino et al, 2013d, 2017a, 2019; Wolchok et al, 2009）。尽管这一概念越来越广为人知，但值得注意的是，假进展是一个相对罕

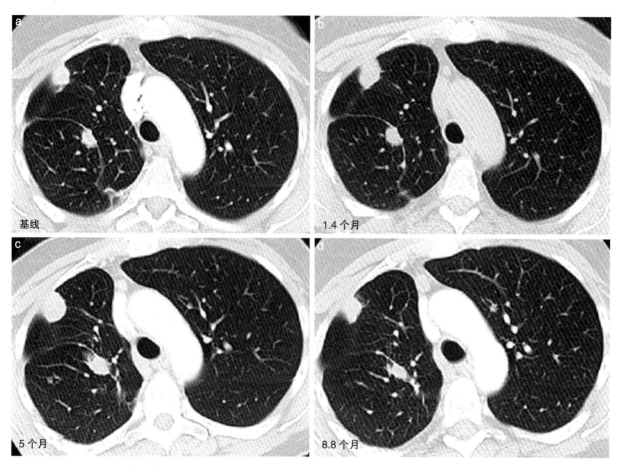

图 6-9　63 岁女性肺腺癌患者接受纳武利尤单抗治疗后呈现假性进展。经几个月连续扫描证实瘤体增大,出现假进展现象,随后肿瘤缩小(摘自 Clin Cancer Res,2017;23:5737-5744)。(a)治疗前基线 CT;(b)治疗 1.4 个月时出现肿瘤增大;(c)符合连续 CT 扫描证实的进展性疾病标准;(d)治疗 8.8 个月时 CT 扫描发现肿瘤消退

见的事件,尤其在接受免疫检查点抑制剂治疗的 NSCLC 患 者 中(Nishino et al, 2017a, 2019)。纳武利尤单抗治疗的晚期 NSCLC 患者 I 期试验中5%(6/129)出现假进展(Gettinger et al, 2015)。一项 PD-1 抑制剂单药治疗晚期 NSCLC 研究中,160 名患者中仅 1 名(0.6%)出现了假进展,提示这种现象的罕见性(Nishino et al, 2017b)。越来越多的数据正在积累,但应注意的是,接受免疫检查点抑制剂单一疗法治疗的晚期 NSCLC 患者,其肿瘤负荷增加比假进展更具有临床监测意义。

免疫治疗期间监测的另一重要影像学改变是肿瘤进展,这是在开始免疫治疗后肿瘤生长的侵袭性模式。RECIST 初次评价进展的定义:PD-1/PD-L1 抑制剂治疗后与治疗之前相比,肿瘤生长速率增加 ≥2 倍(Champiat et al, 2017)。Champiat 等在多种肿瘤类型的 PD-1/PD-L1 抑制剂单药治疗 I 期临床试验中发现,9%(12/131)患

者呈现肿瘤超进展现象(Champiat et al, 2017)。但一项晚期 NSCLC 患者群组研究对肿瘤超进展定义与此不同:与 PD-1/PD-L1 治疗之前基线 CT 影像相比肿瘤的生长增加了 50% 以上。结果13.8%NSCLC 患者中检测到肿瘤超进展,并且与较短的生存期相关(Ferrara et al, 2018)。免疫治疗期间需要着重监测肿瘤动力学的这种侵袭生长恶性特征个体,同时为更好地选择有效治疗患者,有必要筛选出预测此现象的肿瘤生物学标志物(Nishino et al, 2019)。

新的数据还表明,评估免疫检查点抑制剂治疗期间总体肿瘤负荷动力学的重要性(Nishino et al, 2017b, c, 2019)。55% 的队列研究中发现,帕博利珠单抗单药治疗晚期黑色素瘤患者,治疗期间肿瘤负荷比基线增加 <20%,与总生存期延长相关(Nishino et al, 2017c)。同样 160 例纳武利尤单抗或帕博利珠单抗单药治疗的晚期 NSCLC 患者中,整个治疗过程中肿瘤负荷增加 <20% 的

患者,与肿瘤负荷增加≥20%的患者相比,其总生存期显著延长(Nishino et al,2017b)。尽管需要临床验证研究,但观察结果表明,连续CT扫描影像学评估可以为免疫检查点抑制剂治疗提供帮助(Nishino et al,2019)。

2.3　肺癌抗血管生成治疗反应成像

　　血管内皮生长因子(vascular endothelial growth factor,VEGF)抑制剂的抗血管生成,是用于治疗晚期NSCLC的另一种重要治疗方案。自2006年以来,VEGF抑制剂贝伐单抗已被批准作为晚期非鳞状NSCLC联合卡铂/紫杉醇化疗的一线治疗药物(Russo et al,2017;Sandler et al,2006)。最近,贝伐单抗也被批准作为PD-L1抑制剂、阿特珠单抗、化疗药物、紫杉醇和卡铂联合治疗方案的一部分(Socinski et al,2018)。治疗过程中,抗血管生成剂如贝伐单抗治疗肺癌患者的病变会出现空洞,这种现象发生率为14%~24%(Nishino et al,2012a,b;Marom et al,2008;Crabb et al,2009)。这种影像学改变对应用RECIST进行准确的肿瘤疗效评估提出了挑战,RECIST依赖于肺部病变的最长径,因为肿瘤空洞腔中充满了空气,并没有增加实体肿瘤的负荷。因此也有研究者提出对空洞性肺部病变进行反应评估的替代方法,该方法从病变的最长直径中减去空洞中心腔的直径(图6-10)(Nishino et al,2012a)。尽管该方法直观上是合理的,但与RECIST相比,只有少数患者使用替代方法后疗效评估结果有所改变(Crabb et al,2009)。

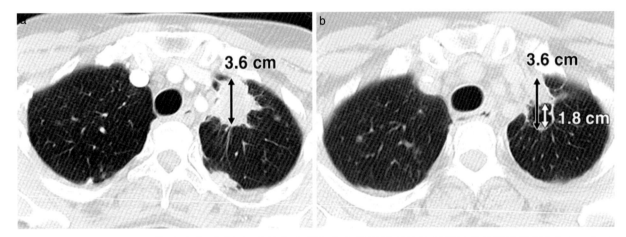

图6-10　53岁女性患有Ⅳ期肺腺癌,紫杉醇、卡铂与血管表皮生长因子受体抑制剂贝伐单抗治疗(摘自AJR Am J Roentgenol,2012;198:737-745)。(a)贝伐单抗治疗前胸部CT示左肺上叶分叶样肿块,最大径3.6cm(黑双箭头示);(b)治疗6周后CT示肿瘤空洞形成,RECIST测量实体瘤病灶大小为3.6cm。虽然贝伐单抗治疗后肿瘤体积明显缩小,但与治疗前相比无明显差异。使用结合空化的替代方法,测量的病变将为1.8cm(白色双箭头示),因为应从整个病变最长直径(3.6cm)中减去腔的直径(1.8cm)。通过替代方法测量表明,与治疗前相比,降低了50%,符合部分有效标准

　　这一概念也适用于EGFR抑制剂治疗的NSCLC患者,因为这些药物也具有抗血管生成活性。Lee等一项研究表明,这种改进的方法是用肿瘤实体成分的最长直径减去空腔的直径,使用纵隔窗图像排除毛玻璃成分。CT衰减的变化也包括在反应评估中,肿瘤衰减(HU值)降低率≥15%为有效。改良方法的评价有效者,OS显著延长,而(对于治疗后空洞病例)RECIST评价结果与OS不相关(Lee et al,2011)。尽管这两种方法都需要进行前瞻性验证,但重要的是将肿瘤空化作为抗血管生成治疗有效的标志,这是传统RECIST评估的一个缺陷。

3. 肺癌以外的胸部恶性肿瘤治疗反应成像

3.1　胸腺上皮肿瘤

　　胸腺上皮肿瘤是一种少见的恶性肿瘤,占所有恶性肿瘤的0.2%~1.5%,包括胸腺瘤、胸腺癌和胸腺神经内分泌肿瘤(neuroendocrine tumors,NET)(Carter et al,2017;Nishino et al,2006)。这些肿瘤具有独特的临床特征,特异的临床表现与综合征相关,如重症肌无力、胸腺瘤中的纯红细胞再生障碍和库欣综合征、胸腺多发性内分泌肿瘤(MEN1型;multiple endocrine neoplasia,MEN)。

胸腺上皮肿瘤在影像学表现也是独特的,因为它们倾向于沿胸膜扩散,并特征性地表现为胸膜播散或"液滴状转移"(图 6-11)(Carter et al, 2017; Nishino et al, 2006; Benveniste et al, 2011; Detterbeck et al, 2014)。对胸腺瘤术后或胸腺癌转移或复发影像学的一项研究中发现,胸膜转移或复发最常见,其次是肺和胸腔淋巴结转移,尤其是锁骨上或食管旁淋巴结转移(Khandelwal et al, 2016)。

由于肿瘤扩散和转移的独特模式,并有可能累及胸膜,使用 RECIST 传统肿瘤反应评估方法在胸腺上皮性肿瘤中存在局限性,因为 RECIST 是一维测量,这可能不适合于准确描述胸膜肿瘤负荷。国际胸腺肿瘤协会(International Thymic Malignancy Interest Group, ITMG)已发布胸腺上皮肿瘤测量和反应评估的改进建议(表 6-2)(Benveniste et al, 2011)。ITMIG 的建议大多遵循 RECIST 1.1,除了应使用短轴(垂直于胸壁或纵隔的厚度)测量的胸膜病变外,短轴 ≥15mm 视为可测量胸膜病变(图 6-12)。就胸膜靶病变的数量而言,最多可以在 3 个独立轴向水平上可测量 2 个部位的胸膜疾病,并且最多可将一个器官的 6 个测量值的总和作为评价胸膜转移量值,利用包括胸膜疾病在内的可测量肿瘤负荷总和百分比变化,来定义疗效反应评价类别(根据 RECIST 1.1,表 6-2),虽然这些建议的价值和实用性还需要验证,但这是对胸腺上皮肿瘤疗效评估的重要一步,未来仍要继续积极研究,探寻精准治疗更有效的评价方法(Radovich et al, 2018)。

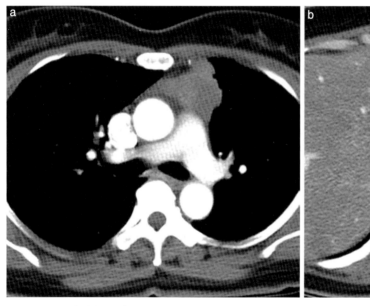
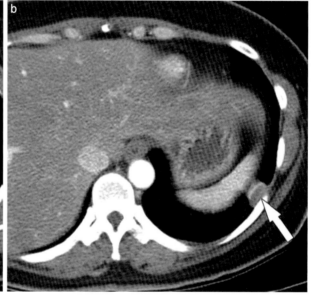

图 6-11　40 岁女性患者,WHO B2 型(皮质型)胸腺瘤胸膜播散,合并重症肌无力。(a)增强 CT 示分叶状前纵隔肿块;(b)上腹部增强 CT 示胸膜强化结节(箭头),表现为胸膜播散。病理分析为以淋巴样细胞为主的 B2 型肿瘤(摘自 Radiographics, 2006Mar-Apr; 26(2): 335-348)

表 6-2　国际胸腺研究协会(ITMIG)对胸腺上皮性肿瘤疗效评估建议(Benveniste et al, 2014)

	RECIST 1.1 版(2009)	ITMIG 对胸腺肿瘤的建议(2014)
测量	● 淋巴结以外病变最大径(LD) ● 淋巴结的短轴(SA)	遵循 RECIST 1.1,除了: ● 短轴(厚度垂直于胸部壁或纵隔)用于胸膜疾病
靶病变的最小尺寸	● 非淋巴结病变, LD≥10mm ● 淋巴结, SA≥15mm	遵循 RECIST 1.1,除了: ● SA≥15mm 用于胸膜肿瘤负荷
病变数目	● 每个器官最多 2 个 ● 总计最多 5 个	遵循 RECIST 1.1,除了: ● 最多在 3 个不同轴线水平上,最多 2 个病变短径测量 ● 最多 6 胸膜病变测量值总和标记一个累及器官

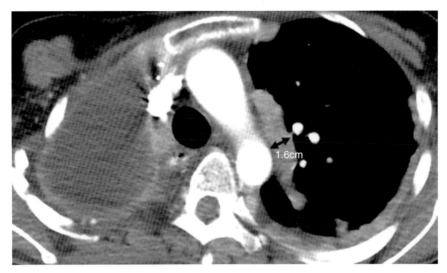

图 6-12　胸腺转移性上皮肿瘤胸部 CT 示左侧胸膜肿瘤较大。根据 ITMG 的建议,应使用与胸壁或纵隔垂直的短轴测量胸膜肿瘤(双箭头示)

3.2　恶性胸膜间皮瘤

恶性胸膜间皮瘤(malignant pleural mesothelioma,MPM)是最常见的胸膜原发性恶性肿瘤。美国每年诊断 3 000 例,起源于被覆肺和胸壁的间皮细胞,与石棉接触史有关,潜伏期为 20~50 年。按组织学分为上皮型、肉瘤样型和双相亚型(Nickell et al,2014)。MPM 常表现为单侧胸腔积液以及周围结节性胸膜增厚。可能涉及整个胸膜和叶间隙,并伴有肺部肿瘤。肿瘤的扩散主要是通过胸膜腔的局部扩展,侵袭胸壁、纵隔和膈肌并进入腹部(图 6-13)。针对 MPM 改良的 RECIST,使用短轴(厚度)测量胸膜肿瘤负荷,并在 3 个不同的轴线上将最多 2 个部位的短径之和作为某一个器官的胸膜病变量值(图 6-14)(Armato 与 Nowak,2018)。对于这种相对罕见的独特扩散模式的胸腔恶性肿瘤,也正在进行容积法和功能学的测量研究(Armato & Nowak,2018;Kindler et al,2018)。

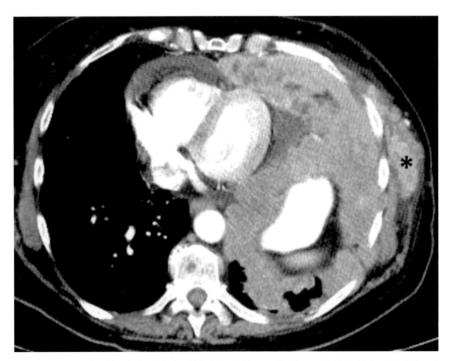

图 6-13　恶性胸膜间皮瘤患者广泛累及胸膜肿瘤。胸部 CT 示强化的包裹胸膜的不规则胸膜增厚,左侧软组织延伸至胸壁(*)。累及胸膜的肿瘤影像学改变致 RECIST 指南难以对肿瘤进行定量评估

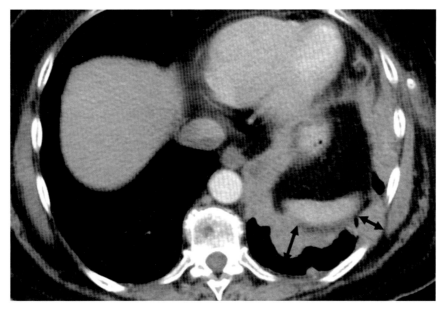

图 6-14　恶性胸膜间皮瘤的改良 RECIST 测量,使用短轴测量胸膜肿瘤大小,测量垂直于胸壁或纵隔(双箭头示)

4. 结论

　　胸腔恶性肿瘤的治疗方法取得了显著进展,特别是在肺癌的精准治疗和免疫治疗领域。胸部肿瘤的治疗监测策略在很大程度上依赖于影像学,影像学疗效评估方法应随着治疗的进步而发展。着眼于抗癌药的作用机制以及肿瘤特定类型和亚型,对于肿瘤精准治疗监测的影像学研究具有重要意义。

（李军　杨金永　译　袁双虎　校）

参考文献

Antonia SJ, Villegas A, Daniel D et al (2017) Durvalumab after chemoradiotherapy in stage III non-small-cell lung cancer. N Engl J Med 377:1919–1929

Antonia SJ, Villegas A, Daniel D et al (2018) Overall survival with durvalumab after chemoradiotherapy in stage III NSCLC. N Engl J Med 379:2342–2350

Armato SG 3rd, Nowak AK (2018) Revised modified response evaluation criteria in solid tumors for assessment of response in malignant pleural mesothelioma (version 1.1). J Thorac Oncol 13:1012–1021

Benveniste MF, Korst RJ, Rajan A, Detterbeck FC, Marom EM (2014) A practical guide from the International Thymic Malignancy Interest Group (ITMIG) regarding the radiographic assessment of treatment response of thymic epithelial tumors using modified RECIST criteria. J Thorac Oncol 9:S119–S124

Benveniste MF, Rosado-de-Christenson ML, Sabloff BS, Moran CA, Swisher SG, Marom EM (2011) Role of imaging in the diagnosis, staging, and treatment of thymoma. Radiographics 31:1847–1861; discussion 1861–1843

Borghaei H, Paz-Ares L, Horn L et al (2015) Nivolumab versus docetaxel in advanced nonsquamous non-small-cell lung cancer. N Engl J Med 373:1627–1639

Brahmer J, Reckamp KL, Baas P et al (2015) Nivolumab versus docetaxel in advanced squamous-cell non-small-cell lung cancer. N Engl J Med 373:123–135

Breathnach OS, Freidlin B, Conley B et al (2001) Twenty-two years of phase III trials for patients with advanced non-small-cell lung cancer: sobering results. J Clin Oncol 19:1734–1742

Camidge DR, Bang YJ, Kwak EL et al (2012) Activity and safety of crizotinib in patients with ALK-positive non-small-cell lung cancer: updated results from a phase 1 study. Lancet Oncol 13:1011–1019

Carter BW, Benveniste MF, Madan R et al (2017) IASLC/ITMIG staging system and lymph node map for thymic epithelial neoplasms. Radiographics 37:758–776

Champiat S, Dercle L, Ammari S et al (2017) Hyperprogressive disease is a new pattern of progression in cancer patients treated by anti-PD-1/PD-L1. Clin Cancer Res 23:1920–1928

Costa DB, Shaw AT, Ou SH et al (2015) Clinical experience with crizotinib in patients with advanced ALK-rearranged non-small-cell lung cancer and brain metastases. J Clin Oncol 33:1881–1888

Crabb SJ, Patsios D, Sauerbrei E et al (2009) Tumor cavitation: impact on objective response evaluation in trials of angiogenesis inhibitors in non-small-cell lung cancer. J Clin Oncol 27:404–410

Detterbeck FC, Stratton K, Giroux D et al (2014) The IASLC/ITMIG thymic epithelial tumors staging project: proposal for an evidence-based stage classification system for the forthcoming (8th) edition of the TNM classification of malignant tumors. J Thorac Oncol 9:S65–S72

Eberlein CA, Stetson D, Markovets AA et al (2015) Acquired resistance to the mutant-selective EGFR inhibitor AZD9291 is associated with increased dependence on RAS signaling in preclinical models. Cancer Res 75:2489–2500

Ferrara R, Mezquita L, Texier M et al (2018) Hyperprogressive disease in patients with advanced non-small cell lung cancer treated with PD-1/PD-L1 inhibitors or with single-agent chemotherapy. JAMA Oncol 4:1543–1552

Gandhi L, Rodriguez-Abreu D, Gadgeel S et al (2018) Pembrolizumab plus chemotherapy in metastatic non-small-cell lung cancer. N Engl J Med 378:2078–2092

Garon EB, Rizvi NA, Hui R et al (2015) Pembrolizumab for the treatment of non-small-cell lung cancer. N Engl J Med 372:2018–2028

Gazdar AF (2009) Personalized medicine and inhibition of EGFR signaling in lung cancer. N Engl J Med 361:1018–1020

Gettinger SN, Horn L, Gandhi L et al (2015) Overall survival and long-term safety of nivolumab (anti-programmed death 1 antibody, BMS-936558, ONO-4538) in patients with previously treated advanced non-small-cell lung cancer. J Clin Oncol 33:2004–2012

Goss G, Tsai CM, Shepherd FA et al (2016) Osimertinib for pretreated EGFR Thr790Met-positive advanced non-small-cell lung cancer (AURA2): a multicentre, open-label, single-arm, phase 2 study. Lancet Oncol 17:1643–1652

Herbst RS, Heymach JV, Lippman SM (2008) Lung cancer. N Engl J Med 359:1367–1380

Isozaki H, Ichihara E, Takigawa N et al (2016) Non-small cell lung cancer cells acquire resistance to the ALK inhibitor alectinib by activating alternative receptor tyrosine kinases. Cancer Res 76(6):1506–1516

Janne PA, Gurubhagavatula S, Yeap BY et al (2004) Outcomes of patients with advanced non-small cell lung cancer treated with gefitinib (ZD1839, "Iressa") on an expanded access study. Lung Cancer 44:221–230

Janne PA, Yang JC, Kim DW et al (2015) AZD9291 in EGFR inhibitor-resistant non-small-cell lung cancer. N Engl J Med 372:1689–1699

Johnson BE (2016) Divide and conquer to treat lung cancer. N Engl J Med 375:1892–1893

Khandelwal A, Sholl LM, Araki T, Ramaiya NH, Hatabu H, Nishino M (2016) Patterns of metastasis and recurrence in thymic epithelial tumours: longitudinal imaging review in correlation with histological subtypes. Clin Radiol 71:1010–1017

Kim TM, Song A, Kim DW et al (2015) Mechanisms of acquired resistance to AZD9291: a mutation-selective, irreversible EGFR inhibitor. J Thorac Oncol 10:1736–1744

Kindler HL, Ismaila N, Armato SG 3rd et al (2018) Treatment of malignant pleural mesothelioma: American Society of Clinical Oncology Clinical Practice Guideline. J Clin Oncol 36:1343–1373

Kwak EL, Bang YJ, Camidge DR et al (2010) Anaplastic lymphoma kinase inhibition in non-small-cell lung cancer. N Engl J Med 363:1693–1703

Lee HY, Lee KS, Ahn MJ et al (2011) New CT response criteria in non-small cell lung cancer: proposal and application in EGFR tyrosine kinase inhibitor therapy. Lung Cancer 73:63–69

Lee JH, Lee HY, Ahn MJ et al (2016) Volume-based growth tumor kinetics as a prognostic biomarker for patients with EGFR mutant lung adenocarcinoma undergoing EGFR tyrosine kinase inhibitor therapy: a case control study. Cancer Imaging 16:5

Lynch TJ, Bell DW, Sordella R et al (2004) Activating mutations in the epidermal growth factor receptor underlying responsiveness of non-small-cell lung cancer to gefitinib. N Engl J Med 350:2129–2139

Marom EM, Martinez CH, Truong MT et al (2008) Tumor cavitation during therapy with antiangiogenesis agents in patients with lung cancer. J Thorac Oncol 3:351–357

Mok TS (2010) Living with imperfection. J Clin Oncol 28:191–192

Mok TS, Wu YL, Thongprasert S et al (2009) Gefitinib or carboplatin-paclitaxel in pulmonary adenocarcinoma. N Engl J Med 361:947–957

Mozley PD, Bendtsen C, Zhao B et al (2012) Measurement of tumor volumes improves RECIST-based response assessments in advanced lung cancer. Transl Oncol 5:19–25

Nickell LT Jr, Lichtenberger JP 3rd, Khorashadi L, Abbott GF, Carter BW (2014) Multimodality imaging for characterization, classification, and staging of malignant pleural mesothelioma. Radiographics 34:1692–1706

Nishino M (2018) Tumor response assessment for precision cancer therapy: response evaluation criteria in solid tumors and beyond. Am Soc Clin Oncol Educ Book 38:1019–1029

Nishino M, Ashiku SK, Kocher ON, Thurer RL, Boiselle PM, Hatabu H (2006) The thymus: a comprehensive review. Radiographics 26:335–348

Nishino M, Cardarella S, Dahlberg SE et al (2013c) Radiographic assessment and therapeutic decisions at RECIST progression in EGFR-mutant NSCLC treated with EGFR tyrosine kinase inhibitors. Lung Cancer 79:283–288

Nishino M, Cryer SK, Okajima Y et al (2012b) Tumoral cavitation in patients with non-small-cell lung cancer treated with antiangiogenic therapy using bevacizumab. Cancer Imaging 12:225–235

Nishino M, Dahlberg SE, Adeni AE et al (2017b) Tumor response dynamics of advanced non-small cell lung cancer patients treated with PD-1 inhibitors: imaging markers for treatment outcome. Clin Cancer Res 23:5737–5744

Nishino M, Dahlberg SE, Cardarella S et al (2013a) Tumor volume decrease at 8 weeks is associated with longer survival in EGFR-mutant advanced non-small-cell lung cancer patients treated with EGFR TKI. J Thorac Oncol 8:1059–1068

Nishino M, Dahlberg SE, Cardarella S et al (2013b) Volumetric tumor growth in advanced non-small cell lung cancer patients with EGFR mutations during EGFR-tyrosine kinase inhibitor therapy: developing criteria to continue therapy beyond RECIST progression. Cancer 119:3761–3768

Nishino M, Dahlberg SE, Fulton LE et al (2016) Volumetric tumor response and progression in EGFR-mutant NSCLC patients treated with erlotinib or gefitinib. Acad Radiol 23:329–336

Nishino M, Giobbie-Hurder A, Gargano M, Suda M, Ramaiya NH, Hodi FS (2013d) Developing a common language for tumor response to immunotherapy: immune-related response criteria using unidimensional measurements. Clin Cancer Res 19:3936–3943

Nishino M, Giobbie-Hurder A, Manos MP et al (2017c) Immune-related tumor response dynamics in melanoma patients treated with pembrolizumab: identifying markers for clinical outcome and treatment decisions. Clin Cancer Res 23:4671–4679

Nishino M, Guo M, Jackman DM et al (2011b) CT tumor volume measurement in advanced non-small-cell lung cancer: performance characteristics of an emerging clinical tool. Acad Radiol 18:54–62

Nishino M, Hatabu H, Hodi FS (2019) Imaging of cancer immunotherapy: current approaches and future directions. Radiology 290:9–22

Nishino M, Hatabu H, Johnson BE, McLoud TC (2014) State of the art: response assessment in lung cancer in the era of genomic medicine. Radiology 271:6–27

Nishino M, Jackman DM, Hatabu H, Janne PA, Johnson BE, Van den Abbeele AD (2011a) Imaging of lung cancer in the era of molecular medicine. Acad Radiol 18:424–436

Nishino M, Jagannathan JP, Krajewski KM et al (2012a) Personalized tumor response assessment in the era of molecular medicine: cancer-specific and therapy-specific response criteria to complement pitfalls of RECIST. AJR Am J Roentgenol 198:737–745

Nishino M, Ramaiya NH, Hatabu H, Hodi FS (2017a) Monitoring immune-checkpoint blockade: response evaluation and biomarker development. Nat Rev Clin Oncol 14:655–668

Nishino M, Wakai S, Hida T et al (2018) Automated image analysis tool for tumor volume growth rate to guide precision cancer therapy: EGFR-mutant non-small-cell lung cancer as a paradigm. Eur J Radiol 109:68–76

Ortiz-Cuaran S, Scheffler M, Plenker D et al (2016) Heterogeneous mechanisms of primary and acquired resistance to third-generation EGFR inhibitors. Clin Cancer Res 22:4837–4847

Ou SH, Ahn JS, De Petris L et al (2016) Alectinib in crizotinib-refractory ALK-rearranged non-small-cell lung cancer: a phase II global study. J Clin Oncol 34:661–668

Paez JG, Janne PA, Lee JC et al (2004) EGFR mutations in lung cancer: correlation with clinical response to gefitinib therapy. Science 304:1497–1500

Pao W, Miller V, Zakowski M et al (2004) EGF receptor gene mutations are common in lung cancers from "never smokers" and are associated with sensitivity of tumors to gefitinib and erlotinib. Proc Natl Acad Sci U S A 101:13306–13311

Park H, Sholl LM, Hatabu H, Awad MM, Nishino M (2019) Imaging of precision therapy for lung cancer: current state of the art. Radiology 293(1):15–29

Park K, Yu CJ et al (2016) First-line erlotinib therapy until and beyond response evaluation criteria in solid tumors progression in Asian patients with epidermal growth factor receptor mutation-positive non-small-cell lung cancer: the ASPIRATION study. JAMA Oncol 2(3):305–312

Paz-Ares L, Luft A, Vicente D et al (2018) Pembrolizumab plus chemotherapy for squamous non-small-cell lung cancer. N Engl J Med 379:2040–2051

Peters S, Camidge DR, Shaw AT et al (2017) Alectinib versus crizotinib in untreated ALK-positive non-small-cell lung cancer. N Engl J Med 377:829–838

Radovich M, Pickering CR, Felau I et al (2018) The integrated genomic landscape of thymic epithelial tumors. Cancer Cell 33:244–258. e210

Ready N, Farago AF, de Braud F et al (2019) Third-line nivolumab monotherapy in recurrent SCLC: CheckMate 032. J Thorac Oncol 14(2):237–244

Reck M, Rodriguez-Abreu D, Robinson AG et al (2016) Pembrolizumab versus chemotherapy for PD-L1-positive non-small-cell lung cancer. N Engl J Med 375(19):1823–1833

Riely GJ, Kris MG, Zhao B et al (2007) Prospective assessment of discontinuation and reinitiation of erlotinib or gefitinib in patients with acquired resistance to erlotinib or gefitinib followed by the addition of everolimus. Clin Cancer Res 13:5150–5155

Rizvi NA, Mazieres J, Planchard D et al (2015) Activity and safety of nivolumab, an anti-PD-1 immune checkpoint inhibitor, for patients with advanced, refractory squamous non-small-cell lung cancer (CheckMate 063): a phase 2, single-arm trial. Lancet Oncol 16:257–265

Russo AE, Priolo D, Antonelli G, Libra M, McCubrey JA, Ferrau F (2017) Bevacizumab in the treatment of NSCLC: patient selection and perspectives. Lung Cancer (Auckl) 8:259–269

Salvador-Coloma C, Lorente D, Palanca S et al (2018) Early radiological response as predictor of overall survival in non-small cell lung cancer (NSCLC) patients with epidermal growth factor receptor mutations. J Thorac Dis 10:1386–1393

Sandler A, Gray R, Perry MC et al (2006) Paclitaxel-carboplatin alone or with bevacizumab for non-small-cell lung cancer. N Engl J Med 355:2542–2550

Shaw AT, Gandhi L, Gadgeel S et al (2016) Alectinib in ALK-positive, crizotinib-resistant, non-small-cell lung cancer: a single-group, multicentre, phase 2 trial. Lancet Oncol 17:234–242

Shaw AT, Kim DW, Nakagawa K et al (2013) Crizotinib versus chemotherapy in advanced ALK-positive lung cancer. N Engl J Med 368:2385–2394

Siegel RL, Miller KD, Jemal A (2019) Cancer statistics, 2019. CA Cancer J Clin 69:7–34

Socinski MA, Jotte RM, Cappuzzo F et al (2018) Atezolizumab for first-line treatment of metastatic nonsquamous NSCLC. N Engl J Med 378: 2288–2301

Solomon BJ, Mok T, Kim DW et al (2014) First-line crizotinib versus chemotherapy in ALK-positive lung cancer. N Engl J Med 371:2167–2177

Soria JC, Ohe Y, Vansteenkiste J et al (2018) Osimertinib in untreated EGFR-mutated advanced non-small-cell lung cancer. N Engl J Med 378:113–125

Takeda M, Okamoto I, Nakagawa K (2014) Survival outcome assessed according to tumor response and shrinkage pattern in patients with EGFR mutation-positive non-small-cell lung cancer treated with gefitinib or erlotinib. J Thorac Oncol 9:200–204

Tani T, Yasuda H, Hamamoto J et al (2016) Activation of EGFR bypass signaling by TGFalpha overexpression induces acquired resistance to alectinib in ALK-translocated lung cancer cells. Mol Cancer Ther 15:162–171

Wolchok JD, Hoos A, O'Day S et al (2009) Guidelines for the evaluation of immune therapy activity in solid tumors: immune-related response criteria. Clin Cancer Res 15:7412–7420

Zhao B, James LP, Moskowitz CS et al (2009) Evaluating variability in tumor measurements from same-day repeat CT scans of patients with non-small cell lung cancer. Radiology 252:263–272

Zhou C, Wu YL, Chen G et al (2011) Erlotinib versus chemotherapy as first-line treatment for patients with advanced EGFR mutation-positive non-small-cell lung cancer (OPTIMAL, CTONG-0802): a multicentre, open-label, randomised, phase 3 study. Lancet Oncol 12:735–742

第7章 胃肠道恶性肿瘤疗效影像学评价

Satomi Kawamoto

目录

1. 治疗方案的研究进展 ·················· 86
  1.1 胃癌 ····························· 86
  1.2 结直肠癌 ····················· 86
  1.3 胃肠道间质瘤 ·················· 87
2. 疗效影像学评价的策略及缺陷 ······· 87
  2.1 疗效影像学评价策略 ·········· 87
  2.2 疗效影像学评价的缺陷 ········ 92
3. 胃肠道恶性肿瘤疗效影像学评价的
   新方法 / 挑战 ···················· 94
  3.1 FDG-PET/CT ················· 94
  3.2 弥散加权 MR 成像 ············ 94
  3.3 动态增强 CT 和 MR ·········· 94
  3.4 采用双能谱 CT 的单能谱成像 ··· 95
  3.5 影像组学特征 ················· 95
4. 结论 ····························· 95
参考文献 ··························· 95

摘要

胃癌和结直肠腺癌是常见的恶性肿瘤,并且是导致癌症相关死亡的主要原因之一。尽管与胃癌或结直肠腺癌相比,胃肠道间质瘤(gastrointestinal stromal tumor, GIST)不常见,仅占所有胃肠道肿瘤的 0.2%,但 GIST 目前被认为是一种使用酪氨酸激酶抑制剂(tyrosine kinase inhibitors, TKI)——甲磺酸伊马替尼治疗效果良好的肿瘤,并成为实体肿瘤分子靶向治疗的典型病种。新辅助化疗和术后辅助化疗是可手术胃癌和结直肠腺癌的标准治疗,已经被证实可以提高生存率。靶向治疗和免疫治疗在转移性胃与结直肠腺癌亚型中表现出生存获益,如抗 HER2 曲妥珠单抗治疗 Her2 阳性胃癌,以及免疫检查点抑制剂。准确评估疗效对规划最佳治疗方案至关重要,RECIST 已被用于评估肿瘤治疗效果,但它对靶向治疗中疗效评估可能不够敏感。MDCT 是评价胃癌和 GIST 疗效的主要手段,而 MRI 是评估直肠癌治疗效果的主要检查技术。[18]F-FDG-PET/CT 作为一种治疗监测的检查手段得到广泛的接受。更新的技术,包括扩散加权 MRI、动态增强 CT 或 MRI,以及使用双能 CT 的单色 CT,有可能改善治疗反应的评估。从 CT、MRI 和 PET 中提取的影像组学特征可能会提供有关治疗效果评价的信息,并改善风险分层。

1. 治疗方案的研究进展

1.1 胃癌

胃癌仍然是世界高发癌症,位居全球发生率第 5 位,也是世界上死亡率占据第 3 的恶性肿瘤(Bray et al, 2018)。尽管在过去半个世纪中,大多数人群中起源于非贲门区的胃癌在稳步下降,但起源于贲门区的胃癌发病率一直在增加,尤其是在高收入国家(Bray et al, 2018)。

大多数胃癌都是腺癌。组织学上,胃腺癌通过 Lauren 分型(Lauren, 1965)和 WHO 分型(2017)进行分类。根据 Lauren 分型,胃腺癌可分为两大类:肠型(54%)和弥漫型(32%),不确定型为少见变异型(15%)(Hu et al, 2012)。肠型常与肠化生和幽门螺杆菌感染有关(Hu et al, 2012),其通常为结节状、息肉状或蕈伞状(Hallinan and Venkatesh, 2013)。弥漫型多见于女性和青年人(Hu et al, 2012),其中肉眼观界限不清的,可能为"皮革胃"(Hallinan & Venkatesh, 2013)。

外科手术是胃癌的标准治疗方法(Lee et al, 2014)。原发性肿瘤的完整切除加切缘安全和根治性淋巴结切除术被认为是根治性治疗方案。尽管针对个别病例的其他治疗已经越来越多地被使用,例如对没有淋巴结受累证据的黏膜癌行内镜下黏膜切除术(Lee et al, 2014; Lim et al, 2006)。

术前或术后化疗是对可手术切除胃癌的标准治疗(Ilson, 2018)。基于临床试验的一项荟萃分析显示,辅助化疗延长了生存期,而含氟嘧啶的治疗则降低了死亡的风险(Lee et al, 2014; Coccolini et al, 2018)。新辅助化疗对复发率和围手术期死亡率无显著影响(Coccolini et al, 2018)。在晚期胃癌患者中,单独化疗或联合放疗可以提高生存率(Hallinan & Venkatesh, 2013)。

对于晚期胃癌的一线治疗,氟吡啶(fluoropyrimidine)[5-氟尿嘧啶(5-FU)、S-1(替加氟、吉美嘧啶、奥替拉西钾的化合物)或卡培他滨]、铂(顺铂或奥沙利铂)、紫杉烷(多西他赛或紫杉醇)、表阿霉素和伊立替康可单独或联合使用(Park & Chun, 2013)。

人表皮细胞生长因子受体 2(Human epithelial growth factor receptor 2, HER 2)是人表皮生长因子受体(human epidermal growth factor receptor, EGFR)家族成员之一,在 15%~25% 的胃腺癌中过表达(Hu et al, 2012; Bang et al, 2010),在肠型胃癌及近端胃或贲门和胃食管结合部胃癌中更为常见(24%~35%)(Hu et al, 2012)。在 ToGA(Trastuzumab for Gastric Cancer,曲妥珠单抗治疗胃癌)试验,一项针对 HER2- 阳性的进展期胃或胃食管(GE)结合部癌的三期临床试验中,在一线化疗(卡培他滨或 5- 氟尿嘧啶和顺铂)中加入曲妥珠单抗(赫赛汀)可显著改善患者的疗效和中位总生存率(13.5 个月 vs 11.1 个月)(Bang et al, 2010)。2010 年,美国食品药品监督管理局(Food and Drug Administration, FDA)批准了抗 HER2 受体的人源化单克隆抗体曲妥珠单抗(赫赛汀)用于 HER2 阳性转移性胃癌和 GE 结合部胃癌患者的治疗,曲妥珠单抗联合卡培他滨或 5-FU 和顺铂目前是治疗 HER2 阳性胃癌的标准治疗方法(Bang et al, 2010)。

许多临床试验已经评估了针对 EGFR、VEGF 和雷帕霉素蛋白(mammalian target of rapamycin, mTOR)靶点的靶向药物对胃癌的抗肿瘤疗效(Park & Chun, 2013)。VEGF 受体 -2(VEGFR-2)抑制剂雷莫芦单抗,在晚期胃和 GE 结合部腺癌的二线治疗中具有显著的生存获益(Fuchs et al, 2014; Wilke et al, 2014)。

在胃癌患者的治疗中,根据 HER2 蛋白表达或基因扩增试验有助于选择合适的患者进行靶向治疗(Lee et al, 2014)。

美国 FDA 在 2017 年批准了帕博利珠单抗作为表达程序性细胞死亡配体 1(programmed cell death ligand 1, PD-L1)的晚期胃和 / 或 GE 结合部腺癌的一线免疫治疗剂(Joshi et al, 2018)。帕博利珠单抗作为单一疗法或联合其他药物在治疗难治性转移食管胃腺癌中有一定获益(Ilson, 2018; Joshi et al, 2018)。胃食管腺癌中许多其他单克隆抗体检查点抑制剂正在被研究,包括纳武利尤单抗(抗 PD-1)、阿非鲁单抗(avelumab)(抗 PD-L1)、德瓦鲁单抗(抗 PD-L1)、阿特珠单抗(抗 PD-L1)、伊匹木单抗(抗 CTLA-4)和曲美木单抗(tremelimumab)(抗 CTLA-4)(Joshi et al, 2018)。

1.2 结直肠癌

结直肠癌是世界上发生率位居第 3 的常见肿瘤(Bray et al, 2018),影响着美国和西方国家 5% 的人口(Ben-Haim & Ell, 2009)。结直肠癌 30%

发生在直肠,结直肠癌是导致世界范围内癌症的第 2 位死因(Bray et al,2018)。虽然结直肠癌的总体发病率和生存率逐步提高,但在美国年轻人中结直肠癌的发病率也正在提升(Bailey et al,2015;Weinberg & Marshall,2019)。

结直肠癌的治疗包括早期手术,晚期患者需要化疗和 / 或放射治疗(Yaghoubi et al,2019)。对于 T3 或 T4 期直肠癌或术前 MRI 示潜在环周切缘受累者,放化疗可降低术后局部复发(Sauer et al,2004;Arnoletti & Bland 2006;Patel et al,2012;Kim et al,2010),并改善整体生存情况(Roh et al,2009;Jhaveri & HosseiniNik,2015)。此外,术前放化疗可能会降低局部进展期病变分期,并使直肠癌保肛切除术成为可能(Kim et al,2010;Park et al,2004)。

结直肠癌常用的化疗方案包括 5-FU、伊立替康和奥沙利铂。卡培他滨是一种常用的代谢产物为 5-FU 的口服化疗药物。分子靶向药物的应用有助于延长转移性结直肠癌患者的生存期(Ohhara et al,2016)。靶向 VEGF 的贝伐单抗以及靶向 EGFR 的西妥昔单抗和帕尼单抗与细胞毒性化疗联合用药,在一线、二线或挽救治疗选择中显示出显著的生存获益(Ohhara et al,2016)。

近年来免疫检查点分子 PD-1 和 PD-L1 已被确定为结直肠癌免疫治疗的可能靶点(Xiao & Freeman,2015)。检查点抑制剂纳武利尤单抗和帕博利珠单抗现已被美国 FDA 批准用于奥沙利铂和伊立替康化疗后病情仍然进展的转移性结直肠癌(Das et al,2018)。微卫星不稳定性(Microsatellite instability,MSI)是由错配修复酶缺乏引起的重复 DNA 序列突变,可见于大约 15% 的散发性结直肠癌和大多数家族性结直肠癌中(Xiao & Freeman,2015)。微卫星不稳定是结直肠癌免疫检查点治疗的一个良好候选因子(Xiao,Freeman,2015)。通过肿瘤组织的二代测序评估 HER2、高微卫星不稳定性(high microsate-llite instability,MSI-H)和 RSA 突变等基因组变量,有助于根据检测结果制定个体化治疗方案(Das et al,2018),对转移性大肠癌患者选择最佳治疗方法。

1.3　胃肠道间质瘤

虽然胃肠道间质瘤(Gastrointestinal Stromal Tumor,GIST)仅占所有胃肠道肿瘤的 0.2%,但所有胃肠道肉瘤中的 80% 是 GIST(Choi,2008)。最常见的原发部位是胃(50%~60%),其次是小肠(20%),结肠 / 直肠(5%)和食管(5%)(Zhou et al,2016)。胃 GIST 占胃肿瘤的 2%~3%(Richman et al,2017)。GIST 具有复杂的生物学行为,其恶性潜能难以预测,因此已提出不同的风险分层方案。美国国立卫生研究院(National Institutes of Health,NIH)于 2008 年发布修订标准(Joensuu,2008)已被普遍接受为 GIST 的风险分层方案。根据四个风险分层因素(肿瘤大小,有丝分裂计数,原发肿瘤部位和肿瘤破裂),从低到高的四个类别来预测患者的预后(Joensuu,2008)。

绝大多数 GIST 都含有 KIT 基因或 PDGFRA 基因的独特激活突变(Liegl et al,2009)。伊马替尼是一种低分子量酪氨酸激酶抑制剂,可阻断 KIT 和 PDGFRA 的激酶活性,2002 年美国 FDA 首次批准其用于治疗晚期或转移性 GIST。伊马替尼显著改善了无法切除或转移性 GIST 患者的生存率(Joensuu,2008)。舒尼替尼是对伊马替尼原发性或继发性耐药患者的二线治疗(Demetri et al,2006)。瑞戈非尼可用于治疗伊马替尼失败,并对舒尼替尼有耐药性的 GIST(Demetri et al,2013)。

2. 疗效影像学评价的策略及缺陷

2.1　疗效影像学评价策略

虽然对治疗效果反应可以通过多种参数来测量,包括临床和实验室检测,但基于影像学角度的成像疗效评估是必不可少的。对于局部进展期胃肠道肿瘤,评估局部分期(T 分期)以及放化疗前后的 N 和 M 分期是制定最佳治疗方案的关键。

RECIST 标准是以传统定量 CT 数据分析对实体瘤进行客观疗效评估(Eisenhauer et al,2009),被广泛接受为评估肿瘤疗效常用方法(Hallinan & Venkatesh,2013)。

2.1.1　胃癌

对于胃腺癌的分期,内镜超声检查(endoscopic ultrasonography,EUS)具有相对较好的灵敏度和特异性评估 T1-2 和 T3-4 病变的浸润深度(分别为 86% 和 91%),尽管检测淋巴结转移的敏感性和特异性较低（分别为 69% 和 84%）（Lee et al，2014；Mocellin et al，2011）。

多 排 CT（Multidetector CT, MDCT）是 被 广泛用于胃腺癌分期的影像学检测手段,可以评估肿瘤侵袭深度、肿瘤局部侵及和区域淋巴结、远处 转 移（Hallinan & Venkatesh, 2013；Choi et al, 2014）。动脉期成像可以轻松检测增强的黏膜病变,而门静脉期成像提供了更准确的信息,包括浸润的深度、邻近器官侵犯以及淋巴结转移（Lee et al, 2014）。在扫描前摄入 800~1 000ml 水或给予产气粉有助于充分扩张胃腔。

MRI 没有被证明是有利于胃癌疗效评价,但 MRI 高速序列的发展使其成为备受关注的检测工具（Choi et al, 2014）。MRI 广泛应用于肝转移的评估（Lee et al, 2014）。PET 可用于检测一些患者远处转移（Hallinan & Venkatesh, 2013；Lee et al, 2014）。

目前正在使用 MDCT 和 / 或 ^{18}F-FDG-PET/CT 评估疗效（Hallinan & Venkatesh, 2013）。确定抗癌治疗后的治疗效果评估方面,MDCT 一直是主要的检查工具（图 7-1）。然而,治疗引起的形态学变化与肿瘤本身变化可能很难通过包括 CT 和 MRI 在内的常规成像方法区分（Lim et al, 2006）。据报道 MDCT 对新辅助化疗后胃癌 T 期和 N 期

的准确性分别为 42.7%~57% 和 37%~44%（Park et al, 2008；Yoshikawa et al, 2014）,低于治疗前胃癌的初始分期（T 分期 67.9%~90.9%；中间值 82.1%，N 分期 56.9%~86%；中间值 69.5%）（Lee et al, 2014）。

2.1.2　结直肠癌

直肠癌的局部分期中,MRI 和经直肠超声（transerectal ultrasound, TRUS）是首选检查手段（Kekelidze et al, 2013）。然而,在局部晚期直肠癌分期中,MRI 在评估原发性肿瘤位置和侵犯、直肠系膜筋膜受累、周围脏器、与括约肌的关系、腹膜前折返和盆腔淋巴结方面优于 TRUS（Kim et al, 2010；Jhaveri & Hosseini-Nik, 2015；Kekelidze et al, 2013；Blazic & Campbell, 2016）。MRI 也被广泛用于肝转移的评估。CT 对比度分辨率低,不适合直肠癌的 T 分期。然而,CT 是检测远处转移的首选方法（图 7-2）,尤其是在与 PET 联合使用时（Jhaveri & Hosseini-Nik, 2015）。

MRI T2 加权成像在结直肠癌疗效评估中,被用作局部再分期的标准工具。（Kekelidze et al, 2013）。直肠癌化疗前后的评估,以 MRI 比较治疗前后肿瘤位置、肿瘤体积和肿瘤信号强度的变化是必不可少的（Kim et al, 2010）。放化疗后纤维化区域的信号强度很低,与固有肌层相

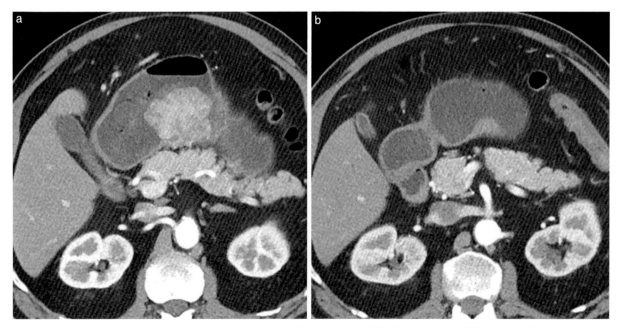

图 7-1　一例经上消化道内镜检查发现胃内肿块患者,活检病理为中 - 低分化腺癌。（a）轴位增强动脉期 CT 示胃体部大小约 4.3cm × 5.8cm 息肉样强化肿块;（b）FLOT 治疗方案（氟尿嘧啶,亚叶酸钙,奥沙利铂和多西他赛）化疗 2 个月后 CT 示胃部肿块显著缩小,范围约 2.8cm × 1.5cm。胃大切除术后标本病理为 0.5cm 的管状（肠型）腺癌（ypT1aN0）

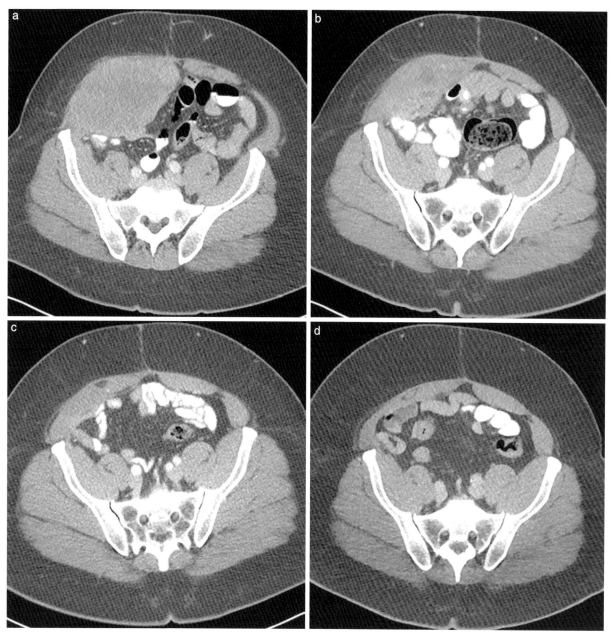

图 7-2　转移性结肠癌患者。(a) 轴位增强 CT 示右前腹最长径约 13.2cm 肿块, 随即 FOLFOX 方案 (亚叶酸钙、5-FU 和奥沙利铂) 治疗后仍然进展; (b) 帕博利珠单抗单药治疗 2 个月后行轴位增强 CT 检查肿块缩小 (9.4cm); (c) 帕博利珠单抗单药 4 个月, 轴位增强 CT 示肿块的大小进一步减小 (4.5cm); (d) 2 年后轴位增强 CT 示肿块完全消失

近 (Patel et al, 2012) (图 7-3)。同样, 低信号强度的继发结缔组织增生影像学改变, 可被视为从直肠残留肿瘤周围脂肪中放散出来的纤维条索 (图 7-4), 其中不包含肿瘤, 而残留肿瘤区域在 T2 加权上具有与基线肿瘤相似的 MRI 中等强度信号表现 (Patel et al, 2012)。

　　常规 MRI 序列对治疗后直肠癌再分期的准确性一般低于初始分期, 主要是由于淋巴结病变的过度分期, 未能区分肿瘤与去肿瘤反应或辐射纤维化影像改变, 以及将放射性直肠炎误解为局部侵犯 (Jhaveri & Hosseini-Nik, 2015; Kekelidze et al, 2013; Blazic & Campbell, 2016) (图 7-4)。此外, MRI 也不能精准地确定 CR, 因为它无法检测在组织病理学上发现的残留肿瘤或黏液湖中的微观病灶 (Kim et al, 2010; Jhaveri & Hosseini-Nik, 2015; Blazic & Campbell, 2016)。据报道, MRI 预测放疗后直肠癌病理分期的总体准确率 T 分期为 47%~54%, N 分期为 64%~68%, 预测环周切缘侵犯为 66%, 低于初始分期 (分别为 71%~91%, 43%~85%, 92%~95%) (Kim et al, 2010)。

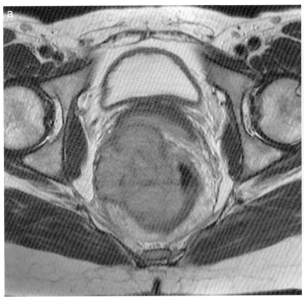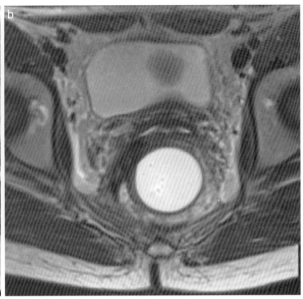

图 7-3 直肠鳞癌患者。(a) 基线 T2 加权轴位 MR 图像示中等信号强度较大肿块,毗邻直肠系膜筋膜、阴道后壁和右肛提肌;(b) 化疗(5-FU 加丝裂霉素)和放疗 3 个月后 T2 加权轴位 MR 图像,显示没有发现残余软组织肿块显像。先前肿块的区域,T2- 低信号软组织增厚可能与治疗反应变化有关。MRI 及内镜随访,活检显示为瘢痕,残留肿瘤阴性

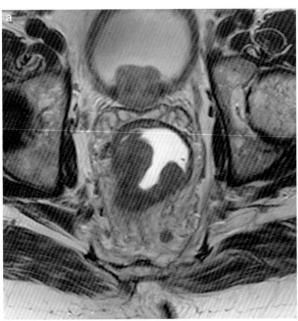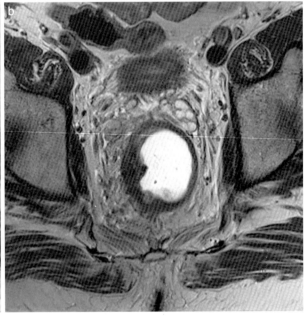

图 7-4 直肠腺癌患者。(a) 基线 T2 加权轴位 MR 图像显示,直肠中段 4~10 点方向肿块,肿瘤超出固有肌层 6mm,伴可疑淋巴结,距拟环切缘 5mm,临床分期 T3N2M0;(b) 放疗后 3 个月和 FOLFOX 化疗后 2 个月的 T2 加权轴位 MR 成像示对疗效良好,大部分(>75%)肿瘤成像为 T2- 低信号纤维化,肿大淋巴结消失,虽怀疑肿瘤在 7 点处侵犯超出了固有肌层,手术标本病理:固有肌层中罕见的小群侵袭性癌细胞,但未超过固有肌层(ypT2N0)

　　根据 MRI 上可见的纤维化程度,开发了一种基于 MRI 的肿瘤退缩分级系统(Patel et al, 2012; Jhaveri & Hosseini-Nik, 2015)。肿瘤退缩分级的 MRI 评估是总生存期和无病生存率的一个重要独立预测因子(Patel et al, 2012)。术后标本中更广泛的纤维化与更大的肿瘤消退相关,并预测更高的生存可能性(Jhaveri & Hosseini-Nik, 2015)。

　　对于直肠癌,MRI 是评估疗效的主要影像学方式,CT 也可以用于评估对结肠癌的化疗反应。新辅助化疗后局部进展期结肠癌 CT 检查 T 和 N 分期的准确率分别为 62% 和 87%,TN 分期准确率为 77%,其中 13.6% 的患者分期偏低,9.1% 的

患者被过度分期（Arredondo et al, 2014）。

2.1.3　胃肠道间质瘤（GIST）

增强 CT 对比是监测伊马替尼治疗 GIST 患者最常用的手段（Choi, 2008）。伊马替尼治疗的初始肿瘤反应通常表现为初期 1 周时增强 CT 上病变密度减低, 治疗后早期 ^{18}F-FDG PET SUV$_{max}$ 值降低, 二维尺寸无显著变化（Choi, 2008; Richman et al, 2017）。对伊马替尼有效的肿瘤也显示瘤内血管数量减少, 肿瘤变得均质和低密度（Choi,

2008）（图 7-5）。Choi 等用增强 CT 和 ^{18}F-FDG PET 评估了 173 例 GIST 肿瘤, 发现肿瘤密度下降了 16.5%, SUV$_{max}$ 降低了 64.9%（Choi et al, 2004）。单独的大小变化不能准确地显示治疗效果（Choi et al, 2004）。Choi 等将"良好反应"定义为 ^{18}F-FDG PET 检查中 SUV 较基线下降 70% 或 SUV$_{max}$ 绝对值下降 <2.5（Choi, 2008）, 伊马替尼治疗 8 周增强 CT 肿瘤大小下降≥10% 或肿瘤密度下降≥15%。

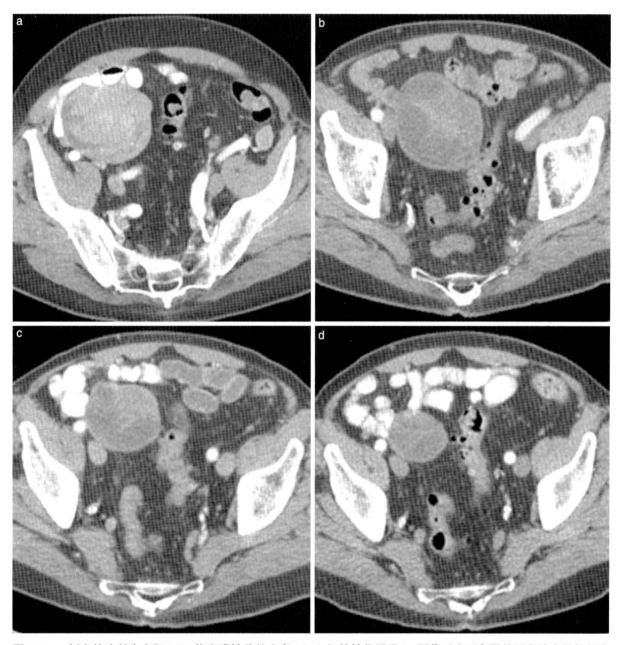

图 7-5　一例意外诊断为小肠 GIST 伴腹膜转移的患者。（a）初始轴位增强 CT 图像示右下象限的原发肿瘤最长径为 8.4cm, CT 值 92HU;（b）伊马替尼治疗 2 个月后行轴位增强 CT 检查, 肿块大小无变化（8.3cm）, 但 CT 值降低至 42HU;（c）治疗 4 个月后轴位增强 CT 检查, 肿块大小（6.6cm）及 CT 值（38HU）降低;（d）治疗 6 个月后轴向增强 CT 示, 肿块进一步减小（4.7cm）, 并保持低密度（38HU）

在对比增强 CT 扫描时转移性病变中可看到密度降低的征象。此外,很可能在强化对比 CT 中发现肝脏病变等密度区表现为"新"转移病灶的影像改变,这体现了治疗反应评价的复杂性(Richman et al,2017)。在一些治疗有效的肿瘤中,肿瘤的大小可由于瘤内出血、坏死或黏液样变性而增大(Choi,2008)。

PET 在检测早期疗效评价方面高度敏感,可用于预测表达 c-Kit 受体酪氨酸激酶表达的转移性 GIST 患者对伊马替尼的长期反应(Choi,2008)。MRI 也可能特别适用于肛门直肠区 GIST 的治疗效果评价(Vernuccio et al,2016)。

2.2　疗效影像学评价的缺陷

2.2.1　淋巴结状态

虽然淋巴结是否累及对于规划术前放化疗和手术很重要,但在常规影像学研究中,预测胃癌和结直肠癌的淋巴结状态仍然存在问题。恶性淋巴结通常具有一定的形态特征,如短长轴比值小、轮廓不规则或异质性内部混杂信号(Patel et al,2012;Jhaveri & Hosseini-Nik,2015)和增强影像淋巴结部分区域异常强化。然而,以形态学标准很难通过 MRI 鉴别转移性淋巴结和照射后淋巴结的变化,并可能导致淋巴结过度分期(Kim et al,2010)。弥散加权 MR 成像(Diffusion-weighted MR imaging,DW-MRI)尚未发现有助于区分良性和恶性淋巴结(Blazic & Campbell,2016)。虽然 FDG-PET/CT 可能为 N 分期提供更丰富的代谢信息,但其临床价值是有限的,不能广泛普及(Kekelidze et al,2013)。

2.2.2　黏液性肿瘤

黏液腺癌是胃腺癌和结直肠腺癌的一种组织学变体,以黏液蛋白产生过多为特征。黏液性胃癌占所有胃癌的 2.6%~6.6%,预后比其他非黏液性肿瘤更差,因为黏液性胃癌往往肿瘤分期更晚(Zhao et al,2017;Isobe et al,2015)。黏液性直肠腺癌比通常的非变体腺癌更具侵袭性(Kim et al,2010),具有更高的转移倾向,在诊断时通常具有更晚分期(Jhaveri & Hosseini-Nik,2015)。黏液性直肠肿瘤包括细胞外黏蛋白池,由恶性细胞、纤维索条结构和柱状血管排列,T2 加权 MR 图像上可见高信号黏蛋白中的中等强度信号(Patel et al,2012)。化疗后 MRI 黏液性直肠肿瘤在 T2 加权图像出现较高的信号强度,使得难以区分真正肿瘤或残留的黏液(Kim et al,2010)。当基线 T2 加权 MR 图像中含有中等信号强度成分的黏液性直肠肿瘤在治疗后成像上没有变化时,提示治疗无效(Patel et al,2012)。

PET 在评价黏液肿瘤时敏感性不强(≈50%),由于细胞密度较低,其摄取的示踪剂较少(Jhaveri & Hosseini-Nik,2015)。DW-MRI 模式下,由于黏液性肿瘤甚至在治疗前就表现出高强度的表观弥散系数信号(apparent diffusion coefficient,ADC),因此不能用 DW-MRI 来评估放化疗后的疗效(Jhaveri & Hosseini-Nik,2015)。

2.2.3　肿瘤大小测量

实体肿瘤的疗效评价标准(Response Evaluation Criteria in Solid Tumors,RECIST)被广泛认为是肿瘤治疗效果评估的首选方法(Hallinan & Venkatesh,2013)。然而,在大多数研究中,这种测量集中在实体器官肿瘤,而对胃肠道肿瘤疗效评价的作用有限(Hallinan & Venkatesh,2013)。

胃肠道肿瘤疗效监测的难点之一是由于不规则的结构,难以准确和可重复地测量原发病变(Kim et al,2010)。弥漫性同心壁增厚的癌症,如胃癌的皮革胃,可能很难或不可能得到准确的测量值(Ng et al,1996)。

对于胃癌,Mazzei 等通过二维多平面重建获得了用曲线测量的最大肿瘤直径(D-max),以获得新辅助化疗后 CT 最大肿瘤延伸率和 D-max 缩小率,并报道了放射学和组织学 D-max 测量值之间很强的相关性(Mazzei et al,2018)。对于直肠癌,基线和治疗后矢状位图像之间最大肿瘤长径的变化,被作为评估肿瘤疗效指标(Patel et al,2012)。EXPERT-C 试验是一项直肠癌的 2 期随机临床试验,展现了 RECIST 评估与预后之间的良好相关性(Patel et al,2012;Richman et al,2017)。但是 CORE 试验表明,尽管肿瘤长径评估与组织病理学 T 期有很好的相关性,在矢状位 MR 图像上两个测量者之间测得最大肿瘤长径的可重复性很小(k=0.13)(Patel et al,2012;Joensuu et al,2008;Patel & Brown et al,2012)。因此,长度测量在评估肿瘤疗效中是有用的,但由于缺乏观察者间的可重复性,在临床试验中可能需要进行集中审查(Patel et al,2012;Richman et al,2017)。

在评估肿瘤大小的变化时,肿瘤体积测量比一维测量更准确,可以客观地评价肿瘤大小的变化（Graser et al, 2008）。肿瘤体积可以自动或半自动测量，必要时可借助分割软件进行手动操作。肿瘤体积测定已被临床应用于 GIST（Schramm et al, 2013）、胃癌（Wang et al, 2017）和结直肠癌（Kim et al, 2010; Arredondo et al, 2014; Lambregts et al, 2015）治疗反应的评估。

2.2.4　疗效评价标准

与细胞毒性的传统化疗方法相比，靶向疗法主要表现出抑制细胞效应，并可能导致肿瘤坏死，而不是肿瘤尺寸的显著减小。因此，RECIST 标准对评估靶向治疗中的反应变化可能不够敏感。Choi 等报告称，RECIST 明显低估了晚期 GIST 中伊马替尼治疗的肿瘤疗效（Choi et al, 2004）。Choi 等提出了 GIST 中伊马替尼疗效评价标准（Choi 标准）（Choi et al, 2007）。Choi 标准除了肿瘤的大小外，还使用了肿瘤的密度值。

它将肿瘤密度降低≥15%Hounsfield 单位（HU 值）或肿瘤大小减小≥10% 定义为 PR（而不是 RECIST 中应用的 30%）。而无效被定义为≥10% 大小的增加，且不符合肿瘤密度的 PR 标准。Choi 标准与伊马替尼治疗 GIST 患者的特异生存相关性优于 RECIST（Choi, 2008; Choi et al, 2007）。已有尝试调整 Choi 标准以评估其他肿瘤（Tirkes et al, 2013）。

对于接受免疫治疗的患者，常规和非常规疗效反应已经被报道。例如，患者可能表现出继发于炎症反应的假性进展，这可以类似疾病的进展或在肿瘤萎缩后出现新的病变（Procaccio et al, 2017）。假性进展的影像学成像上的生长是继发于免疫细胞浸润，如肿瘤周围细胞毒性 T 淋巴细胞浸润、水肿和坏死（Chiou & Burotto, 2015）。RECIST 标准可能不足以评估免疫治疗效果，如 irRC（Wolchok et al, 2009）和 irRECIST 标准（Seymour et al, 2017）已经被提出专门用以评价免疫治疗效果。然而，它们仍然没有被普遍采用，特别是在胃肠道肿瘤免疫治疗的临床试验中（Procaccio et al, 2017）。需要一种新的、特异的方法来评估免疫治疗效果，以指导免疫治疗。

一组 PD-1 或 PD-L1 免疫治疗的研究中，免疫治疗开始后的早期可能会发生意外突然的肿瘤激增（图 7-6），称为超进展（Fuentes-Antras et al, 2018; Wang et al, 2018）。与假性进展不同，肿瘤生长不是由炎症增加引起的，而是由免疫检查点阻断剂作为肿瘤进展增强剂的一种合理特殊效应引起的，而超进展患者的生存预后更差（Fuentes-Antras et al, 2018; Wang et al, 2018）。

早期诊断和仔细监测超进展是必要的。虽然没有确定超进展的一致定义，但它可以被描述为在第一次治疗前基线扫描结合肿瘤生长动力学时符合 RECIST 进展，并且比较治疗前后时，肿瘤增长率至少增加了一倍（每个时间间隔肿瘤体积的百分比变化）（Fuentes-Antra et al, 2018）。

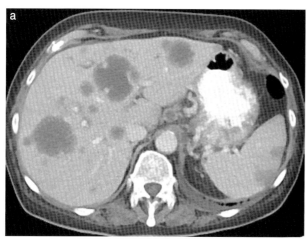
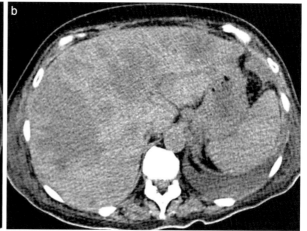

图 7-6　一例有转移性胃癌病史患者，曾接受 FOLFOX 治疗。（a）轴位增强 CT 示胃底原发肿瘤，伴多发肝转移，肝胃韧带淋巴结肿大，左胸腔积液；（b）患者近期在外单位参与伊匹木单抗和纳武利尤单抗的临床试验，因其病情恶化，于急诊科经轴位非增强 CT 检查。见肝转移增加和新的少量腹水。新的和增大的肺结节和胸腔积液也存在（未显示），肿瘤达到总体进展

94   第Ⅲ部分　各类肿瘤疗效影像学评价特异检查方法

3. 胃肠道恶性肿瘤疗效影像学评价的新方法/挑战

3.1　FDG-PET/CT

^{18}F-FDG-PET/CT 作为证明癌症治疗早期疗效的重要技术手段，已被广泛认可（Ben-Haim & Ell，2009）。在胃癌的研究中，一些研究表明除了肿瘤大小的变化外，还可以通过评估早期同位素摄取代谢变化来确定治疗方案的有效性（Lim et al，2006；Kitajima et al，2017），并可能在判断治疗原则中发挥重要作用（Ben-Haim & Ell，2009）。FDG-PET/CT 未来在胃肠道肿瘤治疗中的作用可能会逐渐更加普及（Lee et al，2014）。

PET 具有较高的结直肠癌治疗中期疗效诊断评价性能（敏感性和特异性≈80%），但在放疗后疗效评价特异性较低（≈60%）（Jhaveri & Hosseini-Nik，2015），放射后 ^{18}F-FDG 活性的增加也可能是由于炎症改变，而可能在放疗结束后持续 6 个月存在假阳性结果（Ben-Haim & Ell，2009；Kekelidze et al，2013）。部分研究已分析了 ^{18}F-FDG PET 在有效者和无效者的治疗早期疗效预测中作用，但仍需要进行大规模的前瞻性试验，以验证 ^{18}F-FDG PET 评价标准在个体患者治疗决策中的应用价值，从而在手术切除前最大化肿瘤治疗的有效性（Ben-Haim & Ell，2009；Kekelidze et al，2013）。

^{18}F-FDG-PET/CT 越来越广泛应用于 GIST 的治疗监测，FDG PET 对早期疗效的评估比形态影像学更为敏感。然而，有几个问题仍然悬而未决，包括监测治疗过程中的合适时间和规范的疗效评价标准（Dimitrakopoulou-Strauss et al，2017）。

3.2　弥散加权 MR 成像

弥散加权 MR 成像（Diffuse-Weighted MR Imaging，DW-MRI）测量组织中水分子的流动性。水在肿瘤等高细胞组织中的扩散受到限制，高度细胞性组织在 DW-MRI 影像中的信号强度较高。DW-MRI 已被应用于研究胃癌（Giganti et al，2014；De Cobelli et al，2013）、结直肠癌以及 GIST（Vernuccio，2016）的疗效评价，尤其直肠癌中获得良好效果。最近的研究报道 DW-MRI 可能有助于评估结直肠癌放化疗后的疗效（Jhaveri &

Hosseini-Nik，2015；Kekelidze et al，2013；Lambregts et al，2015）。放化疗后，有效者细胞减少，出现纤维化或坏死，导致弥散增加，ADC 值降低（Park & Chun，2013；Bang et al，2010；Fuchs et al，2014；Wilke et al，2014；Joshi et al，2018；Jhaveri & Hosseini-Nik，2015）。由于细胞死亡和血管改变通常发生在大小变化之前，DW-MRI 也被证明可以作为治疗效果评价的早期标志物（Kekelidze et al，2013）。研究表明与传统 MRI 相比，DW-MRI 联合传统 MRI 显著提高了放射科医生判定疗效 CR 的依据，并防止了 MRI 分期偏晚（Kim et al，2010；Kekelidze et al，2013；Blazic & Campbell，2016）。一项荟萃分析研究结果显示，DW-MRI 在放化疗后直肠肿瘤再分期中敏感性更好（62%~94%），其特异性（74%~91%）与常规 MRI 几乎相同（Jhaveri & HosseiniNik，2015；Chen et al，2017）；然而淋巴结分期仍然具有一定的难度（Kekelidze et al，2013；Arredondo et al，2014）。

3.3　动态增强 CT 和 MR

具有定量参数的动态增强（dynamic contrast-enhanced，DCE）CT 和 MRI，已被认为是胃肠道肿瘤的潜在预后生物标志物，并被应用于评估胃癌、结直肠癌和 GIST 的治疗效果（Consolino et al，2017）。

肿瘤体积缩小之前，肿瘤微循环的退变被认为是治疗有效的重要早期预后因素（Kim et al，2010）。肿瘤组织血管通透性的定量表示为 K^{trans}（容量转移常数，毛细血管通透性的一种度量）。最近的 DCE-MRI 研究表明，放化疗后 K^{trans} 的平均值明显下降与局部进展期直肠癌的良好疗效相关，而持续升高值表示存在残存的活动性病变（George et al，2001；Kim et al，2014；Intven et al，2015）。DCE-MRI 有助于预测直肠癌放化疗的疗效。K^{trans} 值高的直肠癌对放化疗的疗效似乎比 K^{trans} 值低的直肠癌好（George et al，2001；Tong et al，2015）。

研究 DCE-CT 作为直肠癌疗效的生物标志物的结果中发现，化疗或放疗后瘤体内血流量和血容量显著减少（Bellomi et al，2007；Sahani et al，2005）。Bellomi 等还认为，基线低灌注值与较差的肿瘤治疗效果有关（Bellomi et al，2007）。对于胃癌和 GE 结合部癌，Hanse 等研究报告显示，CT

灌注对新辅助化疗的疗效评估仅有中等的敏感性和特异性,作为单一的诊断技术,不足以用于临床决策(Lundsgaard Hansen et al, 2014)。

3.4 采用双能谱 CT 的单能谱成像技术

双能(Dual-energy, DE)CT 允许使用两种不同的能谱,根据特定物质的能量不同衰减特性进行物质分解。这一特性可完成碘的定量标测,并被应用于如不同病理亚组胃癌微血管密度评估等肿瘤影像学成像(Chen et al, 2017; Liang et al, 2017)。

碘定量还可作为监测肿瘤治疗效果的替代生物标志物(Agrawal et al, 2014)。研究表明,通过 DE CT 测量的肿瘤碘浓度可能有助于预测局部晚期胃癌新辅助化疗的疗效(Gao et al, 2018)和 GIST 酪氨酸激酶抑制剂疗效评估(Meyer et al, 2013; Apfaltrer et al, 2012)。有研究发现在基线和标准新辅助化疗后,胃癌碘浓度的变化有助于预测胃癌的病理转归,优于肿瘤厚度,动脉期碘浓度比静脉期碘浓度预测效果更好(Tang et al, 2015)。

3.5 影像组学特征

影像组学根据强度、形状、大小或体积和纹理提取定量成像特征。影像组学可以使用 CT、MRI 和 PET 进行断层成像,用于诊断、评估预后和预测肿瘤治疗效果(Gillies et al, 2016; Lubner et al, 2017)。

最近,越来越多的研究使用影像组学特征来评估胃肠道肿瘤。Ng 等人通过 CT 纹理特征评估 55 例结直肠肿瘤,结果显示其可能改善预后预测(Ng et al, 2013)。Giganti 等对 56 例新辅助治疗前胃腺癌的 CT 影像组学特征进行了评价,并与治疗后最终手术后病理组织学的肿瘤消退等级对比,获得了疗效的相关信息,建立预后风险分层模型,得到理想的研究结论(Giganti et al, 2017)。Jeng 等为评估其生存率和化疗效果,回顾性分析 1 591 例胃腺癌患者的 CT 影像组学特征,结果发现报告放射组学特征可有效预测生存率,有提高 TNM 分期系统预后评价准确性的潜能(Jiang et al, 2018)。这些研究表明,影像组学可能是预测患者生存和选择可能受益于治疗患者的有力工具。

4. 结论

胃肠道肿瘤的治疗效果主要是通过 CT 或 MRI 常规的形态学参数根据实体肿瘤疗效评价标准(RECIST)来评估。然而,^{18}F-FDG-PET/CT 也被广泛接受为评估治疗早期疗效的关键工具。新的成像技术,如弥散加权 MRI、动态增强 CT 或 MRI、使用双能量 CT 系统的单能谱 CT 以及 CT、MRI 和 PET 的影像组学分析,可能有助于治疗效果的评估和预测。

(宋国栋　冯强　译　高军林　李军　校)

参考文献

Agrawal MD, Pinho DF, Kulkarni NM, Hahn PF, Guimaraes AR, Sahani DV (2014) Oncologic applications of dual-energy CT in the abdomen. Radiographics 34(3):589–612

Apfaltrer P, Meyer M, Meier C, Henzler T, Barraza JM Jr, Dinter DJ et al (2012) Contrast-enhanced dual-energy CT of gastrointestinal stromal tumors: is iodine-related attenuation a potential indicator of tumor response? Investig Radiol 47(1):65–70

Arnoletti JP, Bland KI (2006) Neoadjuvant and adjuvant therapy for rectal cancer. Surg Oncol Clin N Am 15(1):147–157

Arredondo J, Gonzalez I, Baixauli J, Martinez P, Rodriguez J, Pastor C et al (2014) Tumor response assessment in locally advanced colon cancer after neoadjuvant chemotherapy. J Gastrointest Oncol 5(2):104–111

Bailey CE, Hu CY, You YN, Bednarski BK, Rodriguez-Bigas MA, Skibber JM et al (2015) Increasing disparities in the age-related incidences of colon and rectal cancers in the United States, 1975–2010. JAMA Surg 150(1):17–22

Bang YJ, Van Cutsem E, Feyereislova A, Chung HC, Shen L, Sawaki A et al (2010) Trastuzumab in combination with chemotherapy versus chemotherapy alone for treatment of HER2-positive advanced gastric or gastro-oesophageal junction cancer (ToGA): a phase 3, open-label, randomised controlled trial. Lancet 376(9742):687–697

Bellomi M, Petralia G, Sonzogni A, Zampino MG, Rocca A (2007) CT perfusion for the monitoring of neoadjuvant chemotherapy and radiation therapy in rectal carcinoma: initial experience. Radiology 244(2):486–493

Ben-Haim S, Ell P (2009) ^{18}F-FDG PET and PET/CT in the evaluation of cancer treatment response. J Nucl Med 50(1):88–99

Blazic IM, Campbell NM (2016) Gollub MJ. MRI for evaluation of treatment response in rectal cancer. Br J Radiol 89(1064):20150964

Bray F, Ferlay J, Soerjomataram I, Siegel RL, Torre LA, Jemal A (2018) Global cancer statistics 2018: GLOBOCAN estimates of incidence and mortality worldwide for 36 cancers in 185 countries. CA Cancer J Clin 68(6):394–424

Chen XH, Ren K, Liang P, Chai YR, Chen KS, Gao JB (2017) Spectral computed tomography in advanced gastric cancer: can iodine concentration non-invasively assess angiogenesis? World J Gastroenterol 23(9):1666–1675

Chiou VL, Burotto M (2015) Pseudoprogression and immune-related response in solid tumors. J Clin Oncol 33(31):3541–3543

Choi H (2008) Response evaluation of gastrointestinal stromal tumors. Oncologist 13(Suppl 2):4–7

Choi H, Charnsangavej C, de Castro Faria S, Tamm EP, Benjamin RS, Johnson MM et al (2004) CT evaluation of the response of gastrointestinal stromal tumors after imatinib mesylate treatment: a quantitative analysis correlated with FDG PET findings. AJR Am J Roentgenol 183(6):1619–1628

Choi H, Charnsangavej C, Faria SC, Macapinlac HA, Burgess MA, Patel SR et al (2007) Correlation of computed tomography and positron emission tomography in patients with metastatic gastrointestinal stromal tumor treated at a single institution with imatinib mesylate: proposal of new computed tomography response criteria. J Clin Oncol 25(13):1753–1759

Choi JI, Joo I, Lee JM (2014) State-of-the-art preoperative staging of gastric cancer by MDCT and magnetic resonance imaging. World J Gastroenterol 20(16):4546–4557

Coccolini F, Nardi M, Montori G, Ceresoli M, Celotti A, Cascinu S et al (2018) Neoadjuvant chemotherapy in advanced gastric and esophago-gastric cancer. Meta-analysis of randomized trials. Int J Surg 51:120–127

Consolino L, Longo DL, Sciortino M, Dastru W, Cabodi S, Giovenzana GB et al (2017) Assessing tumor vascularization as a potential biomarker of imatinib resistance in gastrointestinal stromal tumors by dynamic contrast-enhanced magnetic resonance imaging. Gastric Cancer 20(4):629–639

Das S, Ciombor KK, Haraldsdottir S, Goldberg RM (2018) Promising new agents for colorectal cancer. Curr Treat Options in Oncol 19(6):29

De Cobelli F, Giganti F, Orsenigo E, Cellina M, Esposito A, Agostini G et al (2013) Apparent diffusion coefficient modifications in assessing gastro-oesophageal cancer response to neoadjuvant treatment: comparison with tumour regression grade at histology. Eur Radiol 23(8):2165–2174

Demetri GD, van Oosterom AT, Garrett CR, Blackstein ME, Shah MH, Verweij J et al (2006) Efficacy and safety of sunitinib in patients with advanced gastrointestinal stromal tumour after failure of imatinib: a randomised controlled trial. Lancet 368(9544):1329–1338

Demetri GD, Reichardt P, Kang YK, Blay JY, Rutkowski P, Gelderblom H et al (2013) Efficacy and safety of regorafenib for advanced gastrointestinal stromal tumours after failure of imatinib and sunitinib (GRID): an international, multicentre, randomised, placebo-controlled, phase 3 trial. Lancet 381(9863):295–302

Dimitrakopoulou-Strauss A, Ronellenfitsch U, Cheng C, Pan L, Sachpekidis C, Hohenberger P et al (2017) Imaging therapy response of gastrointestinal stromal tumors (GIST) with FDG PET, CT and MRI: a systematic review. Clin Transl Imaging 5(3):183–197

Eisenhauer EA, Therasse P, Bogaerts J, Schwartz LH, Sargent D, Ford R et al (2009) New response evaluation criteria in solid tumours: revised RECIST guideline (version 1.1). Eur J Cancer 45(2):228–247

Fuchs CS, Tomasek J, Yong CJ, Dumitru F, Passalacqua R, Goswami C et al (2014) Ramucirumab monotherapy for previously treated advanced gastric or gastro-oesophageal junction adenocarcinoma (REGARD): an international, randomised, multicentre, placebo-controlled, phase 3 trial. Lancet 383(9911):31–39

Fuentes-Antras J, Provencio M, Diaz-Rubio E (2018) Hyperprogression as a distinct outcome after immunotherapy. Cancer Treat Rev 70:16–21

Gao X, Zhang Y, Yuan F, Ding B, Ma Q, Yang W et al (2018) Locally advanced gastric cancer: total iodine uptake to predict the response of primary lesion to neoadjuvant chemotherapy. J Cancer Res Clin Oncol 144(11):2207–2218

George ML, Dzik-Jurasz AS, Padhani AR, Brown G, Tait DM, Eccles SA et al (2001) Non-invasive methods of assessing angiogenesis and their value in predicting response to treatment in colorectal cancer. Br J Surg 88(12):1628–1636

Giganti F, De Cobelli F, Canevari C, Orsenigo E, Gallivanone F, Esposito A et al (2014) Response to chemotherapy in gastric adenocarcinoma with diffusion-weighted MRI and (18) F-FDG-PET/CT: correlation of apparent diffusion coefficient and partial volume corrected standardized uptake value with histological tumor regression grade. J Magn Reson Imaging 40(5):1147–1157

Giganti F, Marra P, Ambrosi A, Salerno A, Antunes S, Chiari D et al (2017) Pre-treatment MDCT-based texture analysis for therapy response prediction in gastric cancer: comparison with tumour regression grade at final histology. Eur J Radiol 90:129–137

Gillies RJ, Kinahan PE, Hricak H (2016) Radiomics: images are more than pictures, they are data. Radiology 278(2):563–577

Graser A, Becker CR, Reiser MF, Stief C, Staehler M (2008) Volumetry of metastases from renal cell carcinoma: comparison with the RECIST criteria. Radiologe 48(9):850–856

Hallinan JT, Venkatesh SK (2013) Gastric carcinoma: imaging diagnosis, staging and assessment of treatment response. Cancer Imaging 13:212–227

Hu B, El Hajj N, Sittler S, Lammert N, Barnes R, Meloni-Ehrig A (2012) Gastric cancer: classification, histology and application of molecular pathology. J Gastrointest Oncol 3(3):251–261

Ilson DH (2018) Advances in the treatment of gastric cancer. Curr Opin Gastroenterol 34(6):465–468

Intven M, Reerink O, Philippens ME (2015) Dynamic contrast enhanced MR imaging for rectal cancer response assessment after neo-adjuvant chemoradiation. J Magn Reson Imaging 41(6):1646–1653

Isobe T, Hashimoto K, Kizaki J, Matono S, Murakami N, Kinugasa T et al (2015) Characteristics and prognosis of mucinous gastric carcinoma. Mol Clin Oncol 3(1):44–50

Jhaveri KS, Hosseini-Nik H (2015) MRI of rectal cancer: an overview and update on recent advances. AJR Am J Roentgenol 205(1):W42–W55

Jiang Y, Chen C, Xie J, Wang W, Zha X, Lv W et al (2018) Radiomics signature of computed tomography imaging for prediction of survival and chemotherapeutic benefits in gastric cancer. EBioMedicine 36:171–182

Joensuu H (2008) Risk stratification of patients diagnosed with gastrointestinal stromal tumor. Hum Pathol 39(10):1411–1419

Joshi SS, Maron SB, Catenacci DV (2018) Pembrolizumab for treatment of advanced gastric and gastro-esophageal junction adenocarcinoma. Future Oncol 14(5):417–430

Kekelidze M, D'Errico L, Pansini M, Tyndall A, Hohmann J (2013) Colorectal cancer: current imaging methods and future perspectives for the diagnosis, staging and therapeutic response evaluation. World J Gastroenterol 19(46):8502–8514

Kim DJ, Kim JH, Lim JS, Yu JS, Chung JJ, Kim MJ et al (2010) Restaging of rectal cancer with MR imaging after concurrent chemotherapy and radiation therapy. Radiographics 30(2):503–516

Kim SH, Lee JM, Gupta SN, Han JK, Choi BI (2014) Dynamic contrast-enhanced MRI to evaluate the therapeutic response to neoadjuvant chemoradiation therapy in locally advanced rectal cancer. J Magn Reson Imaging 40(3):730–737

Kitajima K, Nakajo M, Kaida H, Minamimoto R, Hirata K, Tsurusaki M et al (2017) Present and future roles of FDG-PET/CT imaging in the management of gastrointestinal cancer: an update. Nagoya J Med Sci 79(4):527–543

Lambregts DM, Rao SX, Sassen S, Martens MH, Heijnen LA, Buijsen J et al (2015) MRI and diffusion-weighted MRI volumetry for identification of complete tumor responders after preoperative chemoradiotherapy in patients with rectal cancer: a bi-institutional validation study. Ann Surg 262(6):1034–1039

Lauren P (1965) The two histological main types of gastric carcinoma: diffuse and so-called intestinal-type carcinoma. An attempt at a histo-clinical classification. Acta Pathol Microbiol Scand 64:31–49

Lee JH, Kim JG, Jung HK, Kim JH, Jeong WK, Jeon TJ et al (2014) Clinical practice guidelines for gastric cancer in Korea: an evidence-based approach. J Gastric Cancer 14(2):87–104

Liang P, Ren XC, Gao JB, Chen KS, Xu X (2017) Iodine concentration in spectral CT: assessment of prognostic determinants in patients with gastric adenocarcinoma. AJR Am J Roentgenol 209(5):1033–1038

Liegl B, Hornick JL, Lazar AJ (2009) Contemporary pathology of gastrointestinal stromal tumors. Hematol Oncol Clin North Am 23(1):49–68, vii–viii

Lim JS, Yun MJ, Kim MJ, Hyung WJ, Park MS, Choi JY et al (2006) CT and PET in stomach cancer: preop-

erative staging and monitoring of response to therapy. Radiographics 26(1):143–156

Lubner MG, Smith AD, Sandrasegaran K, Sahani DV, Pickhardt PJ (2017) CT texture analysis: definitions, applications, biologic correlates, and challenges. Radiographics 37(5):1483–1503

Lundsgaard Hansen M, Fallentin E, Lauridsen C, Law I, Federspiel B, Baeksgaard L et al (2014) Computed tomography (CT) perfusion as an early predictive marker for treatment response to neoadjuvant chemotherapy in gastroesophageal junction cancer and gastric cancer—a prospective study. PLoS One 9(5):e97605

Mazzei MA, Bagnacci G, Gentili F, Nigri A, Pelini V, Vindigni C et al (2018) Gastric cancer maximum tumour diameter reduction rate at ct examination as a radiological index for predicting histopathological regression after neoadjuvant treatment: a multicentre GIRCG study. Gastroenterol Res Pract 2018:1794524

Meyer M, Hohenberger P, Apfaltrer P, Henzler T, Dinter DJ, Schoenberg SO et al (2013) CT-based response assessment of advanced gastrointestinal stromal tumor: dual energy CT provides a more predictive imaging biomarker of clinical benefit than RECIST or Choi criteria. Eur J Radiol 82(6):923–928

Mocellin S, Marchet A, Nitti D (2011) EUS for the staging of gastric cancer: a meta-analysis. Gastrointest Endosc 73(6):1122–1134

Ng VW, Husband JE, Nicolson VM, Minty I, Bamias A (1996) CT evaluation of treatment response in advanced gastric cancer. Clin Radiol 51(3):215–220

Ng F, Ganeshan B, Kozarski R, Miles KA, Goh V (2013) Assessment of primary colorectal cancer heterogeneity by using whole-tumor texture analysis: contrast-enhanced CT texture as a biomarker of 5-year survival. Radiology 266(1):177–184

Ohhara Y, Fukuda N, Takeuchi S, Honma R, Shimizu Y, Kinoshita I et al (2016) Role of targeted therapy in metastatic colorectal cancer. World J Gastrointest Oncol 8(9):642–655

Park SC, Chun HJ (2013) Chemotherapy for advanced gastric cancer: review and update of current practices. Gut Liver 7(4):385–393

Park SR, Lee JS, Kim CG, Kim HK, Kook MC, Kim YW et al (2008) Endoscopic ultrasound and computed tomography in restaging and predicting prognosis after neoadjuvant chemotherapy in patients with locally advanced gastric cancer. Cancer 112(11):2368–2376

Park JH, Kim JH, Ahn SD, et al (2004). Prospective phase II study of preoperative chemoradiation with capecitabine in locally advanced rectal cancer. Cancer Res Treat 36:354–359

Patel UB, Blomqvist LK, Taylor F, George C, Guthrie A, Bees N et al (2012) MRI after treatment of locally advanced rectal cancer: how to report tumor response—the MERCURY experience. AJR Am J Roentgenol 199(4):W486–W495

Patel UB, Brown G, Rutten H, et al (2012). Comparison of magnetic resonance imaging and histopathological response to chemoradiotherapy in locally advanced rectal cancer. Ann Surg Oncol 19:2842–2852. https://

www.ncbi.nlm.nih.gov/pubmed/22526897

Procaccio L, Schirripa M, Fassan M, Vecchione L, Bergamo F, Prete AA et al (2017) Immunotherapy in gastrointestinal cancers. Biomed Res Int 2017:4346576

Richman DM, Tirumani SH, Hornick JL, Fuchs CS, Howard S, Krajewski K et al (2017) Beyond gastric adenocarcinoma: multimodality assessment of common and uncommon gastric neoplasms. Abdom Radiol (NY) 42(1):124–140

Roh MS, Colangelo LH, O'Connell MJ, Yothers G, Deutsch M, Allegra CJ et al (2009) Preoperative multimodality therapy improves disease-free survival in patients with carcinoma of the rectum: NSABP R-03. J Clin Oncol 27(31):5124–5130

Sahani DV, Kalva SP, Hamberg LM, Hahn PF, Willett CG, Saini S et al (2005) Assessing tumor perfusion and treatment response in rectal cancer with multisection CT: initial observations. Radiology 234(3):785–792

Sauer R, Becker H, Hohenberger W, Rodel C, Wittekind C, Fietkau R et al (2004) Preoperative versus postoperative chemoradiotherapy for rectal cancer. N Engl J Med 351(17):1731–1740

Schramm N, Englhart E, Schlemmer M, Hittinger M, Ubleis C, Becker CR et al (2013) Tumor response and clinical outcome in metastatic gastrointestinal stromal tumors under sunitinib therapy: comparison of RECIST, Choi and volumetric criteria. Eur J Radiol 82(6):951–958

Seymour L, Bogaerts J, Perrone A, Ford R, Schwartz LH, Mandrekar S et al (2017) iRECIST: guidelines for response criteria for use in trials testing immunotherapeutics. Lancet Oncol 18(3):e143–ee52

Tang L, Li ZY, Li ZW, Zhang XP, Li YL, Li XT et al (2015) Evaluating the response of gastric carcinomas to neoadjuvant chemotherapy using iodine concentration on spectral CT: a comparison with pathological regression. Clin Radiol 70(11):1198–1204

Tirkes T, Hollar MA, Tann M, Kohli MD, Akisik F, Sandrasegaran K (2013) Response criteria in oncologic imaging: review of traditional and new criteria. Radiographics 33(5):1323–1341

Tong T, Sun Y, Gollub MJ, Peng W, Cai S, Zhang Z et al (2015) Dynamic contrast-enhanced MRI: use in predicting pathological complete response to neoadjuvant chemoradiation in locally advanced rectal cancer. J Magn Reson Imaging 42(3):673–680

Vernuccio F, Taibbi A, Picone D, L LAG, Midiri M,

Lagalla R et al (2016) Imaging of gastrointestinal stromal tumors: from diagnosis to evaluation of therapeutic response. Anticancer Res 36(6):2639–2648

Wang ZC, Wang C, Ding Y, Ji Y, Zeng MS, Rao SX (2017) CT volumetry can potentially predict the local stage for gastric cancer after chemotherapy. Diagn Interv Radiol 23(4):257–262

Wang Q, Gao J, Pseudoprogression WX (2018) Hyperprogression after checkpoint blockade. Int Immunopharmacol 58:125–135

Weinberg BA, Marshall JL (2019) Colon cancer in young adults: trends and their implications. Curr Oncol Rep 21(1):3

Wilke H, Muro K, Van Cutsem E, Oh SC, Bodoky G, Shimada Y et al (2014) Ramucirumab plus paclitaxel versus placebo plus paclitaxel in patients with previously treated advanced gastric or gastro-oesophageal junction adenocarcinoma (RAINBOW): a double-blind, randomised phase 3 trial. Lancet Oncol 15(11):1224–1235

Wolchok JD, Hoos A, O'Day S, Weber JS, Hamid O, Lebbe C et al (2009) Guidelines for the evaluation of immune therapy activity in solid tumors: immune-related response criteria. Clin Cancer Res 15(23):7412–7420

Xiao Y, Freeman GJ (2015) The microsatellite instable subset of colorectal cancer is a particularly good candidate for checkpoint blockade immunotherapy. Cancer Discov 5(1):16–18

Yaghoubi N, Soltani A, Ghazvini K, Hassanian SM, Hashemy SI (2019) PD-1/ PD-L1 blockade as a novel treatment for colorectal cancer. Biomed Pharmacother 110:312–318

Yoshikawa T, Tanabe K, Nishikawa K, Ito Y, Matsui T, Kimura Y et al (2014) Accuracy of CT staging of locally advanced gastric cancer after neoadjuvant chemotherapy: cohort evaluation within a randomized phase II study. Ann Surg Oncol 21(Suppl 3):S385–S389

Zhao J, Ren G, Cai R, Chen J, Li H, Guo C et al (2017) Mucinous adenocarcinoma and non-mucinous adenocarcinoma: differing clinicopathological characteristics and computed tomography features in gastric cancer. Oncotarget 8(28):45698–45709

Zhou C, Duan X, Zhang X, Hu H, Wang D, Shen J (2016) Predictive features of CT for risk stratifications in patients with primary gastrointestinal stromal tumour. Eur Radiol 26(9):3086–3093

第8章　肝胆和胰腺恶性肿瘤疗效影像学评价

Sanaz Ameli, Mohammadreza Shaghaghi, Ihab R. Kamel & Atif Zaheer

目录

1. 肝细胞癌 ･････････････････････････100
　1.1　WHO 标准 ･･････････････････････100
　1.2　实体肿瘤疗效评估标准（RECIST）1.0 ･･････101
　1.3　实体肿瘤疗效评价标准（RECIST）1.1 ･･････101
　1.4　（修订后）CT 疗效评估标准（Choi 标准） ･･･101
　1.5　肝癌疗效评估标准（RECICL）･････････101
　1.6　欧洲肝脏研究学会标准（EASL Criteria）･･･102
　1.7　改良 RECIST（mRECIST） ･･････････102
2. 评估肿瘤疗效的先进方法 ･･･････････････103
　2.1　CT 灌注成像（CTPI）･････････････103
　2.2　弥散加权成像（DWI）･････････････104
　2.3　体素内非相干运动 MRI（IVIM）･････････105
　2.4　磁共振波谱（MRS）･･････････････105
　2.5　磁共振灌注加权成像（MR-PWI）･･･････105
　2.6　FDG-PET/CT 和 PET/MRI ･･････････105
3. 肝内胆管癌 ･･･････････････････････107
4. 胰腺导管腺癌 ･･･････････････････････108
　4.1　多层螺旋 CT ･･･････････････････108
　4.2　实体肿瘤疗效评估标准（RECIST）1.1 ･･････108
　4.3　Choi 准则 ･･････････････････････108
　4.4　FDG-PET/CT ･･････････････････109
　4.5　实体肿瘤疗效 PET 评估标准（PERCIST）･･･109
　4.6　PET/MR ･･･････････････････････109
　4.7　动态增强 MRI（DCE-MRI）･･･････････109
　4.8　DWI ･･････････････････････････109
　4.9　纹理分析 ･･････････････････････110
5. 结论 ･･････････････････････････････110
参考文献 ･･･････････････････････････110

摘要

肝细胞癌（hepatocellular carcinoma, HCC）、胆管癌和胰腺导管腺癌（pancreatic ductal adenocarcinoma, PDAC）是最常见的原发性肝、胆和胰腺癌症，并且生存率较低。随着近几十年来抗癌治疗的进步，疗效评估变得更加重要，并且已采用不同的技术手段来评估疗效。传统方法仅依靠减小尺寸，而新技术专注于将肿瘤微观功能特征变化纳入评价标准。评估 HCC 疗效中，WHO 和 RECIST 仅将肿瘤缩小定义为治疗有效。随着 HCC 局部治疗和分子靶向疗法进入临床，通过增补功能成像参数（例如肿瘤增强）的新评估标准，弥补了仅以大小定义经典评价标准的局限性。Choi、RECICL、EASL 标准和 mRECIST 等功能性标准大多关注于肿瘤细胞活性/功能性，在疗效评估中更为准确。此外，CTPI、DWI、IVIM、MRS、MR-PWI、FDG-PET/CT 和 PET/MRI 等先进技术可以检测分子水平的临床治疗反应，并可在形态变化发生之前评估疗效。与 HCC 相似，除常规大小标准外，还使用功能性标准（如 FDG-PET/CT, PET/MRI, DCE-MRI 和 DWI）来评估胆管癌和 PDAC，以检测治疗反应的早期变化。

HCC、胆管癌和 PDAC 分别是最常见的肝胆和胰腺的原发性癌症，并且预后较差，其 5 年生存率最高估计分别为 31%、15%、14%（Liver Cancer Survival Rates n.d.; Pancreatic Cancer Survival Rates, by Stage n.d.; Survival Rates for Bile Duct Cancer, 2018）。随着近几十年来抗癌手段的进步，临床疗效评估

变得越来越重要。20 世纪 60 年代首次对肿瘤反应进行了评估,当时肿瘤大小的减小被定义为几种不能手术的胃肠道实体瘤(gastrointestinal,GI)治疗反应的标准(Hurley & Ellison,1960)。此后,几种其他方法被尝试评估治疗反应,直到1981 年世界卫生组织(World Health Organization,WHO)宣布试图标准化治疗反应标准。并根据这些标准将治疗效果分为四类:完全缓解(complete response,CR)、部分缓解(partial Response,PR)、病情稳定(stable disease,SD)和疾病进展(progressive disease,PD)(Miller et al,1981)。除了反应时间间隔(time intervals to response,TTR)或进展时间间隔(time intervals to progression,TTP)外,许多临床试验还利用 WHO 分类的治疗效果评价作为预测治疗反应的预后分析。随着治疗方法的不断发展,人们认识到 WHO 标准中的一些缺陷,从而制定了更准确的标准。其中包括:实体瘤疗效评价标准(Response Evaluation Criteria in Solid Tumors,RECIST)、改良实体瘤疗效评价标准(modified RECIST,mRECIST)、RECIST 1.1 和欧洲肝脏研究协会(European Association for the Study of the Liver,EASL)指南(Bruix et al,2001;Therasse et al,2000;Eisenhauer et al,2009;Schwartz et al,2016)。治疗方式的改变需要更先进的影像学标准来准确评估疗效。例如,局部区域治疗(loco-regional therapy,LRT)可能不会在短时间内改变肿瘤大小,而是需要通过肿瘤功能特征的变化来评估疗效(Kamel et al,2007;Yaghmai et al,2013)。功能成像是一种新方法,它可以通过研究肿瘤的新陈代谢、血流量和组织结构来评估治疗后的变化。在常规 MRI 和 CT 成像基础上,又补充了弥散加权成像(diffusion-weighted imaging,DWI)、表观弥散系数(apparent diffusion coefficient,ADC)图、动态增强扫描(dynamic contrast enhancement,DCE-MRI)、CT 灌注和 PET-CT 之类的技术。这些技术能够在分子水平上研究组织特征,可以作为评估肿瘤治疗效果的新型生物标志物(Minocha & Lewandowski,2015)。

1. 肝细胞癌

HCC 是肝脏中最常见的原发性肿瘤,并且是世界上因癌症导致的死亡的最常见原因之一(Di Bisceglie,1997)。肝细胞癌唯一有效的治疗方法是肝切除,但当疾病进展到晚期时,不适合手术治疗。

通常用 Milan 标准筛选具有肝癌手术指征的患者。其标准为:单个肿瘤直径不超过 5cm;或肿瘤数目不超过 3 个,最大直径不超过 3cm,且无任何血管浸润或转移(Iwatsuki et al,1985)。非手术性肿瘤消除术如经动脉化疗栓塞(trans-arterial chemoembolization,TACE)可将高浓度的化疗药物输送至靶向病灶,提高了无法手术 HCC 患者的生存率。评估治疗反应很重要,因为这些治疗方法用于肿瘤大小超出 Milan 标准而不适合手术的患者。随着 LRT 的接受程度越来越高,疗效的早期评估对于预后评价和规划治疗方案越来越重要(Kamel et al,2006)。

总体而言,HCC 是功能成像领域中研究最多的肿瘤之一。在临床工作中已常规使用基于肿瘤大小的疗效评估方法。以肿瘤大小的变化作为评价标准时,只有肿瘤缩小被认为是治疗有效。WHO、RECIST 1.0 和 RECIST 1.1 是主要的三个标准。与增强 MRI(CE MRI)比较,增强 CT(Contrast-enhanced CT,CE CT)在评价化疗栓塞后肿瘤预后的准确性较低,这是因为 CT 受栓塞后病变内高密度碘油沉积物的影响很大,增强扫描时肿瘤的强化程度很难评估(Hunt et al,2009)。体积测量与肿瘤组织病理学有更好的相关性,并且与横断面测量相比,体积测量可以更好地显示肿瘤的不规则形状和对治疗的疗效反应(Bonekamp et al,2013)。将体积测量值与 MRI 功能成像生物学标记物(如增强序列和扩散加权序列)相结合,可以获得最佳评价结果(Chapiro et al,2014)。

1.1 WHO 标准

WHO 标准定义于 1979 年,对肿瘤大小进行二维测量来评估肿瘤对治疗的反应。可以通过将肿瘤的最长径(longest diameter,LD)乘以其垂直径测量肿瘤的大小。多个病变的情况时,将病变的 LD 与其垂直径线的乘积相加(Sylvester,1980)。根据 WHO 标准,肿瘤反应可分为四类,如表 8-1 所示。

表 8-1   WHO 标准肿瘤治疗效果分类

疗效分类	标准
完全缓解(CR)	治疗 4 周后,靶肿瘤完全消失
部分缓解(PR)	治疗 4 周后,靶肿瘤体积缩小≥50%
病情稳定(SD)	不缓解也不进展
疾病进展(PD)	一个或多个病灶增大≥25%,或出现新病灶

此标准的局限性包括：①测量值可重复性差；②仅以肿瘤大小作为标准，未考虑其他治疗反应，如肿瘤坏死；③关于可测量病变的最小或最大数量无标准界定；④测量肿瘤的最小和最大径线没有标准限定（Therasse et al, 2000）。此外，对比时间的间隔差异肝脏中肿瘤的外观会改变，从而导致测量结果不一致（Hayano et al, 2015）。

1.2　实体肿瘤疗效评估标准（RECIST）1.0

RECIST 1.0 于 2000 年建立，旨在应对 WHO 标准的局限性。根据这些标准，使用传统的影像方法如 X 线摄影病变至少 2cm 大小，或使用螺旋 CT 病变至少 1cm，被认为是可测量病变，每个器官最多可以测量 5 个病变，总共可以测量 10 个病变。RECIST 1.0 是一维测量，可计算所有靶病变 LD 的总和。RECIST 标准的 CR 和 SD 与 WHO 标准相似；PR 定义为治疗 4 周后 LD 总数减少≥30%，PD 定义为 LD 总数增加≥20%（Therasse et al, 2000）。

RECIST 标准相比于 WHO 标准有几个优势，然而仍然具有一些局限性，包括：①所有测量都是主观的，因此很难重复；②无法区分肿瘤和坏死；③浸润性肿瘤边界不清者不能准确测量；④最多 10 个靶病灶数目似乎是任意的；⑤没有明确的淋巴结评估方法（Gonzalez-Guindalini et al, 2013）。

在一些研究中，WHO 标准优于 RECIST 1.0，因为 WHO 更好地处理了肝癌肿瘤的非球形特性。然而，这两个标准在评估 LRT 反应时表现相似。WHO 和 RECIST 1.0 标准最早可在 7.7 个月时检测治疗效果，这种相对较长的间隔可能不适合手术患者。然而，这些标准可以作为对总生存率做出可靠的预测（Riaz et al, 2010）。

1.3　实体肿瘤疗效评价标准（RECIST）1.1

RECIST 的修订版于 2009 年发布。新准则的变化如下：①每个患者总共评估 5 个病灶，肝脏评估的病变数为 2 个；②淋巴结短轴≥15mm 被视为靶病变；③对于 PD，除了 LD 之和增加≥20% 外，还需要 LD 之和绝对增加至少 5mm；④所有病变应该完全消失，淋巴结在短轴上必须缩小到 <10mm，符合 CR；⑤修订后的 RECIST 还包括纳入 ^{18}F-氟脱氧葡萄糖（^{18}F-fluorodeoxyglucose, FDG）正电子发射断层扫描（positron emission tomography, PET）检测新病变的新指南（Eisenhauer et al, 2009）。

这些标准的局限性包括：①RECIST 1.1 也提供了一维测量，并假设所有肿瘤都是球形；

②RECIST 1.1 和以往的所有指南一样，认为最大的病变是靶病变，这可能受主观性的影响，只要 LRT 可行，可以针对不同的病灶在不同的时间点进行治疗；③肿瘤坏死仍未作为评估疗效的标准的一部分；④未规定静脉注射对比剂后，对病灶进行测量的时机（Gonzalez-Guindalini et al, 2013）。

随着局部区域治疗和分子靶向治疗用于肝癌，以病变大小标准的局限性变得更加明显，因为这些治疗可能不会缩小肿瘤，而引起肿瘤坏死，甚至可能由于出血或炎症而使肿瘤增大（Atassi et al, 2008）。因此，为了克服以往标准的局限性，新的标准被开发出来，除了大小，还考虑如肿瘤强化程度等功能成像参数。使用这些成像方式，功能标准如 Choi、肝癌反应评价标准（Response Evaluation Criteria in Cancer of the Liver, RECICL）、欧洲肝脏研究学会标准（European Association for Study of the Liver Criteria, EASL）和改良 RECIST（modified RECIST, mRECIST）主要关注肿瘤的活性 / 功能，而不仅仅是肿瘤的大小。

1.4　（修订后）CT 疗效评估标准（Choi 标准）

Choi 标准是在 2007 年制定的，用于评估 GIST 对伊马替尼治疗的反应。伊马替尼是一种酪氨酸激酶抑制剂，具有细胞抑制作用且不引发细胞毒性。自从被引入治疗胃肠间质瘤（gastrointestinal stromal tumor, GIST）以来，关于肿瘤大小的疗效评价方法一直受到质疑（Choi et al, 2007）。在 Choi 标准中，CT 强化系数是通过在门静脉期对病变勾画感兴趣区（region of interest, ROI）来测量的。根据这些标准，CR 和 SD 与之前的标准相同（WHO, RECIST）。但 PR 被描述为治疗后 LD 降低 >10%，肿瘤强化强度降低 >15%。PD 的定义是肿瘤直径增加 10% 或出现新的病变（gonzezguindalini et al, 2013）。虽然 Choi 标准用于 GIST 治疗评估，但它已被用于其他富血供肿瘤，如 HCC（Boninsegna et al, 2017）。几项研究表明，Choi 标准在预测索拉非尼和经动脉栓塞治疗 HCC 患者的生存率方面优于 WHO 标准和 RECIST（Ronot et al, 2014; Weng et al, 2013）。由于对操作者依赖，可重复性受限。三维（region of interest, 3D）半自动体积测量可以解决这一问题，增加肿瘤测量的可重复性（Chalian et al, 2012）。

1.5　肝癌疗效评估标准（RECICL）

肝癌疗效评价标准（Response Evaluation Criteria

in Cancer of the Liver, RECICL）评估肝细胞癌对 LRT 的反应。与以前的方法相比，RECICL 是测量肿瘤坏死部位的变化来评估治疗效果。此外，这些标准加入不同治疗类型的随访评估时间。建议在 TACE 术后 1 个月和 TARE 术后 6 个月进行治疗后影像学评估（Kudo et al, 2010）。与 WHO 标准一样，RECICL 通过二维测量来量化坏死部分。该方法仍处于实验阶段，其潜在优势还有待确定（Kudo et al, 2010）。然而初步数据表明，在索拉非尼治疗 HCC 患者，与 RECICL 1.1 或改良 RECIST 相比，RECICL 具有良好的重复性并且可以更好地预测总生存率（见下文）（Arizumi et al, 2014；Tovoli et al, 2018）。

1.6 欧洲肝脏研究学会标准（EASL Criteria）

欧洲肝脏研究协会在 2000 年提出了新的标准（European Association for Study of the Liver proposed new criteria, EASL 标准），用来解决以大小为基础的标准在评估肿瘤 LRT 疗效评价的局限性。EASL 标准采用与 WHO 标准相同的方法，但不是对整个肿瘤进行二维测量，而是只对存活的肿瘤组织进行测量，即肝细胞癌动脉强化部分的总和。EASL 标准根据横断面图像上增强组织的百分比变化，来评估治疗后坏死的发展。治疗效果分组也与世卫组织指南相同（Bruix et al, 2001）。EASL 可在治疗后 1.6 个月检测肿瘤反应，是肝癌患者独立的生存预测因子（Riaz et al, 2010；

Gillmore et al, 2011）。

1.7 改良 RECIST（mRECIST）

虽然 EASL 标准在影像学上考虑了 HCC 的功能活性方面，关注的是肿瘤的改变部分，而不是整个肿瘤大小，仍有一定的局限性，包括二维测量的复杂性，对新病变或非靶病变的评估缺乏全面的指南。为了解决这些问题，美国肝病研究协会（American Association for the Study of Liver Disease）在 2010 年发布了一份新的指南。他们结合 EASL 标准和 RECIST 标准的一些特点，设计了新的指南，即修订后的 RECIST（mRECIST）。根据 mRECIST，动脉期 CT 或 MRI 肿瘤增强成分最大直径的测量，不考虑肿瘤坏死部分。强化差的 HCC 和强化不典型的肿瘤不能作为靶病变（Lencioni & Llovet, 2010）。mRECIST 的其他方面与 RECIST 1.1 标准相同。

mRECIST 和 EASL 在评估肿瘤反应方面几乎是一样的，最早可在 2 个月时就能检测到变化。此外，两种标准都可以在 TACE 术后 2~3 个月预测总生存率（Gillmore et al, 2011；Lencioni et al, 2017）。

局限性包括：①仍假设肿瘤的存活部分为一个球体；②没有明确的选择靶病灶的指南；③LRT 可以在不同的时间点对病灶进行治疗，每个病灶可以作为靶灶或非靶灶。

图 8-1 显示了传统方法随时间的演变，表 8-2 总结了评估肿瘤治疗效果的所有常规方法。

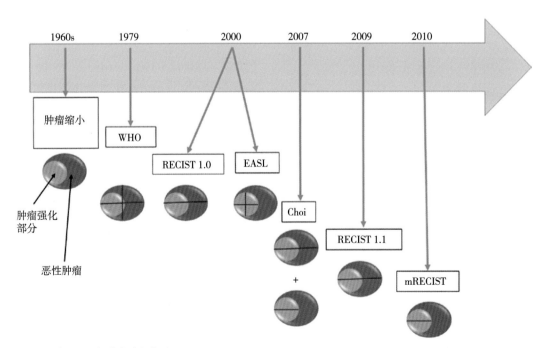

图 8-1　评价肿瘤治疗常规标准

表 8-2　肿瘤疗效评估标准传统分类

疗效分类	WHO 标准	RECIST 1.0	RECIST 1.1	Choi 标准	RECICL	EASL 标准	mRECIST
CR	靶肿瘤治疗 4 周后,肿瘤完全消失	靶肿瘤治疗 4 周后,肿瘤完全消失	靶肿瘤消失,所有病理淋巴结短径必须缩小至 10mm 以下	所有病变完全消失	肿瘤完全坏死	强化组织消失	动脉强化消失,所有病理性淋巴节消失
PR	靶肿瘤治疗 4 周后,肿瘤体积缩小≥50%	靶肿瘤治疗 4 周后,LD 总和减小≥30%	靶肿瘤治疗 4 周后,LD 总和减小≥30%	治疗后 LD 减少 >10%,肿瘤强化减少 >15%	肿瘤坏死在 50%~100% 之间	动脉期强化面积减少 >50%	增强区域直径总和减少≥30%
SD	不是 CR、PR、PD	不是 CR、PR、PD	不是 CR、PR、PD	不是 CR、PR、PD	不是 CR、PR、PD	不是 CR、PR、PD	不是 CR、PR、PD
PD	一或多个病灶大小增加≥25%,或出现新的病灶	LD 总和增加≥20%	LD 总和增加≥20%,LD 总和增加 5mm	肿瘤直径增加 >10% 或出现新病变	肿瘤面积增加 >25%,不考虑坏死的影响[a]	动脉期强化面积增加≥25%	增强区域直径总和增加≥20%

[a] 在 2015 年修订版中定义为肿瘤面积扩大≥50%,其中不包括坏死区域(Hepatology Research 2016;46:3-9)。
LD,最长径[摘自 Radiographics, 2013;33(6):1781-1800]。

2. 评估肿瘤疗效的先进方法

2.1　CT 灌注成像(CTPI)

　　CTPI 是一种应用 CT 测量组织灌注的技术,并将结果生成彩图(图 8-2)。CTPI 静脉注射碘造影剂后,可通过快速连续成像获得。病变密度差随时间的变化表现为时间 - 密度曲线(time-density curve, TDC),然后用不同的数学算法得到不同的灌注参数。CTPI 可以测量肝动脉灌注、

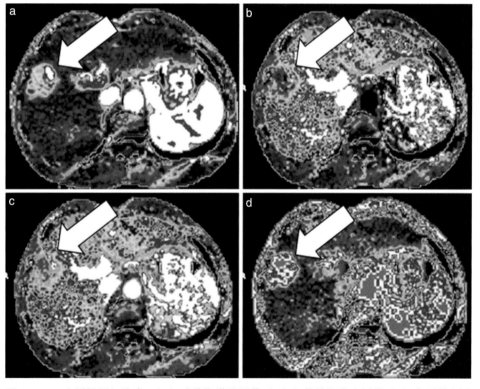

图 8-2　70 岁男性肝细胞癌。(a)动脉期灌注图像;(b)门静脉期灌注图像;(c)全肝灌注图像;(d)动脉期灌注指数图像。采用最大斜率法建立动脉期化疗栓塞术前肿瘤轴位灌注图像。肿瘤(箭头示)成像示与正常肝实质相比,动脉期灌注增加,门静脉期灌注减少。动脉期灌注、门静脉期灌注、全肝灌注和动脉期灌注指数分别为 0.512mL/min、0.226mL/min、0.738mL/min 和 69.4%(摘自 World Journal of Gastroenterology, 2016;22(20):4835-4847)

门脉灌注、血容量和平均通过时间（Yang et al, 2016a），可以评估肿瘤血管的生成，以预测疗效和患者的总生存期（Chen et al, 2008）。CT 灌注成像的硬件和软件已取得显著进展，多层螺旋 CT 可通过高分辨率图像重建肝脏灌注图，并提供肿瘤血流动力学更详细的信息（Yang et al, 2016a）。最新的 CTPI 是 C 型臂 CT 技术，它可以评估肿瘤的血容量和灌注变化。可用于检测肿瘤并确定其血供，以及评估对 TACE 的反应（Syha et al, 2016）。

局限性包括较高剂量的辐射暴露、由于患者移动而导致的误差以及不同造影剂引起的血流变化造成差异（Yang et al, 2016a；Miles et al, 1991）。

2.2 弥散加权成像（DWI）

DWI 依赖于水分子的随机运动（即布朗运动）来区分不同类型的组织，水分子扩散运动可以根据组织的特性改变。自旋回波 - 平面回波成像（Spin echoecho planar imaging, SE-EPI）是获取该成像序列最常用的技术。DWI 可以检测到最小的扩散病变，其灵敏度受 b 值大小的影响。结果表现为一个扩散系数，显示为感兴趣区的表观扩散系数（apparent diffusion coefficient, ADC）。

通过 ADC 图可以定量计算组织的细胞数和密度。随着水分子扩散受限程度的增高，如高细胞密集肿瘤，其 ADC 值降低。这一特点使 ADC 成为 HCC 治疗早期评价和 LRT 后随访的优选工具。HCC 细胞密度比周围肝实质高；因此，肿瘤 ADC 较正常肝组织低。另一方面，LRT 可诱导肿瘤内部坏死，坏死肿瘤内自由流动的水分子导致 ADC 升高（图 8-3）。而在治疗无效、残留肿瘤或复发时其 ADC 值不会发生变化（Yang et al, 2016a）。

不同研究报道的 HCC 肿瘤中 ADC 值不同，从 $0.95 \times 10^{-3} mm^2/s$ 到 $3.84 \times 10^{-3} mm^2/s$ 不等。这些差异是由于使用不同的扫描设备和 DWI 序列的 b 值不同所致（Kamel et al, 2006；Ichikawa et al, 1998；Sun et al, 2005）。

TACE 术后即刻能够检测到肿瘤强化程度的减低，ADC 值在 TACE 术后 1~2 周明显升高。这些发现先于 RECIST 变化，RECIST 在 TACE 术后 6 个月出现明显变化（Bonekamp et al, 2011a；Kamel et al, 2009）。在接受 Y-90 放射栓塞治疗患者 1 个月后，也可以检测到类似 ADC 变化（Rhee et al, 2008）。

该技术有局限性，包括信噪比低在内的由于 SE-EPI 序列相关伪影而导致成像质量低、良性和

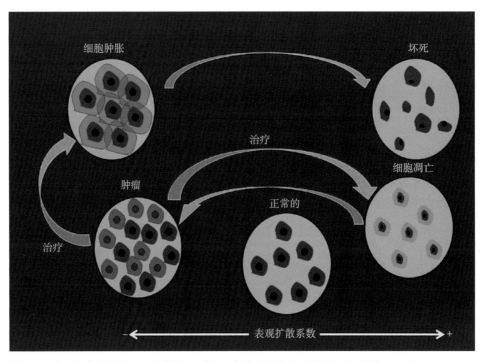

图 8-3 成功治疗会导致 hcc 肿瘤坏死 / 凋亡，水分子更自由地扩散，从而增加 ADC（modified from AJR 2007；188；1622-1635）

恶性病变之间 ADC 重叠、基于扫描设备类型和 b 值不同导致的 ADC 不同。此外,这种技术 ROI 勾画可能会受到观察者主观因素影响(Yang et al, 2016a; Kele and van der Jagt, 2010)。主观局限性已经通过开发 ADC 测量新型半自动容积技术得到解决,该技术通过对整个肿瘤的 3D 评估,提高了 ADC 测量可靠性和可重复性(Bonekamp et al, 2014)。

2.3　体素内非相干运动 MRI (IVIM)

ADC 图质量依赖于 DWI b 值。DWI 中较高 b 值时可以忽略血流信号,从而提供更准确的组织内水扩散信息,但图像质量较低。另一方面,低 b 值时 DWI 信号除了受到水分子扩散的影响外,还会受到血液灌注影响(Yang et al, 2016a)。

体素内非相干运动 MRI (Intravoxel Incoherent Motion MRI, IVIM) 计算每个体素中发生的微扩散。通过结合低 b 值和高 b 值,IVIM 可以区分水分子的扩散和血液的灌注。从 IVIM 可以获得几个参数,包括真扩散系数、灌注相关扩散系数及灌注分数(图 8-4)。因此,与 DWI 相比,IVIM 能更好地反映病灶真实的水分子扩散运动,能更好地代表靶目标组织特征,在区分肝脏良恶性病变方面具有更高的准确性(Watanabe et al, 2014; Woo et al, 2014)。此技术也被用于评估 HCC 对抗血管生成和射频消融治疗的效果。多项动物研究结果表明,IVIM 具有在治疗后早期立即检测肿瘤治疗反应的能力(Guo et al, 2015; Joo et al, 2014)。Shirota 等还表明,IVIM 可以预测索拉非尼治疗的 HCC 患者疗效,有效组的 ADC 值高于无效组(Shirota et al, 2016)。

2.4　磁共振波谱 (MRS)

磁共振波谱(magnetic resonance spectroscopy, MRS)通过磁场射频信号来区分不同的代谢产物及其在体内的浓度。氢质子磁共振波谱(proton magnetic resonance spectroscopy, H-MRS)检测胆碱浓度,胆碱是细胞壁的一部分,可以间接显示细胞增殖速率(Martin Noguerol et al, 2016)。一些研究利用这一特征在治疗后 2~5 天评估 HCC 对 TACE 的反应,以便发现任何存活的残余组织(Chen et al, 2006; Kuo et al, 2004)。根据 RECIST 评估,TACE 术后胆碱水平的下降与数月后肿瘤的减小有关。MRS 信号的早期变化也与 ADC 的增加相关,结合 MRS 和 DWI 可能有助于更好地评估治疗效果(Bonekamp et al, 2011b)。MRS 的一个重要缺点是呼吸和心脏运动等对图像质量的影响(ter V oert et al, 2011),由于不利的体素大小和信噪比导致小病灶的分辨率低(Yang et al, 2016b)。

2.5　磁共振灌注加权成像 (MR-PWI)

与 CTPI 类似,磁共振灌注加权成像(magnetic resonance perfusion weighted imaging, MR-PWI)研究肿瘤的血供。通过分析不同时相间隔内静脉对比剂信号强度的变化来识别微血管,以时间 - 信号强度曲线(time-intensity curve, TIC)来记录信息结果,计算出初始增强率和最大增强率等参数,展示血流和血管通透性的变化,间接反映肿瘤的血管系统信号,使其在肿瘤抗血管生成治疗反应评价中发挥重要作用。MR-PWI 技术中使用不同的序列来评估 HCC 治疗反应,最常见的是 T1WI 动态增强序列(Yang et al, 2016a)。

多项研究表明 MR-PWI 联合 DWI 具有更大价值。由于肿瘤坏死,TACE 术后 ADC 升高、MTD、K^{trans} 和 K^{ep} 降低(Lin et al, 2016; Braren et al, 2011)。

尽管 MR-PWI 比 CTPI 有优势,比如分辨率更高,没有辐射损害,但它的局限性包括需要特殊的扫描设备、更长的扫描时间以及复杂的后处理分析,这使其不太适合临床使用(Yang et al, 2016a)。

2.6　FDG-PET/CT 和 PET/MRI

FDG-PET/CT 评估葡萄糖代谢,可以间接评估肿瘤活性。尽管由于肝脏本身摄取增加,它在 HCC 检测中的作用有限,但通过测量病变的标准化摄取值(standardized uptake value, SUV)变化,可以在结构变化发生之前检测到 TACE 术后残留的肿瘤代谢,可以更早期地评估治疗是否失败(Yang et al, 2016a)。在 Kim 等的一项研究中,发现治疗前 PET/CT 检测的肿瘤与正常肝脏 SUV 比值,高于 2.5 的肿瘤对放疗效果更好(Kim et al, 2012a)。其他研究则认为,肿瘤与肝脏的高 SUV 比率是侵袭性疾病和生存期较差标志(Sung et al, 2018; Song et al, 2015)。FDG-PET/CT 至少应在 TACE 后 1 个月进行,以避免由于治疗引起的炎症导致假阳性结果。Ortega 等

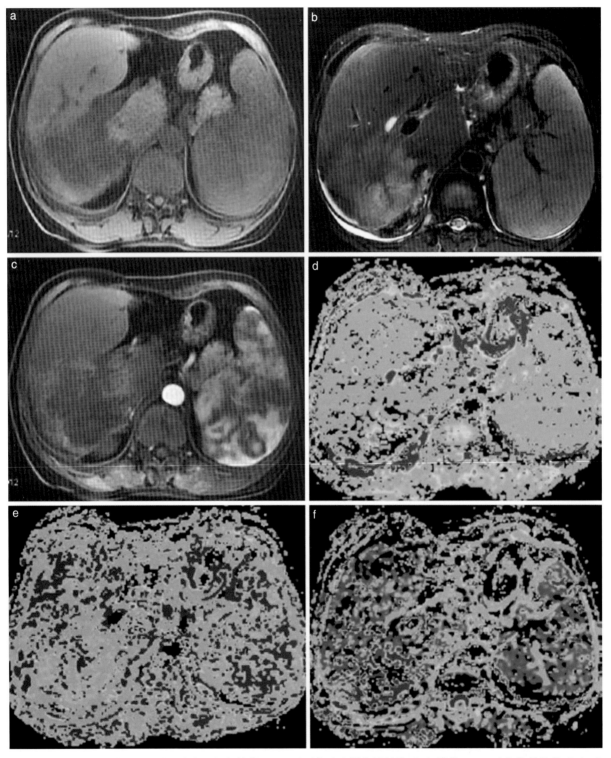

图 8-4　53 岁女性患者，右肝肝细胞癌。（a）轴位 T1WI 示肝右后叶低信号肿块；（b）轴位 T2WI 示高信号肿块；（c）动脉期增强 MRI 示病变强化；（d）绘制真实分子扩散系数（D 参数）估计值，病灶感兴趣区平均值为 D=1.2 $2 \times 10^{-3} mm^2/s$；（e）灌注相关弥散系数（D^* 参数）估计值的 mapping 图，病灶感兴趣区平均值为 D^*=2 $0.6 \times 10^{-3} mm^2/s$；（f）灌注分数（f）图，其值为 19.6%（摘自 World journal of gastroenterology，2016；22（20）：4835-4847）

的研究表明,治疗后肿瘤与肝脏 SUV 比值低于 1.9 是疗效良好的一个预测指标(Ortega Lopez, 2015)。

尽管 FDG-PET/CT 在检测转移、肿瘤残留和疾病复发方面具有较高的准确性,但由于较高的辐射损害,需要多次应用该检查随访患者受限。PET/MRI 的发展解决了这一局限性。此外, PET/MRI 提供了更好的软组织分辨率,并能够使用 DWI 结合功能数据,可作为评估 HCC 疗效的良好手段(Yang et al, 2016a)。

3. 肝内胆管癌

肝内胆管癌(intrahepatic cholangiocarcinoma, ICCA)是肝脏中第二常见的原发肿瘤,其发病率增加可能与分子诊断的改进有关(Saha et al, 2016)。唯一可能治愈的治疗方法是手术切除,只有肿瘤可以完全切除并剩余足够的肝脏,且无肝外转移或淋巴结受累的患者才考虑手术,因此只有小部分患者可选择手术(Weber et al, 2015)。然而,全身化疗在治疗中表现出极小的优势

(图 8-5)。该组的总生存期仍在 3~6 个月之间。新的 LRT (如 TACE)可以将生存期提高至 12~16 个月(Seidensticker et al, 2016)。因此,评估肿瘤治疗效果对于制定治疗计划是非常重要的(V ossen et al, 2006)。传统上以大小为基础的标准,如 WHO、RECIST、mRECIST 和 EASL 已被采用(图 8-6)。然而,它们有几个缺点,如测量方法的不统一、可重复性低和依赖缓慢的形态变化作为疗效指标(Therasse et al, 2000)。相比之下,新的功能模式如 DWI,可以通过揭示肿瘤微结构的变化,更早地评估治疗效果(Corona-Villalobos & Kamel, 2014)。多项研究表明, TACE 术后 3~4 周出现 ADC 升高可作为治疗效果良好的早期指标(Halappa et al, 2012; Pandey et al, 2018)。除了 ADC,延迟期强化程度(注射造影剂后 180 秒)的变化可以被认为是评估疗效的另一个参数,因为 ICCA 在此阶段显示最好(Camacho et al, 2014)。另一种评估疗效的方法 DCE-MRI,它是一种非侵入性评估肿瘤微血管系统和灌注的方法。因为治疗后肿瘤灌注减少,这可以作为治疗预期效果良好的间接指标(Camacho et al, 2014)。

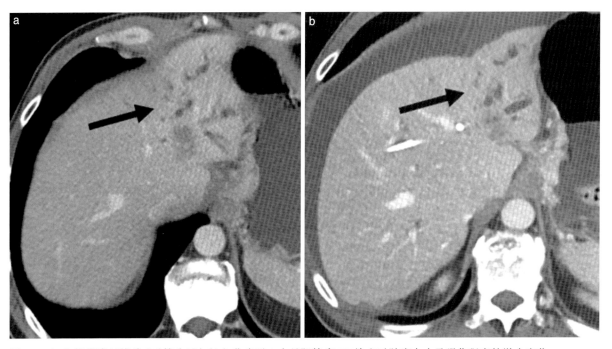

图 8-5　(a)胆管癌基线检查(箭头示);(b)化疗后 2 个月胆管癌 CT 检查示肿瘤大小及强化程度的微小变化

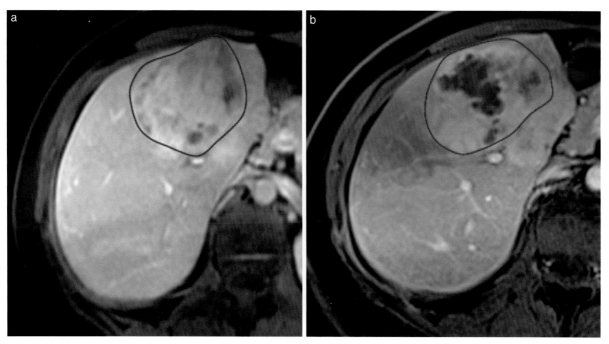

图 8-6 （a）胆管癌基线 MRI（红圈示）;（b）TACE 后 1 个月胆管癌 MRI 示肿瘤变化很小,但 TACE 治疗后强化程度明显降低

4. 胰腺导管腺癌

胰腺导管腺癌（PDAC）是世界上最致命的癌症之一,预后非常差（Pancreatic Cancer Survival Rates, by Stage ND）。它通常在疾病晚期才出现症状,因此在诊断时往往伴随远处转移和局部侵袭（Li et al, 2004）。唯一的治疗方法是切除原发肿瘤（Wray et al, 2005）。随着术前新辅助治疗（联合化疗和放疗）的发展,有高达 30% 的患者分期下降,增加了可手术的患者比例（Gillen et al, 2010）。

CT 和 MRI 是最常用的疗效评估方法。尽管多层螺旋 CT（multidetector row computed tomography, MDCT）被认为是 PDAC 的最佳成像方式,但由于肿瘤的复杂结构和纤维化存在,其评估疗效的准确性受到了质疑（Trajkovic-Arsic et al, 2017）。治疗评估的不同方法如下所示。

4.1 多层螺旋 CT

多层螺旋 CT（MDCT）由于其高空间分辨率,是早期诊断 PDAC 最常用的成像方式,检测血管受累的准确率较高,有助于决定肿瘤的治疗方式（Li et al, 2006）,因此,MDCT 是评估治疗后肿瘤反应的首选方法。新的 MDCT 已经

解决了以往对小于 2cm 病变的检出率差的限制。但 MDCT 区分治疗后纤维化和肿瘤残留的特异性较差,因为治疗后肿瘤大小和 CT 值并不能作为评价治疗效果的可靠指标（Katz et al, 2012）。

4.2 实体肿瘤疗效评估标准（RECIST）1.1

与 HCC 和其他实体瘤类似,RECIST 1.1 标准可用于监测 PDAC 的治疗反应,特别是评估肝转移。然而,在许多病例中,即使对治疗有良好反应,由于原发性肿瘤边界不清楚或体积变化不明显,其评估能力是有限的（Katz et al, 2012）。另一方面,经 MDCT 检查发现肿瘤周缘血供减少与切缘阴性相关,特异性为 86%,敏感性为 61%,阳性预测值为 91%,阴性预测值为 48%（Cassinotto et al, 2014）。此外,RECIST 1.1 标准假设所有肿瘤都是球形的,但在大多数 PDAC 病例并非如此（Boninsegna et al, 2017）。

4.3 Choi 准则

如上所述,Choi 标准是基于强化衰减来定义的。因为无法区分治疗后的肿瘤残留和纤维炎症反应,所以它不是评估 PDAC 反应的良好选择,但它在预测疗效和总生存率方面比 RECIST 更好

（Cassinotto et al, 2014; Vecchiarelli et al, 2013）。Vecchiarelli 表明, 与 RECIST 相比, Choi 标准在治疗后 3 个月能更好地对患者进行分级。使用 Choi 标准的 PR、SD 和 PD 患者的总生存率与 RECIST 标准相比具有统计学意义（Vecchiarelli et al, 2013）。

4.4　FDG-PET/CT

FDG-PET/CT 在评估治疗效果或化疗/手术后复发方面, 是一种很有前途的 CT 扫描补充方式。比 CT 更早发现术后复发, 灵敏度高达 96%。它还可以在任何形态学变化发生之前检测到代谢降低（Sahani et al, 2012）。FDG-PET/CT 也可用于预测 PDAC 患者的预后和总生存期（Epelbaum et al, 2013）。这项研究耗资巨大, 并需要许多调整来使评估肿瘤治疗反应的过程标准化。尽管有这些局限性, 但它仍比其他方法具有更多的优势, 并成为 PDAC 治疗效果评估的金标准（Boninsegna et al, 2017）。

4.5　实体肿瘤疗效 PET 评估标准（PERCIST）

实体肿瘤疗效 PET 评估标准（PET response criteria in solid tumors, PERCIST）的定义是依据 FDG-PET/CT 扫描。新的化疗药物主要是阻止细胞生长而不是诱导细胞坏死; 因此, 一些肿瘤对治疗的反应可能是代谢降低而不是体积缩小。根据 PERCIST 标准, 可以根据体内示踪剂最大累积量的变化来评估治疗效果（Wahl et al, 2009）。疗效分类可分为四组, 如表 8-3 所示。两项研究证实了肿瘤应答与 SUV 变化的相关性。治疗后 SUV 分别从 5.7 降至 1.6、从 7.2 降至 4.5, 均与良好的肿瘤治疗效果和 CA19.9 水平的改善相关（Patel et al, 2011; Alvarez et al, 2013）。

表 8-3　PERCIST 标准疗效评价分类

疗效评价分类	描述
CR	先前活性的病变代谢消失
PR	SUL 峰降低 >30%
PD	SUL 峰降低 >30%, 或新病变出现
SD	非 PR、PD

4.6　PET/MR

多项研究表明, PET/MR 在评估和胰腺肿瘤分期以及预测患者切除术后生存率方面优于 FDG-PET/CT（Chen et al, 2016; Nagamachi et al, 2013）。结果显示, 与 FDG-PET/CT 相比, PET/MRI 在检测不同大小的胰腺肿瘤方面具有更高的准确性（97.7% vs 85.2%）和特异性（92.9% vs 21.4%）。Chen 等研究中证明, PET/MRI 和 DWI 的结合是预测患者生存最有效的生物标志物。治疗 1 个月后, 由 PET 引起的代谢性肿瘤体积（metabolic tumor volume, MTV）增加和 ADC 减小与 PDAC 患者无进展生存期的降低相关（Chen et al, 2016）。

4.7　动态增强 MRI（DCE-MRI）

动态增强 MRI（dynamic contrast-enhanced MRI, DCE-MRI）是一种功能模式检查, 可以评估肿瘤的微观结构, 是区分 PDAC 与其他病理的有用工具。胰腺癌的缓慢渐进性强化模式与胰腺正常实质、慢性胰腺炎、胰腺神经内分泌肿瘤有很大不同。胰腺癌呈缓慢渐进性强化, 而慢性胰腺炎则呈逐渐增强后逐渐减弱。胰腺神经内分泌肿瘤表现为快速增强, 随后逐渐减弱（Kim et al, 2013）。

DCE-MRI 可用于评估 PDAC 的微血管系统, 这使其成为评估针对血管生成化疗药物反应的优选工具。此外, DCE-MRI 可以定量计算 PDAC 纤维化, 它已被证明与肿瘤生长和肿瘤耐药有关（Bali et al, 2011）, 并具有预测和评估治疗反应的潜力。抗血管生成治疗后 28 天, 有疗效者 K^{trans} 和 V_e 系数降低。此外, 治疗前 K^{trans} 和 K^{ep} 高于 0.78mL/（mL·min）和 1.43min^{-1} 与更高的应答率相关（Akisik et al, 2010）。

4.8　DWI

对肿瘤分级位于可手术边缘的患者采用新辅助治疗, 以缩小肿瘤分级, 增加潜在的手术可能性。它可能会有解剖成像无法检测到微小结构变化, 这突出了功能性成像（如 DWI 或 FDG-PET/CT）的重要优势。一般来说, 在细胞密度高的恶性肿瘤（如 PDAC）中, 扩散系数会低于其背景实质。一些研究通过检测出 PDAC 中较正常组织更低的 ADC 值证实了这些假说（Fattahi et al, 2009; Lee et al, 2008）。最近的研究表明, PDAC 细胞密度有助于评价肿瘤的预后, 并有可能在治疗评估中发挥作用（Kim et al，2012）。他们认为治疗前高 ADC 值与较好的治疗反应显著相关，疗效较好者平均 ADC 为 $1.61 \times 10^{-3}\text{mm}^2/\text{s}$，无效者平均 ADC 为 $1.25 \times 10^{-3}\text{mm}^2/\text{s}$（Cuneo et al，2014）。此外，吉西他滨治疗后早期出现进展的患者治疗前 ADC 值较低（Niwa et al，2009）。

DWI 可用于检测化疗或手术后的残留肿瘤（Choi et al，2004）。然而，在使用这种检查模式时有一些限制。多种因素可以改变 ADC 值，如扫描设备和线圈类型、肿瘤脉管系统和室温（Boninsegna et al，2017）。

4.9 纹理分析

纹理分析包括各种图像分析技术，利用各种成像技术（包括 CT、MRI 和 PET）评估人眼所无法察觉的病变特征变化。这些特征可在兴趣区域分析后根据直方图的形状计算出来。后处理分析可以定量地分析肿瘤的异质性，从而预测肿瘤的外观。CT 纹理分析可能在化疗后常规 CT 没有明显证据降期患者中有额外价值，否则在常规 CT 解释中没有显示降期的证据（Ciaravino et al，2018）。另一项评估 PDAC 患者对放化疗效果的研究中，CT 直方图的几个放射组学特征将反应者与无反应者区分开来，平均 CT 值的变化、体积和峰度的减小、偏度的增加早在治疗后 2 周就可以良好的预测肿瘤治疗效果（Chen et al，2017）。已有研究表明，PDAC 患者中不同 MRI 生物标志物平均值、密度变化值和峰度变化与对 FOLFIRINOX 治疗的反应相关，T2WI 熵结构特征也与 PDAC 患者的总生存率显著相关（Choi et al，2018）。然而，这些结论仍需要大样本研究。Yue 等也表明，PDAC 患者在放疗 6 周后 FDG-PET/CT 检查，可能由于治疗后肿瘤代谢活性降低，肿瘤表现的比治疗前更加均匀（Yue et al，2017）。纹理分析价格低廉，可以在现有成像上进行，这使得它成为评估肿瘤治疗反应的有价值工具（Boninsegna et al，2017）。

5. 结论

总之，在肝胆胰恶性肿瘤患者中，早期疗效评估对于预测治疗能否成功和制定患者下一步的诊疗计划变得越来越重要，而功能标准在此类评估中较传统基于大小的标准显示出明显优越性。

（赵鹏 译 李万璐 高军林 校）

参考文献

Akisik MF, Sandrasegaran K, Bu G, Lin C, Hutchins GD, Chiorean EG (2010) Pancreatic cancer: utility of dynamic contrast-enhanced MR imaging in assessment of antiangiogenic therapy. Radiology 256(2):441–449. https://doi.org/10.1148/radiol.10091733

Alvarez R, Musteanu M, Garcia-Garcia E, Lopez-Casas PP, Megias D, Guerra C, Muñoz M, Quijano Y, Cubillo A, Rodriguez-Pascual J, Plaza C, de Vicente E, Prados S, Tabernero S, Barbacid M, Lopez-Rios F, Hidalgo M (2013) Stromal disrupting effects of nab-paclitaxel in pancreatic cancer. Br J Cancer 109:926. https://doi.org/10.1038/bjc.2013.415. https://www.nature.com/articles/bjc2013415#supplementary-information

Arizumi T, Ueshima K, Takeda H, Osaki Y, Takita M, Inoue T, Kitai S, Yada N, Hagiwara S, Minami Y, Sakurai T, Nishida N, Kudo M (2014) Comparison of systems for assessment of post-therapeutic response to sorafenib for hepatocellular carcinoma. J Gastroenterol 49(12):1578–1587. https://doi.org/10.1007/s00535-014-0936-0

Atassi B, Bangash AK, Bahrani A, Pizzi G, Lewandowski RJ, Ryu RK, Sato KT, Gates VL, Mulcahy MF, Kulik L, Miller F, Yaghmai V, Murthy R, Larson A, Omary RA, Salem R (2008) Multimodality imaging following 90Y radioembolization: a comprehensive review and pictorial essay. Radiographics 28(1):81–99. https://doi.org/10.1148/rg.281065721

Bali MA, Metens T, Denolin V, Delhaye M, Demetter P, Closset J, Matos C (2011) Tumoral and nontumoral pancreas: correlation between quantitative dynamic contrast-enhanced MR imaging and histopathologic parameters. Radiology 261(2):456–466. https://doi.org/10.1148/radiol.11103515

Bonekamp S, Jolepalem P, Lazo M, Gulsun MA, Kiraly AP, Kamel IR (2011a) Hepatocellular carcinoma: response to TACE assessed with semiautomated volumetric and functional analysis of diffusion-weighted and contrast-enhanced MR imaging data. Radiology 260(3):752–761. https://doi.org/10.1148/radiol.11102330

Bonekamp S, Shen J, Salibi N, Lai HC, Geschwind J, Kamel IR (2011b) Early response of hepatic malignancies to locoregional therapy-value of diffusion-weighted magnetic resonance imaging and proton magnetic resonance spectroscopy. J Comput Assist Tomogr 35(2):167–173. https://doi.org/10.1097/RCT.0b013e3182004bfb

Bonekamp S, Halappa VG, Geschwind JF, Li Z, Corona-Villalobos CP, Reyes D, Bhagat N, Cosgrove DP, Pawlik TM, Mezey E, Eng J, Kamel IR (2013) Unresectable hepatocellular carcinoma: MR imaging after intraarterial therapy. Part II. Response stratification using volumetric functional criteria after intraarterial therapy. Radiology 268(2):431–439. https://doi.

org/10.1148/radiol.13121637

Bonekamp D, Bonekamp S, Halappa VG, Geschwind JF, Eng J, Corona-Villalobos CP, Pawlik TM, Kamel IR (2014) Interobserver agreement of semi-automated and manual measurements of functional MRI metrics of treatment response in hepatocellular carcinoma. Eur J Radiol 83(3):487–496. https://doi.org/10.1016/j.ejrad.2013.11.016

Boninsegna E, Negrelli R, Zamboni GA, Avesani G, Manfredi R, Pozzi-Mucelli R (2017) Assessing treatment response in pancreatic cancer: role of different imaging criteria. In: ECR 2017

Braren R, Altomonte J, Settles M, Neff F, Esposito I, Ebert O, Schwaiger M, Rummeny E, Steingoetter A (2011) Validation of preclinical multiparametric imaging for prediction of necrosis in hepatocellular carcinoma after embolization. J Hepatol 55(5):1034–1040. https://doi.org/10.1016/j.jhep.2011.01.049

Bruix J, Sherman M, Llovet JM, Beaugrand M, Lencioni R, Burroughs AK, Christensen E, Pagliaro L, Colombo M, Rodes J (2001) Clinical management of hepatocellular carcinoma. Conclusions of the Barcelona-2000 EASL conference. European Association for the Study of the Liver. J Hepatol 35(3):421–430

Camacho JC, Kokabi N, Xing M, Prajapati HJ, El-Rayes B, Kim HS (2014) Modified response evaluation criteria in solid tumors and European Association for The Study of the Liver criteria using delayed-phase imaging at an early time point predict survival in patients with unresectable intrahepatic cholangiocarcinoma following yttrium-90 radioembolization. J Vasc Interv Radiol 25(2):256–265. https://doi.org/10.1016/j.jvir.2013.10.056

Cassinotto C, Mouries A, Lafourcade JP, Terrebonne E, Belleannee G, Blanc JF, Lapuyade B, Vendrely V, Laurent C, Chiche L, Wagner T, Sa-Cunha A, Gaye D, Trillaud H, Laurent F, Montaudon M (2014) Locally advanced pancreatic adenocarcinoma: reassessment of response with CT after neoadjuvant chemotherapy and radiation therapy. Radiology 273(1):108–116. https://doi.org/10.1148/radiol.14132914

Chalian H, Tochetto SM, Tore HG, Rezai P, Yaghmai V (2012) Hepatic tumors: region-of-interest versus volumetric analysis for quantification of attenuation at CT. Radiology 262(3):853–861. https://doi.org/10.1148/radiol.11110106

Chapiro J, Wood LD, Lin M, Duran R, Cornish T, Lesage D, Charu V, Schernthaner R, Wang Z, Tacher V, Savic LJ, Kamel IR, Geschwind JF (2014) Radiologic-pathologic analysis of contrast-enhanced and diffusion-weighted MR imaging in patients with HCC after TACE: diagnostic accuracy of 3D quantitative image analysis. Radiology 273(3):746–758. https://doi.org/10.1148/radiol.14140033

Chen CY, Li CW, Kuo YT, Jaw TS, Wu DK, Jao JC, Hsu JS, Liu GC (2006) Early response of hepatocellular carcinoma to transcatheter arterial chemoembolization: choline levels and MR diffusion constants—initial experience. Radiology 239(2):448–456. https://doi.org/10.1148/radiol.2392042202

Chen G, Ma DQ, He W, Zhang BF, Zhao LQ (2008) Computed tomography perfusion in evaluating the therapeutic effect of transarterial chemoembolization for hepatocellular carcinoma. World J Gastroenterol 14(37):5738–5743

Chen BB, Tien YW, Chang MC, Cheng MF, Chang YT, Wu CH, Chen XJ, Kuo TC, Yang SH, Shih IL, Lai HS, Shih TT (2016) PET/MRI in pancreatic and periampullary cancer: correlating diffusion-weighted imaging, MR spectroscopy and glucose metabolic activity with clinical stage and prognosis. Eur J Nucl Med Mol Imaging 43(10):1753–1764. https://doi.org/10.1007/s00259-016-3356-y

Chen X, Oshima K, Schott D, Wu H, Hall W, Song Y, Tao Y, Li D, Zheng C, Knechtges P, Erickson B, Li XA (2017) Assessment of treatment response during chemoradiation therapy for pancreatic cancer based on quantitative radiomic analysis of daily CTs: an exploratory study. PLoS One 12(6):e0178961. https://doi.org/10.1371/journal.pone.0178961

Choi H, Charnsangavej C, de Castro Faria S, Tamm EP, Benjamin RS, Johnson MM, Macapinlac HA, Podoloff DA (2004) CT evaluation of the response of gastrointestinal stromal tumors after imatinib mesylate treatment: a quantitative analysis correlated with FDG PET findings. AJR Am J Roentgenol 183(6):1619–1628. https://doi.org/10.2214/ajr.183.6.01831619

Choi H, Charnsangavej C, Faria SC, Macapinlac HA, Burgess MA, Patel SR, Chen LL, Podoloff DA, Benjamin RS (2007) Correlation of computed tomography and positron emission tomography in patients with metastatic gastrointestinal stromal tumor treated at a single institution with imatinib mesylate: proposal of new computed tomography response criteria. J Clin Oncol 25(13):1753–1759. https://doi.org/10.1200/jco.2006.07.3049

Choi MH, Lee YJ, Yoon SB, Choi JI, Jung SE, Rha SE (2018) MRI of pancreatic ductal adenocarcinoma: texture analysis of T2-weighted images for predicting long-term outcome. Abdominal Radiol (New York). https://doi.org/10.1007/s00261-018-1681-2

Ciaravino V, Cardobi N, DER R, Capelli P, Melisi D, Simionato F, Marchegiani G, Salvia R, D'Onofrio M (2018) CT texture analysis of ductal adenocarcinoma downstaged after chemotherapy. Anticancer Res 38(8):4889–4895. https://doi.org/10.21873/anticanres.12803

Corona-Villalobos CP, Kamel IR (2014) Functional volumetric MRI in assessing treatment response to intra-arterial therapy of primary and secondary liver tumors. J Comput Assist Tomogr 38(4):513–517. https://doi.org/10.1097/rct.0000000000000072

Cuneo KC, Chenevert TL, Ben-Josef E, Feng MU, Greenson JK, Hussain HK, Simeone DM, Schipper MJ, Anderson MA, Zalupski MM, Al-Hawary M, Galban CJ, Rehemtulla A, Feng FY, Lawrence TS, Ross BD (2014) A pilot study of diffusion-weighted MRI in patients undergoing neoadjuvant chemoradiation for pancreatic cancer. Translational Oncol 7(5):644–649. https://doi.org/10.1016/j.tranon.2014.07.005

Di Bisceglie AM (1997) Hepatitis C and hepatocellular carcinoma. Hepatology 26(3 Suppl 1):34s–38s.

https://doi.org/10.1002/hep.510260706

Eisenhauer EA, Therasse P, Bogaerts J, Schwartz LH, Sargent D, Ford R, Dancey J, Arbuck S, Gwyther S, Mooney M, Rubinstein L, Shankar L, Dodd L, Kaplan R, Lacombe D, Verweij J (2009) New response evaluation criteria in solid tumours: revised RECIST guideline (version 1.1). Eur J Cancer (Oxford, England: 1990) 45(2):228–247. https://doi.org/10.1016/j.ejca.2008.10.026

Epelbaum R, Frenkel A, Haddad R, Sikorski N, Strauss LG, Israel O, Dimitrakopoulou-Strauss A (2013) Tumor aggressiveness and patient outcome in cancer of the pancreas assessed by dynamic 18F-FDG PET/CT. J Nucl Med 54(1):12–18. https://doi.org/10.2967/jnumed.112.107466

Fattahi R, Balci NC, Perman WH, Hsueh EC, Alkaade S, Havlioglu N, Burton FR (2009) Pancreatic diffusion-weighted imaging (DWI): comparison between mass-forming focal pancreatitis (FP), pancreatic cancer (PC), and normal pancreas. J Magn Reson Imaging 29(2):350–356. https://doi.org/10.1002/jmri.21651

Gillen S, Schuster T, Meyer Zum Buschenfelde C, Friess H, Kleeff J (2010) Preoperative/neoadjuvant therapy in pancreatic cancer: a systematic review and meta-analysis of response and resection percentages. PLoS Med 7(4):e1000267. https://doi.org/10.1371/journal.pmed.1000267

Gillmore R, Stuart S, Kirkwood A, Hameeduddin A, Woodward N, Burroughs AK, Meyer T (2011) EASL and mRECIST responses are independent prognostic factors for survival in hepatocellular cancer patients treated with transarterial embolization. J Hepatol 55(6):1309–1316. https://doi.org/10.1016/j.jhep.2011.03.007

Gonzalez-Guindalini FD, Botelho MP, Harmath CB, Sandrasegaran K, Miller FH, Salem R, Yaghmai V (2013) Assessment of liver tumor response to therapy: role of quantitative imaging. Radiographics 33(6):1781–1800. https://doi.org/10.1148/rg.336135511

Guo Z, Zhang Q, Li X, Jing Z (2015) Intravoxel incoherent motion diffusion weighted MR imaging for monitoring the instantly therapeutic efficacy of radio-frequency ablation in rabbit VX2 tumors without evident links between conventional perfusion weighted images. PLoS One 10(5):e0127964. https://doi.org/10.1371/journal.pone.0127964

Halappa VG, Bonekamp S, Corona-Villalobos CP, Li Z, Mensa M, Reyes D, Eng J, Bhagat N, Pawlik TM, Geschwind JF, Kamel IR (2012) Intrahepatic cholangiocarcinoma treated with local-regional therapy: quantitative volumetric apparent diffusion coefficient maps for assessment of tumor response. Radiology 264(1):285–294. https://doi.org/10.1148/radiol.12112142

Hayano K, Lee SH, Sahani DV (2015) Imaging for assessment of treatment response in hepatocellular carcinoma: Current update. Indian J Radiol Imaging 25(2):121–128. https://doi.org/10.4103/0971-3026.155835

Hunt SJ, Yu W, Weintraub J, Prince MR, Kothary N (2009) Radiologic monitoring of hepatocellular carcinoma

tumor viability after transhepatic arterial chemoembolization: estimating the accuracy of contrast-enhanced cross-sectional imaging with histopathologic correlation. J Vasc Interv Radiol 20(1):30–38. https://doi.org/10.1016/j.jvir.2008.09.034

Hurley JD, Ellison EH (1960) Chemotherapy of solid cancer arising from the gastro-intestinal tract. Ann Surg 152:568–582

Ichikawa T, Haradome H, Hachiya J, Nitatori T, Araki T (1998) Diffusion-weighted MR imaging with a single-shot echoplanar sequence: detection and characterization of focal hepatic lesions. Am J Roentgenol 170(2):397–402. https://doi.org/10.2214/ajr.170.2.9456953

Iwatsuki S, Gordon RD, Shaw BW Jr, Starzl TE (1985) Role of liver transplantation in cancer therapy. Ann Surg 202(4):401–407

Joo I, Lee JM, Han JK, Choi BI (2014) Intravoxel incoherent motion diffusion-weighted MR imaging for monitoring the therapeutic efficacy of the vascular disrupting agent CKD-516 in rabbit VX2 liver tumors. Radiology 272(2):417–426. https://doi.org/10.1148/radiol.14131165

Kamel IR, Bluemke DA, Eng J, Liapi E, Messersmith W, Reyes DK, Geschwind J-FH (2006) The role of functional MR imaging in the assessment of tumor response after chemoembolization in patients with hepatocellular carcinoma. J Vasc Interv Radiol 17(3):505–512. https://doi.org/10.1097/01.RVI.0000200052.02183.92

Kamel IR, Reyes DK, Liapi E, Bluemke DA, Geschwind JF (2007) Functional MR imaging assessment of tumor response after 90Y microsphere treatment in patients with unresectable hepatocellular carcinoma. J Vasc Interv Radiol 18(1 Pt 1):49–56. https://doi.org/10.1016/j.jvir.2006.10.005

Kamel IR, Liapi E, Reyes DK, Zahurak M, Bluemke DA, Geschwind J-FH (2009) Unresectable hepatocellular carcinoma: serial early vascular and cellular changes after transarterial chemoembolization as detected with MR imaging. Radiology 250(2):466–473. https://doi.org/10.1148/radiol.2502072222

Katz MH, Fleming JB, Bhosale P, Varadhachary G, Lee JE, Wolff R, Wang H, Abbruzzese J, Pisters PW, Vauthey JN, Charnsangavej C, Tamm E, Crane CH, Balachandran A (2012) Response of borderline resectable pancreatic cancer to neoadjuvant therapy is not reflected by radiographic indicators. Cancer 118(23):5749–5756. https://doi.org/10.1002/cncr.27636

Kele PG, van der Jagt EJ (2010) Diffusion weighted imaging in the liver. World J Gastroenterol 16(13):1567–1576

Kim JW, Seong J, Yun M, Lee IJ, Yoon HI, Cho HJ, Han KH (2012a) Usefulness of positron emission tomography with fluorine-18-fluorodeoxyglucose in predicting treatment response in unresectable hepatocellular carcinoma patients treated with external beam radiotherapy. Int J Radiat Oncol Biol Phys 82(3):1172–1178. https://doi.org/10.1016/j.ijrobp.2010.11.076

Kim SH, Won KS, Choi BW, Jo I, Zeon SK, Chung WJ, Kwon JH (2012b) Usefulness of F-18 FDG PET/CT in the evaluation of early treatment response after interventional therapy for hepatocellular carcinoma. Nucl Med Mol Imaging 46(2):102–110. https://doi.org/10.1007/s13139-012-0138-8

Kim JH, Lee JM, Park JH, Kim SC, Joo I, Han JK, Choi BI (2013) Solid pancreatic lesions: characterization by using timing bolus dynamic contrast-enhanced MR imaging assessment—a preliminary study. Radiology 266(1):185–196. https://doi.org/10.1148/radiol.12120111

Kudo M, Kubo S, Takayasu K, Sakamoto M, Tanaka M, Ikai I, Furuse J, Nakamura K, Makuuchi M (2010) Response Evaluation Criteria in Cancer of the Liver (RECICL) proposed by the Liver Cancer Study Group of Japan (2009 Revised Version). Hepatol Res 40(7):686–692. https://doi.org/10.1111/j.1872-034X.2010.00674.x

Kuo YT, Li CW, Chen CY, Jao J, Wu DK, Liu GC (2004) In vivo proton magnetic resonance spectroscopy of large focal hepatic lesions and metabolite change of hepatocellular carcinoma before and after transcatheter arterial chemoembolization using 3.0-T MR scanner. J Magn Reson Imaging 19(5):598–604. https://doi.org/10.1002/jmri.20046

Lee SS, Byun JH, Park BJ, Park SH, Kim N, Park B, Kim JK, Lee M-G (2008) Quantitative analysis of diffusion-weighted magnetic resonance imaging of the pancreas: usefulness in characterizing solid pancreatic masses. J Magn Reson Imaging 28(4):928–936. https://doi.org/10.1002/jmri.21508

Lencioni R, Llovet JM (2010) Modified RECIST (mRECIST) assessment for hepatocellular carcinoma. Semin Liver Dis 30(1):52–60. https://doi.org/10.1055/s-0030-1247132

Lencioni R, Montal R, Torres F, Park JW, Decaens T, Raoul JL, Kudo M, Chang C, Rios J, Boige V, Assenat E, Kang YK, Lim HY, Walters I, Llovet JM (2017) Objective response by mRECIST as a predictor and potential surrogate end-point of overall survival in advanced HCC. J Hepatol 66(6):1166–1172. https://doi.org/10.1016/j.jhep.2017.01.012

Li D, Xie K, Wolff R, Abbruzzese JL (2004) Pancreatic cancer. Lancet (London, England) 363(9414):1049–1057. https://doi.org/10.1016/s0140-6736(04)15841-8

Li H, Zeng MS, Zhou KR, Jin DY, Lou WH (2006) Pancreatic adenocarcinoma: signs of vascular invasion determined by multi-detector row CT. Br J Radiol 79(947):880–887. https://doi.org/10.1259/bjr/19684199

Lin M, Tian M-M, Zhang W-P, Xu L, Jin P (2016) Predictive values of diffusion-weighted imaging and perfusion-weighted imaging in evaluating the efficacy of transcatheter arterial chemoembolization for hepatocellular carcinoma. OncoTargets Ther 9:7029–7037. https://doi.org/10.2147/OTT.S112555

Liver Cancer Survival Rates (n.d.). https://www.cancer.org/cancer/liver-cancer/detection-diagnosis-staging/survival-rates.html

Martín Noguerol T, Sánchez-González J, Martínez Barbero JP, García-Figueiras R, Baleato-González S, Luna A (2016) Clinical imaging of tumor metabolism with ¹H magnetic resonance spectroscopy. Magnetic Resonance Imaging Clinics 24(1):57–86. https://doi.org/10.1016/j.mric.2015.09.002

Miles KA, Hayball M, Dixon AK (1991) Colour perfusion imaging: a new application of computed tomography. Lancet (London, England) 337(8742):643–645

Miller AB, Hoogstraten B, Staquet M, Winkler A (1981) Reporting results of cancer treatment. Cancer 47(1):207–214

Minocha J, Lewandowski RJ (2015) Assessing imaging response to therapy. Radiol Clin North Am 53(5):1077–1088. https://doi.org/10.1016/j.rcl.2015.05.010

Nagamachi S, Nishii R, Wakamatsu H, Mizutani Y, Kiyohara S, Fujita S, Futami S, Sakae T, Furukoji E, Tamura S, Arita H, Chijiiwa K, Kawai K (2013) The usefulness of (18)F-FDG PET/MRI fusion image in diagnosing pancreatic tumor: comparison with (18)F-FDG PET/CT. Ann Nucl Med 27(6):554–563. https://doi.org/10.1007/s12149-013-0719-3

Niwa T, Ueno M, Ohkawa S, Yoshida T, Doiuchi T, Ito K, Inoue T (2009) Advanced pancreatic cancer: the use of the apparent diffusion coefficient to predict response to chemotherapy. Br J Radiol 82(973):28–34. https://doi.org/10.1259/bjr/43911400

Ortega Lopez N (2015) PET/computed tomography in evaluation of transarterial chemoembolization. PET clinics 10(4):507–517. https://doi.org/10.1016/j.cpet.2015.05.006

Pancreatic Cancer Survival Rates, by Stage (n.d.). https://www.cancer.org/cancer/pancreatic-cancer/detection-diagnosis-staging/survival-rates.html

Pandey A, Pandey P, Aliyari Ghasabeh M, Najmi Varzaneh F, Shao N, Khoshpouri P, Zarghampour M, Fouladi DF, Liddell R, Kamel IR (2018) Unresectable intrahepatic cholangiocarcinoma: multiparametric MR imaging to predict patient survival. Radiology 288(1):109–117. https://doi.org/10.1148/radiol.2018171593

Patel M, Hoffe S, Malafa M, Hodul P, Klapman J, Centeno B, Kim J, Helm J, Valone T, Springett G (2011) Neoadjuvant GTX chemotherapy and IMRT-based chemoradiation for borderline resectable pancreatic cancer. J Surg Oncol 104(2):155–161. https://doi.org/10.1002/jso.21954

Rhee TK, Naik NK, Deng J, Atassi B, Mulcahy MF, Kulik LM, Ryu RK, Miller FH, Larson AC, Salem R, Omary RA (2008) Tumor response after yttrium-90 radioembolization for hepatocellular carcinoma: comparison of diffusion-weighted functional MR imaging with anatomic MR imaging. J Vasc Interv Radiol 19(8):1180–1186. https://doi.org/10.1016/j.jvir.2008.05.002

Riaz A, Miller FH, Kulik LM, Nikolaidis P, Yaghmai V, Lewandowski RJ, Mulcahy MF, Ryu RK, Sato KT, Gupta R, Wang E, Baker T, Abecassis M, Benson AB 3rd, Nemcek AA Jr, Omary R, Salem R (2010) Imaging response in the primary index lesion and clinical outcomes following transarterial locoregional therapy for hepatocellular carcinoma. JAMA 303(11):1062–1069. https://doi.org/10.1001/jama.2010.262

Ronot M, Bouattour M, Wassermann J, Bruno O, Dreyer C, Larroque B, Castera L, Vilgrain V, Belghiti J,

Raymond E, Faivre S (2014) Alternative response criteria (Choi, European association for the study of the liver, and modified Response Evaluation Criteria in Solid Tumors [RECIST]) versus RECIST 1.1 in patients with advanced hepatocellular carcinoma treated with sorafenib. Oncologist 19(4):394–402. https://doi.org/10.1634/theoncologist.2013-0114

Saha SK, Zhu AX, Fuchs CS, Brooks GA (2016) Forty-year trends in cholangiocarcinoma incidence in the U.S.: intrahepatic disease on the rise. Oncologist 21(5):594–599. https://doi.org/10.1634/theoncologist.2015-0446

Sahani DV, Bonaffini PA, Catalano OA, Guimaraes AR, Blake MA (2012) State-of-the-art PET/CT of the pancreas: current role and emerging indications. Radiographics 32(4):1133–1158.; ; discussion 1158–1160. https://doi.org/10.1148/rg.324115143

Schwartz LH, Seymour L, Litiere S, Ford R, Gwyther S, Mandrekar S, Shankar L, Bogaerts J, Chen A, Dancey J, Hayes W, Hodi FS, Hoekstra OS, Huang EP, Lin N, Liu Y, Therasse P, Wolchok JD, de Vries E (2016) RECIST 1.1—standardisation and disease-specific adaptations: perspectives from the RECIST Working Group. Eur J Cancer (Oxford England: 1990) 62:138–145. https://doi.org/10.1016/j.ejca.2016.03.082

Seidensticker R, Seidensticker M, Doegen K, Mohnike K, Schutte K, Stubs P, Kettner E, Pech M, Amthauer H, Ricke J (2016) Extensive use of interventional therapies improves survival in unresectable or recurrent intrahepatic cholangiocarcinoma. Gastroenterol Res Pract 2016:8732521. https://doi.org/10.1155/2016/8732521

Shirota N, Saito K, Sugimoto K, Takara K, Moriyasu F, Tokuuye K (2016) Intravoxel incoherent motion MRI as a biomarker of sorafenib treatment for advanced hepatocellular carcinoma: a pilot study. Cancer Imaging 16(1). https://doi.org/10.1186/s40644-016-0059-3

Song HJ, Cheng JY, Hu SL, Zhang GY, Fu Y, Zhang YJ (2015) Value of 18F-FDG PET/CT in detecting viable tumour and predicting prognosis of hepatocellular carcinoma after TACE. Clin Radiol 70(2):128–137. https://doi.org/10.1016/j.crad.2014.09.020

Sun X-J, Quan X-Y, Huang F-H, Xu Y-K (2005) Quantitative evaluation of diffusion-weighted magnetic resonance imaging of focal hepatic lesions. World J Gastroenterol 11(41):6535–6537. https://doi.org/10.3748/wjg.v11.i41.6535

Sung PS, Park HL, Yang K, Hwang S, Song MJ, Jang JW, Choi JY, Yoon SK, Yoo IR, Bae SH (2018) (18)F-fluorodeoxyglucose uptake of hepatocellular carcinoma as a prognostic predictor in patients with sorafenib treatment. Eur J Nucl Med Mol Imaging 45(3):384–391. https://doi.org/10.1007/s00259-017-3871-5

Survival Rates for Bile Duct Cancer (2018). https://www.cancer.org/cancer/bile-duct-cancer/detection-diagnosis-staging/survival-by-stage.html. Published 2018

Syha R, Grozinger G, Grosse U, Maurer M, Zender L, Horger M, Nikolaou K, Ketelsen D (2016) Parenchymal blood volume assessed by C-arm-based computed tomography in immediate posttreatment evaluation of drug-eluting bead transarterial chemoembolization in hepatocellular carcinoma. Invest Radiol 51(2):121–126. https://doi.org/10.1097/rli.0000000000000215

Sylvester R (1980) WHO handbook for reporting results of cancer treatment: WHO offset publication #48 World Health Organization, Geneva, 1979, 45 pages, 6 Swiss Francs. Control Clin Trials 1(3):276–277. https://doi.org/10.1016/0197-2456(80)90009-4

Therasse P, Arbuck SG, Eisenhauer EA, Wanders J, Kaplan RS, Rubinstein L, Verweij J, Van Glabbeke M, van Oosterom AT, Christian MC, Gwyther SG (2000) New guidelines to evaluate the response to treatment in solid tumors. European Organization for Research and Treatment of Cancer, National Cancer Institute of the United States, National Cancer Institute of Canada. J Natl Cancer Inst 92(3):205–216

Tovoli F, Renzulli M, Negrini G, Brocchi S, Ferrarini A, Andreone A, Benevento F, Golfieri R, Morselli-Labate AM, Mastroroberto M, Badea RI, Piscaglia F (2018) Inter-operator variability and source of errors in tumour response assessment for hepatocellular carcinoma treated with sorafenib. Eur Radiol 28(9):3611–3620. https://doi.org/10.1007/s00330-018-5393-3

Trajkovic-Arsic M, Heid I, Steiger K, Gupta A, Fingerle A, Worner C, Teichmann N, Sengkwawoh-Lueong S, Wenzel P, Beer AJ, Esposito I, Braren R, Siveke JT (2017) Apparent Diffusion Coefficient (ADC) predicts therapy response in pancreatic ductal adenocarcinoma. Sci Rep 7(1):17038. https://doi.org/10.1038/s41598-017-16826-z

Vecchiarelli S, Macchini M, Grassi E, Ferroni F, Ciccarese F, Calculli L, Ricci C, Casadei R, Pezzilli R, Biasco G, Marco MD (2013) Comparing recist and Choi's criteria to evaluate radiological response to chemotherapy in patients with advanced pancreatic cancer. J Clin Oncol 31(15 Suppl):e15069. https://doi.org/10.1200/jco.2013.31.15_suppl.e15069

ter Voert EGW, Heijmen L, van Laarhoven HWM, Heerschap A (2011) In vivo magnetic resonance spectroscopy of liver tumors and metastases. World J Gastroenterol 17(47):5133–5149. https://doi.org/10.3748/wjg.v17.i47.5133

Vossen JA, Buijs M, Kamel IR (2006) Assessment of tumor response on MR imaging after locoregional therapy. Tech Vasc Interv Radiol 9(3):125–132. https://doi.org/10.1053/j.tvir.2007.02.004

Wahl RL, Jacene H, Kasamon Y, Lodge MA (2009) From RECIST to PERCIST: evolving considerations for PET response criteria in solid tumors. J Nucl Med 50(Suppl 1):122s–150s. https://doi.org/10.2967/jnumed.108.057307

Watanabe H, Kanematsu M, Goshima S, Kajita K, Kawada H, Noda Y, Tatahashi Y, Kawai N, Kondo H, Moriyama N (2014) Characterizing focal hepatic lesions by free-breathing intravoxel incoherent motion MRI at 3.0 T. Acta Radiol (Stockholm Sweden: 1987) 55(10):1166–1173. https://doi.org/10.1177/0284185113514966

Weber SM, Ribero D, O'Reilly EM, Kokudo N, Miyazaki M, Pawlik TM (2015) Intrahepatic cholangiocarcinoma: expert consensus statement. HPB (Oxford)

17(8):669–680. https://doi.org/10.1111/hpb.12441

Weng Z, Ertle J, Zheng S, Lauenstein T, Mueller S, Bockisch A, Gerken G, Yang D, Schlaak JF (2013) Choi criteria are superior in evaluating tumor response in patients treated with transarterial radioembolization for hepatocellular carcinoma. Oncol Lett 6(6):1707–1712. https://doi.org/10.3892/ol.2013.1612

Woo S, Lee JM, Yoon JH, Joo I, Han JK, Choi BI (2014) Intravoxel incoherent motion diffusion-weighted MR imaging of hepatocellular carcinoma: correlation with enhancement degree and histologic grade. Radiology 270(3):758–767. https://doi.org/10.1148/radiol.13130444

Wray CJ, Ahmad SA, Matthews JB, Lowy AM (2005) Surgery for pancreatic cancer: recent controversies and current practice. Gastroenterology 128(6):1626–1641

Yaghmai V, Besa C, Kim E, Gatlin JL, Siddiqui NA, Taouli B (2013) Imaging assessment of hepatocellular carcinoma response to locoregional and systemic therapy. AJR Am J Roentgenol 201(1):80–96. https://doi.org/10.2214/ajr.13.10706

Yang K, Zhang XM, Yang L, Xu H, Peng J (2016a) Advanced imaging techniques in the therapeutic response of transarterial chemoembolization for hepatocellular carcinoma. World J Gastroenterol 22(20):4835–4847. https://doi.org/10.3748/wjg.v22.i20.4835

Yang Z, Sun S, Chen Y, Li R (2016b) Application of single voxel 1H magnetic resonance spectroscopy in hepatic benign and malignant lesions. Med Sci Monit 22:5003–5010

Yue Y, Osipov A, Fraass B, Sandler H, Zhang X, Nissen N, Hendifar A, Tuli R (2017) Identifying prognostic intratumor heterogeneity using pre- and post-radiotherapy 18F-FDG PET images for pancreatic cancer patients. J Gastrointest Oncol 8(1):127–138. https://doi.org/10.21037/jgo.2016.12.04

第 9 章　泌尿生殖系统恶性肿瘤影像学疗效评估

Katherine M. Krajewski

目录

1. 肾细胞癌治疗概况 ……………………………………116
2. 肾细胞癌影像学疗效评估 ……………………………118
3. 肾细胞癌治疗评估面临的挑战和新方法 …………121
4. 膀胱尿路上皮癌影像学疗效评估 …………………122
5. 前列腺癌影像学疗效评估 ……………………………124
6. 结论 ………………………………………………………129
参考文献…………………………………………………………129

摘要

　　肾细胞癌、膀胱癌和前列腺癌均位于美国男性致死性癌症的前 10 位（American Cancer Society. Cancer Facts & Figures，2018. Atlanta：American Cancer Society，2018）。上述三种常见癌症美国食品药品监督管理局（U.S. Food and Drug Administration，FDA）批准了多种治疗方法，其中一些是最近才批准的。这种情况下，对治疗效果的影像学评估变得越来越重要，因为对于那些没有从特定药物获益或治疗效果不佳的患者，可以通过影像学评估选择其他治疗方法。每一种泌尿生殖系统恶性肿瘤中，在特定治疗环境下，优化治疗成像反应评估的实质性努力成果已广泛报道。

　　本章将回顾肾细胞癌、膀胱癌和前列腺癌的影像学疗效评估方法，并对上述每种肿瘤现有治疗方法、疗效判断标准和相关缺陷以及新出现的难点进行讨论。

1. 肾细胞癌治疗概况

　　目前批准的治疗晚期或转移性肾细胞癌（metastatic renal cell carcinoma，mRCC）的药物，主要针对新生血管生成（Vascular endothelial growth factor，VEGF）或免疫逃逸这两种肾细胞癌发生发展的驱动因素（Calvo et al，2018；Mosillo et al，2018）。尽管联合使用最近批准的两种免疫检查点阻滞剂（immune checkpoint blocker，ICB）——纳武利尤单抗（nivolumab）和伊匹木单抗（ipilimumab），已

成为中、低危组患者的标准治疗方案,但是血管内皮生长因子(Vascular endothelial growth factor, VEGF)抑制剂,如培唑帕尼(pazopanib)或舒尼替尼(sunitinib),仍然是治疗转移性透明细胞肾癌的一线药物(Motzer et al, 2018; Powles et al, 2017,图 9-1)。联合使用免疫检查点抑制和多酪氨酸激酶抑制剂的治疗方案最近也已被批准,如阿非鲁单抗(avelumab)和阿昔替尼(axitinib)的联合使用方案(Motzer et al, 2019)。伴随着肾细胞癌治疗方案的迅速演变,包括分子靶向药物、免疫检查点阻滞剂和联合治疗,新的问题也接踵出现,如:①对个别患者来说,如何选择最佳的药物及其应用的顺序? ②药物选择和随访中,评判疗效和预后的相关临床、影像和/或分子生物标志物是什么? ③通过影像学评估治疗效果最佳方法是什么?

此外,其他的新疗法仍在不断研究中,治疗程序和相关成像反应评估有可能进一步复杂化。例如,研究发现二氯化镭 -223 和血管内皮生长因子靶向药物联合应用对于 mRCC 患者有较好的疗效(McKay et al, 2018)。骨转移将明显降低肾细胞癌患者的生存期,因此,积极治疗骨转移具有重要意义(McKay et al, 2014)。依据实体肿瘤疗效评估标准(Response Evaluation Criteria in Solid Tumors, RECIST)1.1 版以及 M.D.Anderson 标准(图 9-2)的缓解率,计算机断层扫描(Computed tomography, CT)和 ^{99m}Tc- 亚甲基二磷酸盐骨显像(bone scans, BS)是评估 mRCC 患者骨转移的常用有效手段(Eisenhauer et al, 2009; Hamaoka et al, 2004)。Dibble 等研究了另一种代谢反应评估方法 - 实体肿瘤正电子发射断层扫描(Positron Emission Tomography, PET)反应标准(Positron Emission Tomography Response Criteria in Solid Tumors, PERCIST 1.0),并以此标准对 mRCC 患者骨转移进行评估(Dibble et al, 2018);此方案可以克服传统方法骨转移治疗效果评估的局限性(Padhani et al, 2017)。

先进的肾癌治疗方法还包括一些局部治疗,例如对特定的病例进行转移瘤切除、热消融和放射治疗,这使得影像学疗效评估变得更为复杂。

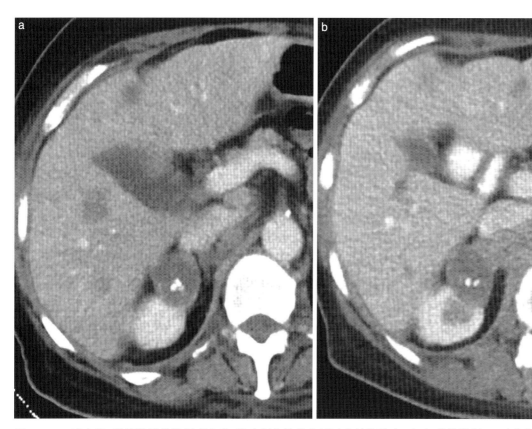

图 9-1　68 岁女性,低风险转移性肾癌患者,纳武利尤单抗和伊匹木单抗治疗。(a)基线增强 CT 示右肾肿块伴有钙化,腔静脉后淋巴结增大和多发性肝转移;(b)治疗 12 周后增强 CT 示多发性肝转移瘤明显缩小,右肾肿块无明显改变,下腔静脉后淋巴结增大。此病人继续接受治疗,有部分缓解

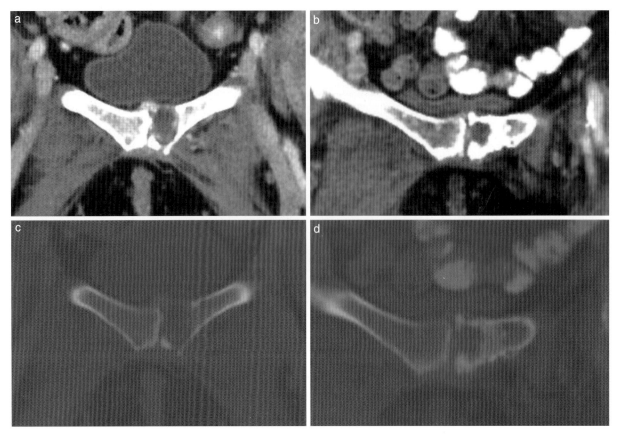

图9-2　68岁女性,转移性肾癌患者,纳武利尤单抗、伊匹木单抗和地诺单抗(denosumab)治疗。软组织(a)和骨(c)窗基线CT示左侧耻骨有溶骨性病变,周围有软组织包绕;治疗后随访软组织(b)和骨(d)窗CT示该病变周缘硬化,根据M.D. Anderson骨标准评估病变部分缓解。本标准中的部分反应表现为先前溶解破坏病变周围形成硬化边缘,先前未发现的病变硬化,溶解病变的部分填充或硬化,或可测量病变的消退

研究表明,予肿瘤负荷局限患者转移瘤切除术是有效可行的姑息疗法(Karam et al, 2011)。各种类型的放射治疗,包括全脑放射治疗、立体定向放射外科、常规和立体定向全身放射治疗,对于无法手术的原发肿瘤患者或特定转移性肿瘤患者,也是可供选择的治疗方法(Dabestani et al, 2014,图9-3)。另外,Francolin等正在积极研究SBRT(stereotactic body radiationtherapy,立体定向放射治疗)和ICB(immune checkpoint blockade,免疫检查点抑制)疗法的潜在协同效应(Francolini et al, 2018)。更为重要的是,放射科医生对每一种局部和全身治疗都要有很好的认识,以便为每一种治疗方法都制定最好的影像学疗效评估标准。

2. 肾细胞癌影像学疗效评估

mRCC患者临床试验中,影像学疗效评估通常使用RECIST进行评估。RECIST是描述肿瘤大小客观变化的通用标准,广泛应用于评估肿瘤和治疗效果。研究发现,当使用相同的靶病变或RECIST 1.1子集时,RECIST 1.0和RECIST 1.1对RCC的疗效进行评估,结果是高度一致的;但是,最近的mRCC临床试验中RECIST 1.1已替代RECIST 1.0版本(Krajeski et al, 2015)。RECIST 1.0和1.1之间的一个重要区别是可报告靶病变的最大数目不同,RECIST 1.0最多可报告10个靶病变,每个器官5个;而RECIST 1.1最多5个,每个器官2个(Eisenhauer et al, 2009)。有趣的是,最近的文献表明,使用RECIST 1.1后,由于可报告靶点数目的变化,可能会对转移性癌患者产生不一致的,甚至相互矛盾的疗效评估结果;因此,RECIST 1.1的低靶点数目可能不能准确反映肿瘤总体负荷和治疗效果(Kuhl et al, 2019)。

按照RECIST 1.0和1.1的标准,靶病灶总直径与基线相比缩小30%即表示部分缓解(partial response, PR),而新病灶或靶病灶总直径比病变

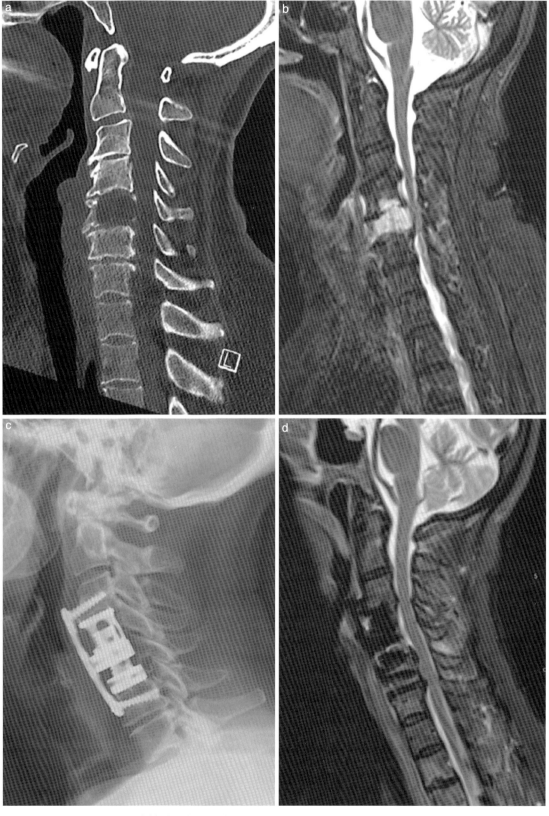

图 9-3　68 岁女性,颈部疼痛转移性肾细胞癌患者。(a)基线颈椎 CT 示巨大溶骨性转移瘤,大部分 C5 椎体被破坏;(b)基线颈椎短时反转恢复序列(short tau inversion recovery, STIR),MR 图像示转移瘤占据整个 C5 椎体,向上延伸至 C4,向后延伸至左侧硬膜外腔;在未显示的图像中,肿块使 C4-C5 和 C5-C6 左侧隐窝消失,神经孔变窄,并大约 180° 包裹双侧椎动脉;患者接受 C4、C5 椎体切除,C3~C7 椎体前路植骨融合术及 C3~C6 放射治疗;(c)随访 X 线片及(d)STIR MR 图像显示治疗后预期变化

最低点增加 20% 即表示疾病进展（progression of disease, PD）（Eisenhauer et al, 2009）。如果靶病灶既不符合 PR 也不符合 PD 即表示患者处于疾病稳定期。现有治疗方案治疗的肾细胞癌患者中，只有不到一半患者符合 RECIST 1.0/1.1 的 PR 标准，包括 VEGF 靶向治疗的 10%~40%、mTOR 抑制剂治疗的 10% 和纳武利尤单抗（nivolumab）治疗的 25% 患者（Motzer et al, 2008, 2013, 2015）。处于疾病稳定期患者是一个异质性患者群体，包括那些"临床受益"时间较长和治疗时间较长的患者，以及其他近期进展的患者。

可报告靶病灶的任意数目、PR 和 PD 的阈值，以及缺乏纳入早期反应评价标准的指标，是公认的采用 RECIST 标准评估肾细胞癌疗效的局限性。对于 VEGF 靶向疗法，为了更好地区分治疗反应者和无反应者，已经制定和评估了几种特异类型替代标准，以求更好地评估治疗效果。由于在接受 VEGF 靶向治疗的患者中观察到肿瘤血管/增强的变化，一些修订方案已将大小和密度的变化纳入评估标准（如 Choi 标准或 MASS 标准）（van der V eldt et al, 2010; Smith et al, 2010, 图 9-4）。Smithet 等将临床因素（如斯隆·凯特琳纪念医院癌症中心风险因素和国际转移性肾癌数据库联盟模型）与 RECIST 和 MASS 疗效评估标准相结合，以便更好地评估无进展生存期小于或等于 1 年的患者（Smith et al, 2013）。Thiam 等研究发现治疗早期肿瘤大小有一定程度的改变，包括第一次随访时肿瘤缩小 10%，与无进展生存和总体生存改善相关（Thiam et al, 2010; Krajeski et al, 2011, 2014）。虽然替代标准在确定治疗失败时间延长和疗效更好的患者方面显示出了效用；但它们在优化进展性疾病治疗决策方面作用不大，因此无法改变治疗方案。

mRCC 的 ICB 治疗评估中，许多临床试验正在使用 RECIST 1.1 标准来确定总有效率和描述 PD 的特征。比较纳武利尤单抗（nivolumab）和依维莫司（everolimus）的Ⅲ期临床研究中，Motzer 等使用 RECIST 1.1 标准作为评估总有效率和无进展生存率的次要终点（Motzer et al, 2015）。有趣的是，虽然患者按 RECIST 标准已经进入 PD，但如果研究人员评估之后认为治疗是临床获益的，并且副作用是可接受的，那么治疗将继续进行。在一项 ICBs 与另一种 ICB 或其他药物联合用药的多中心研究中，研究者使用 RECIST 1.1 标准来评估总体有效率，并通过影像学评估确定疾病进展。对于 ICBS 治疗的肾癌患者，虽然其肿瘤负荷的异质性变化已经被描述，但是其疗效的影像学评估仍然具有挑战性（de V lasico et al, 2016）。研究者已经报道出"非典型模式"，包括在治疗中肿瘤负荷降低之前增加，称为"假性进展"，并且与新的病变混合出现，由此甚至可能成为"超进展"疾病（Champiat et al, 2018）。鉴于这些药物具有

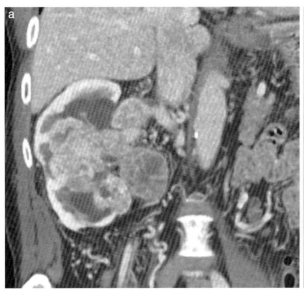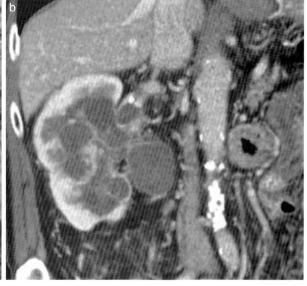

图 9-4　72 岁男性，肾透明细胞癌服用培唑帕尼患者。（a）基线冠状增强 CT 示右肾大肿块，癌栓延伸至肾静脉和增大的、不均匀的肾周淋巴结;（b）随访增强 CT 示密度一定程度降低（尽管大小变化不大），根据 Choi 标准代表治疗有效，根据 MASS 标准疗效良好

通过阻断免疫系统的抑制信号以增强 T 细胞对癌细胞反应的独特作用机制,在接受治疗的患者中,潜在的不同生物学行为会导致不同的影像学变化和毒性也就不足为奇了。

与酪氨酸激酶抑制剂相比,ICB 治疗的各种恶性肿瘤患者疗效的不同反应模式和疾病不同程度的进展,已经有十多年研究经历,并且对 ICB 特异性影像学疗效标准已经多次修订。第一个标准发表于 2009 年,被称为"免疫相关反应标准"(immune-related response criteria, irRC),该标准旨在评估用伊匹木单抗治疗黑色素瘤的独特反应模式(Wolchok et al, 2009)。这些标准使用双向肿瘤测量和靶病灶的直径乘积总和来量化肿瘤负荷的变化,并采用世界卫生组织标准中的 PR 和 PD 的阈值标准,如肿瘤负荷比基线降低≥50% 为 PR 和肿瘤负荷从最低点增加≥25% 的情况为 PD。更为重要的是,这些标准允许将新的病变合并到靶病变的总负荷中,而不是出现新病变的患者认定为进入 PD。此外,笔者建议在初步疗效评估扫描后至少 4 周,并且临床没有迅速恶化情况下进行确认性扫描,以确认完全缓解(complete response, CR)、PR 和 PD。随后,免疫相关 RECIST(immune-related RECIST, irRECIST)标准被开发出来,这是新的修订版,与 RECIST 相同使用单向测量和 PR/PD 阈值,同时保持与新病变和确认性扫描相关的 irRC 元素(Nishino et al, 2013)。随后的迭代包括由 RECIST 工作组发表的免疫 RECIST(immune RECIST, iRECIST)标准和免疫修饰 RECIST 标准(immune-modified RECIST, imRECIST)(Seymour et al, 2017; Hodi et al, 2018)。

尽管各种免疫相关标准推陈出新,但是在很大程度上,包括在 RCC 在内的 ICB 临床试验的主要终点仍然使用 RECIST 1.1 标准(Seymour et al, 2017)。笔者所在机构和其他单位正在进行的肾细胞癌试验中,替代 / 辅助免疫相关标准已被用作次要或探索性终点。根据 RECIST 工作组的说法,至少在正式评估和验证 iRECIST 时,仍然应当将 RECIST 1.1 标准作为基于疗效的终点的主要标准(Seymour et al, 2017)。此外,当患者经治疗跨越 RECIST 1.1 标准的疾病进展状态时,笔者建议可在临床试验而不是常规治疗中使用 iRECIST 评定标准,并慎重选择纳入的病例。

3. 肾细胞癌治疗评估面临的挑战和新方法

包括两个 ICB 以及 ICB 联合 VEGF 靶向药物联合方案治疗 RCC,正在临床试验中使用并进行疗效评估。ICB 和 VEGF 靶向药物不同组合的 5 个Ⅲ期临床试验正在进行中,大多数使用无进展生存期作为主要研究终点(McKay et al, 2018)。使用 RECIST 标准评估联合方案的治疗效果是确实可行的,但免疫替代反应标准是否能更好地对治疗反应者进行分类或预测结果,还有待观察,这也是在单剂 ICB 研究中仍然存在的问题。有趣的是,在一项联合使用伊匹木单抗和贝伐单抗治疗转移性黑色素瘤的研究中,研究者分析了多种影像学疗效评估,包括大小改变和密度变化阈值,以及根据 RECIST、MASS 和 Choi 标准的疗效评估;结果显示,评估标准的改变与生存率无关(Nishino et al, 2014)。因此有必要进一步研究和比较 RECIST 标准及其他替代免疫反应评估标准,在接受 ICB 和联合方案治疗 mRCC 的疗效中评估作用,以确定这些治疗方案的疗效到底如何。最终,为选择 ICB 治疗的最佳适应证,研究者使用新型示踪剂如锆 -89 标记的阿特珠单抗(抗 PD-L1)等新型示踪剂进行功能成像,有望更适合预测和评估疗效。未来的治疗规则可能利用患者基线时的临床、影像学、组织学和基因组生物标记物,依据这些标记物在治疗过程中的变化,实现对肾细胞癌患者的个性化治疗的指导(Bensch et al, 2018)。

肾细胞癌反应评估进一步完善的另一重要方面是最佳时机的治疗方案变更和"进展性疾病"的及时确认。FDA 批准了许多治疗肾癌的方案,患者有很多治疗方法可供选择。因此,更好地确定患者是否在治疗过程的早期获益,以及更准确地确定药物在复发定义为疾病进展时是否仍有效是有意义的。为了实现这些目标,有学者提倡测量肿瘤生长率(tumor growth rate, TGR)(Ferté et al, 2014)。在一项针对两种药物治疗 mRCC 的Ⅲ期临床研究中(索拉非尼与安慰剂、维罗莫司与安慰剂),研究者在四个时间点进行了 TGR 检查:治疗开始前(消除期)、治疗后(第一周期)、进展期(最后一个周期)和停止治疗后(洗脱期)。TGR 与无进展生存和总存活率密切相关,可以在第一次评估时对药物活性进行定量分析,TGR 表明索拉非尼在进展期时仍有抗肿瘤活性。无论是靶向治疗还是 ICB，在 RECIST 标准定义的进展期时，TGR 降低可能为继续治疗提供理由。

TGR 测量也可能有助于进一步探索疾病超进展的现象，或者接受 ICB 治疗的一些患者中发生的明显病程加速现象（Champiat et al，2018）。对疾病超进展有多种定义，包括治疗失败时间（time-to-treatment failure，TTF）<2 个月，与免疫治疗前相比肿瘤负荷增加 >50%，进展速度增加 >2 倍；或首次评估时已进入疾病进展，并且 TGR 最小增加 >50%（Kato et al，2017；Champiat et al，2017；Ferrara et al，2018）。目前尚不能确定疾病超进展是否与治疗无效果、肿瘤侵袭转移和病情恶化有关；而且，影像学上区分假性疾病进展与真性疾病进展或疾病超进展是非常困难的（Elias et al，2018）。此外，新病灶的意义尚未完全确定，因为根据 RECIST 1.1 标准，对于疾病超进展时的肿瘤负荷测量通常使用靶病灶，其中新病灶不纳入到靶病灶测量中。在治疗过程中形成的新病灶在不同免疫反应标准中会有不同的处理；例如，添加到 irRC 标准中的总直径中，或者按照 iRECIST 标准单独测量和记录。新病灶对生存结果的影响可能不同于现有靶病灶增长的影响，并可能对优化疗效评价标准评估会有干扰（Hodi et al，2018）。

完善 RCC 疗效评估方面还有很多工作要做，特别是在当今免疫肿瘤学的新时代。必须就特定治疗环境采用的最佳疗效标准达成共识。这将有助于进一步研究治疗与进展的典型和非典型反应模式，将这些模式与生存结果相关联，并成为预测早期反应、持久治疗获益、假进展和超进展的生物标志物。

4. 膀胱尿路上皮癌影像学疗效评估

膀胱尿路上皮癌是另一种常见的泌尿生殖系统恶性肿瘤，影像学在评估治疗效果和指导治疗决策方面发挥着重要作用（美国癌症协会 2018）。膀胱癌主要是通过膀胱镜检查和组织取样活检相结合来诊断，虽然大多数都是非肌肉浸润性的，但是通常浸润至肌层和已转移的患者临床分期更高，并通过影像学随访。MRI 因其优越的软组织对比度而最常被用于肌层浸润性肿瘤的分期；尽管在膀胱切除术前可能不会常规进行新辅助治疗后的 MRI 检测，但是文献中已经描述了 MRI 对新辅助疗效评估的作用（Barentsz et al，1998；Schrier et al，2006；Choueiri et al，2014）。

肌层浸润性膀胱癌进行剂量密集的甲氨蝶呤、长春新碱、阿霉素和顺铂治疗（MV AC）的Ⅱ期临床研究中，MRI 成像对新辅助治疗前后的疗效评估，结果发现影像学反应结果与无病生存率相关（Choueiri et al，2014）。这种情况下的放射学有效标准为，最长垂直直径乘积减少 50% 以上，残余肿瘤延迟增强，如果治疗前基线有增大的淋巴结，则治疗后淋巴结大小恢复正常，被认为这个影像学评价有效为病理学缓解提供了补充的预后信息，尽管还有必要进行前瞻性验证（图 9-5）。其他 MRI 参数已被开发作为新辅助治疗环境下疗效

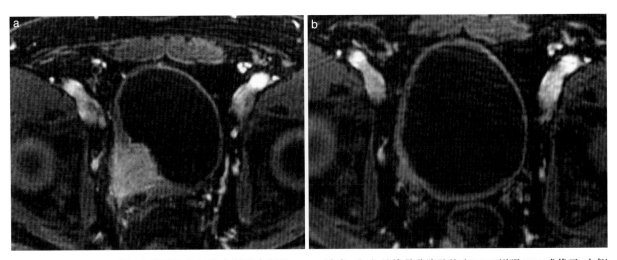

图 9-5　60 岁男性，肌肉浸润性膀胱癌患者，新辅助高剂量 MVAC 治疗。（a）基线骨盆脂肪饱和 T1W 增强 MRI 成像示，右侧膀胱输尿管连接处肿块穿过膀胱壁进入膀胱周围脂肪（T3b），右侧输尿管积水（未显示）；（b）经 ddMV AC 新辅助治疗后，随访 10 周，骨盆 MRI 增强后脂肪饱和 T1W，示膀胱肿块明显缩小，残留少量强化结节。膀胱前列腺切除术中未发现残留癌

评估的生物标志物,包括静脉期成像的相对增强,这在不同的病理类型之间有显著差异(Chakiba et al, 2015);以及中位血流灌注,该参数在残留肿瘤中与治疗有效区域有所不同(Donaldson et al, 2013)。Yoshida 研究了预处理 MRI 评价有效的预测因素,包括 MRI 扩散加权成像时的表观扩散系数值等(Yoshida et al, 2012)。影像学评估对于膀胱癌患者在选择是否保留膀胱时的作用尚未明确。

在复发 / 转移瘤方面,尽管三分之一的肌层浸润性肿瘤患者膀胱切除术后会复发,但是很少有膀胱癌患者出现转移(Moschini et al, 2016)。转移瘤切除术可能对特定的患者有效,但那些有播散性转移的患者通常接受全身治疗(美国国家综合癌症网 2018)。选用何种化疗方案取决于患者的病情分期,联合方案包括吉西他滨和顺铂,以及带有生长因子对抗骨髓抑制毒性支持的剂量密集的 MVAC(氨甲喋呤 + 长春新碱 + 阿霉素 + 顺铂)方案,不适合顺铂化疗的,可以选择吉西他滨与卡铂联合治疗、阿特珠单抗或帕博利珠单抗(美国国家综合癌症网络 2018a)。对于肿瘤表达 PD-L1 患者或不适宜任何含铂药物化疗的患者,阿特珠单抗和帕博利珠单抗是一线药物(Balar et al, 2017)。对于在以铂为基础的化疗期间或之后,或在新辅助 / 辅助治疗 12 个月内病情进展的局部晚期或转移性尿路上皮癌患者,

几种已获得 FDA 批准的 PD-1/PD-L1 抑制剂,包括帕博利珠单抗(pembrolizumab)、纳武利尤单抗(nivolumab)、阿特珠单抗(atezolizumab)、德瓦鲁单抗(duvalumab)和阿非鲁单抗(avelumab)可供选择(Rosenberg et al, 2016;Sharma et al, 2017;Powles et al, 2017;Patel et al, 2018)。

ICB 治疗局部晚期和 / 或转移性尿路上皮癌的 II 期临床试验中的疗效评估主要是根据 RECIST 1.1 标准进行的,包括一些完全和持久的疗效,总体有效率在 17%~24% 之间(Chakiba et al, 2015;Donaldson et al, 2013;Yoshida et al, 2012;Moschini et al, 2016;美国国家综合癌症网络, 2018;Balar et al, 2017)。有趣的是,有学者按治疗意向分析一份报告中的共同主要终点,包括根据 RECIST 1.1 标准和根据 irRECIST 标准独立审查机构评估的客观有效率,结果发现使用两个标准评估有效率基本相同(Rosenberg et al, 2016;Nishino et al, 2015)。在这项研究中,如果患者符合临床受益标准,则允许患者在 RECIST 标准 PD 后继续使用阿特珠单抗,121 名接受治疗的疾病超进展患者中,有 20 人(17%)继续使用阿特珠单抗后出现 PR。这些研究数据结果强调了在两次连续随访的影像上确认疑似进展的必要性,随访至少间隔 4 周进行,以捕捉潜在的假性进展,并允许患者有机会在这种情况下继续有效治疗(图 9-6)。

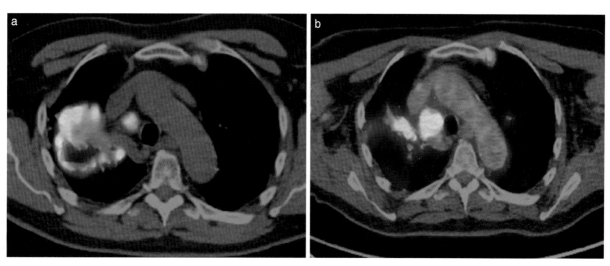

图 9-6　81 岁男性,转移性尿路上皮膀胱癌,左肾孤立肾,帕博利珠单抗治疗。(a)治疗前融合 FDG-PET/CT 和(c)肺部平扫 CT 示 FDG 阳性右肺上叶大肿块和右气管旁淋巴结肿大;治疗 8 周后,(b)随访融合 FDG-PET/CT 和(d)肺部 CT 平扫示右上叶肿块大小和示踪剂摄取间歇性减小,其他部位病灶减少(未显示),但伴有右气管旁淋巴结增大,可能是结节样反应(考虑到其他部位的改善),或者该部位不太可能增加病变。建议短期随访成像

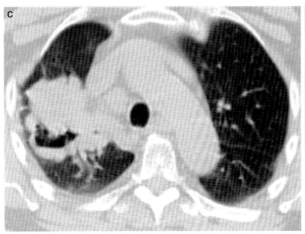
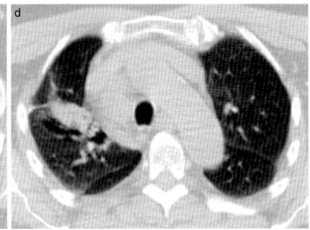

图 9-6 （续）

5. 前列腺癌影像学疗效评估

前列腺癌影像学疗效评估非常具有挑战性（Hope et al, 2018）。首先，手术或放射治疗后，患者可能会经历生化复发，而使用传统方法［CT、MRI 和 99mTc- 甲基二膦酸盐（MDP）骨显像］可能无法发现肿瘤转移影像证据。前列腺癌切除术后 6~8 周连续两次前列腺特异性抗原（prostate-specific antigen, PSA）水平超过 0.2ng/mL 即表明生化复发（Cookson et al, 2007）；放疗后，PSA 水平比治疗后最低点升高 2.0ng/mL 以上也表明生化复发（Roach Third et al, 2006）。此外，当被确定为转移瘤时，它们通常可能只是硬化的骨，没有按照 RECIST 1.1 要求可测量靶病变所需的软组织成分。根据 RECIST 标准，受累淋巴结也可能很小 / 无法测量。因此，解剖学方式和 RECIST 标准，在相当数量的骨性和 / 或低体积转移性前列腺癌患者疗效评估中价值受限（Scher et al, 2008）。

核素骨扫描对转移性前列腺癌的疗效评估具有重要意义。尽管耀斑现象可能会造成混淆，但是通常仍将骨闪烁照相用来评估骨转移肿瘤对治疗的反应；在开始治疗后不久，由于病灶的愈合和成骨反应，骨扫描可以发现明显的摄取增加和 / 或新的病灶（Pollen et al, 1984, 图 9-7）。"2+2 规则"旨在更好地定义进展性骨转移，根据这一规则，在治疗后首次骨扫描中出现新病灶和可能

出现耀斑现象的患者将在 6 周后进行第二次骨扫描，如果第二次扫描显示增加了两个或两个以上新病灶则认为已经为疾病进展（与基线相比总共增加了四个或四个以上新病灶）（Scher et al, 2008；Morris et al, 2015）。如果最初治疗后的骨扫描是在出现耀斑窗的 12 周之后进行的，那么一旦发现 2 个新的骨病灶，则应在 6 周后进行确认性扫描，以验证新病变的持续存在。临床试验显示，根据核素扫描定义的骨病灶和 RECIST 标准定义的软组织量化病灶标准进行的影像学评估中，影像学无进展存活率与临床总存活率相关（Morris et al, 2015；Rathkopf et al, 2018）。

FDG-PET/CT 在生化复发性前列腺癌中应用有限，尽管 FDG-PET/CT 可以显示骨和软组织转移，但肿瘤组织可能对 FDG 敏感，也可能对 FDG 不敏感（JAdvar et al, 2012；JAdvar, 2016）。FDG 亲和力与肿瘤的生物侵袭性相关。一些研究报告了 FDG-PET/CT 通过改变平均最大标准摄取值（SUV_{max}）和其他标准来评估转移性前列腺癌全身治疗的有效性（Morris et al, 2005；Zukotynski et al, 2014）。其他"下一代成像"示踪剂在评估生化复发前列腺癌可能是具有较高敏感性和特异性的，包括 ^{18}F-1- 氨基 -3- 氟环丁烷 -1- 甲酸和骨转移特异性的 [18]F- 氟化钠，这两种示踪剂均已获得 FDA 批准；而 [68]Ga- 前列腺特异性膜抗原（prostate specific membrane antigen, PSMA）目前正在美国

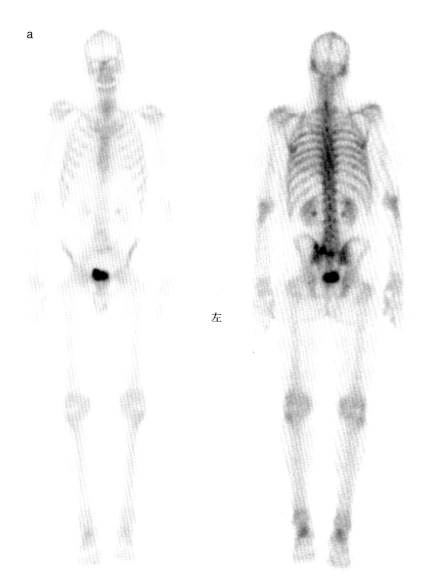

图 9-7　63 岁男性,转移性去势抵抗型前列腺癌,近期恩扎鲁胺(enzalutamide)和骶骨放射治疗,PSA 下降。(a)锝 -99m- 亚甲基二膦酸盐(MDP)放疗前;(b)放疗后骨扫描示右侧第 6 肋、左第 5 肋、左第 11 肋出现新摄取病灶,左侧髂骨和骶骨摄取度增加。依据治疗经过和 PSA 水平下降,研究结果可能与成骨细胞的治疗"耀斑"反应有关,而不是与疾病进展有关,并建议进行随访

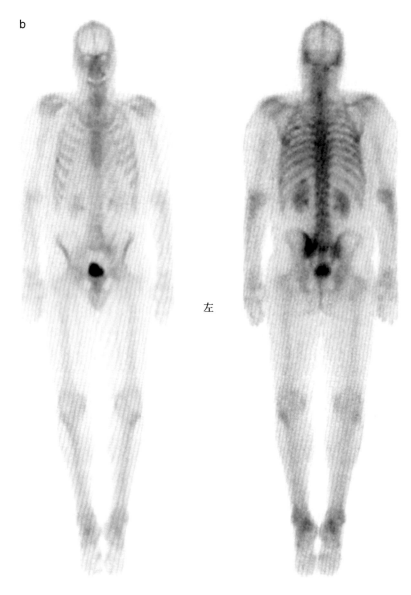

b

左

图 9-7 （续）

临床研究中（Crawford et al, 2018, 图 9-8）。虽然
使用这些技术检测评估低体积 / 寡转移性肿瘤
后,可能使患者有资格接受局部治疗（例如转移
瘤切除、放疗）和需要肿瘤转移影像学证据的全
身治疗,但新一代成像示踪剂对于更易扩散的肿
瘤以及其疗效的评估作用尚未确定。

对于复发和转移性前列腺癌患者有多种
治疗方案可供选择,雄激素去势疗法（androgen

deprivation therapy, ADT）是 PSA 升高但没有影
像学转移证据患者的一种选择,也是转移性肿
瘤患者治疗的金标准（美国国家综合癌症网络
2018）。患者对最初的 ADT 产生抵抗力时,被称
为去势抵抗型前列腺癌（castrate-resistant prostate
cancer, CRPC）。如果患者符合如下任一条件:
PSA>2.0ng/mL,在随后的两次检测中 PSA 升高
>0.2ng/mL, PSA 的任何倍增,现有转移灶或新病

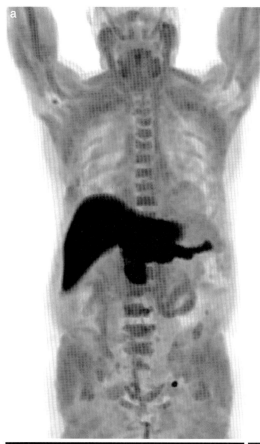

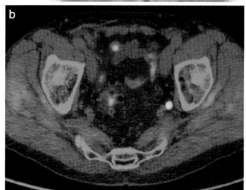
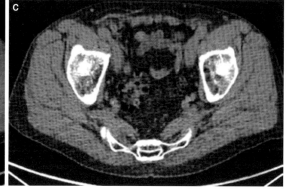

图 9-8　76 岁男性,前列腺癌根治术后生化复发(PSA 0.4)。^{18}F-fluciclovine-PET-CT 最大密度投影(MIP) 图像(a)、融合 PET-CT(b)和平扫 CT(c)图像示左侧髂内淋巴结 10 × 8mm 高同位素摄取影,SUV_{max} 为 9.5,显示为复发病变

灶的进展,都表明 CRPC 的发生。CRPC 治疗方案 取决于影像学证据和有无转移,包括更换激素治 疗[例如阿帕鲁胺(apalutamide)、恩扎鲁胺、阿比 特龙联合泼尼松等]、化疗(多西他赛或卡巴紫杉醇 联合糖皮质激素)和免疫治疗(siPuleucel-T、帕博利 珠单抗);并且针对每种药物都有不同的特定适应 证(美国国家综合癌症网 2018)。近年来,主要的临 床试验终点已从总生存期转向其他有临床意义的

结局指标,包括出现症状性骨骼事件的时间、首次 转移的时间和进展时间,以便允许对各种疾病状态 的患者进行药物评估,包括早期无可测量疾病和 / 或基线时有低体积疾病的患者(Scher et al, 2016)。

对于以骨转移为主而无内脏转移的前列腺 癌患者,α 发射体放射性药物二氯化镭 -223 也是 一种治疗选择。二氯化镭 -223 二氯结合到溶骨 与成骨转换增加的区域,从而以成骨细胞转移为

靶点,在组织中 100μm 短范围内发挥治疗作用（Bruland et al, 2006）。二氯化镭 -223 已被证明可以提高去势抵抗型前列腺癌骨转移患者的总存活率,延长首次出现有症状骨骼事件时间（包括放射治疗骨痛缓解、新的病理性骨折、脊髓压迫或肿瘤相关的整形外科手术）（Parker et al, 2013; Sartor et al, 2014,图 9-9）。值得注意的是,在一项Ⅲ期临床试验研究期间和随访期间,临床评价了首次出现有症状骨骼事件（不包括通过放射学检测到的无症状性骨折）时间,未报道骨转移影像

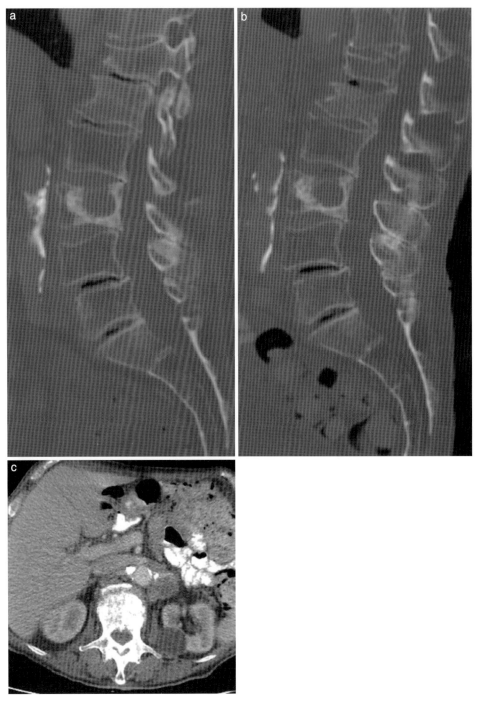

图 9-9　79 岁男性,转移性去势抵抗型前列腺癌。（a）基线矢状位 CT 示 L3 有溶骨性转移,周缘硬化,T12 中度压缩畸形;（b）使用二氯化镭 -223 治疗 4 个月后,随访矢状位 CT 示 L3 病变没有明显变化,但 L1 出现新的轻度硬化、碎裂和轻度变扁,呈现新的压缩畸形（症状性骨骼反应）;（c）轴位 CT 示出现新的多发性淋巴结转移,表明需要变更治疗方法

学疗效评估（Parker et al, 2013）。特别是在骨转移疾病患者中,临床和影像学随访的目的往往是发现疾病进展,而不是评估疗效。目前尚不确定使用新型示踪剂的同位素扫描是否有助于评估骨转移前列腺癌的治疗效果。

6. 结论

总之,有多种解剖和功能成像方法,包括正在研究中的技术方法用于评估肾细胞癌、膀胱癌和前列腺癌的治疗反应。疗效评估的主要任务包括开发针对疾病和/或针对治疗的方法,以指导进一步治疗和治疗方案的变更,评估中需要考虑到治疗药物的作用机制、疾病生物学和治疗反应状态。需要多学科合作来完善最佳实践成像,进一步发展成像技术来预测和测量治疗反应,并将合理的探索性疗效评估方法纳入前瞻性试验。

（曹戌 栾钦花 译 高德轩 袁双虎 校）

参考文献

American Cancer Society (2018) Cancer facts & figures 2018. American Cancer Society, Atlanta

Balar AV, Castellano D, O'Donnell PH et al (2017a) First-line pembrolizumab in cisplatin-ineligible patients with locally advanced and unresectable or metastatic urothelial cancer (KEYNOTE-052): a multicentre, single-arm, phase 2 study. Lancet Oncol 18(11):1483–1492. https://doi.org/10.1016/S1470-2045(17)30616-2. [Epub 2017 Sep 26]

Balar AV, Galsky MD, Rosenberg JE et al (2017b) Atezolizumab as first-line treatment in cisplatin-ineligible patients with locally advanced and metastatic urothelial carcinoma: a single-arm, multicentre, phase 2 trial. Lancet 389(10064):67–76. https://doi.org/10.1016/S0140-6736(16)32455-2. [Epub 2016. Erratum in: Lancet. 2017 Aug 26;390(10097):848]

Barentsz JO, Berger-Hartog O, Witjes JA et al (1998) Evaluation of chemotherapy in advanced urinary bladder cancer with fast dynamic contrast-enhanced MR imaging. Radiology 207:791–797

Bensch F, van der Veen EL, Lub-de Hooge MN et al (2018) 89Zr-atezolizumab imaging as a non-invasive approach to assess clinical response to PD-L1 blockade in cancer. Nat Med 24(12):1852–1858. https://doi.org/10.1038/s41591-018-0255-8. [Epub 2018 Nov 26]

Bruland ØS, Nilsson S, Fisher DR, Larsen RH (2006) High-linear energy transfer irradiation targeted to skeletal metastases by the alpha-emitter 223Ra: adjuvant or alternative to conventional modalities? Clin Cancer Res 12(20 Pt 2):6250s–6257s

Calvo E, Porta C, Grünwald V, Escudier B (2018) The current and evolving landscape of first-line treatments for advanced renal cell carcinoma. Oncologist. https://doi.org/10.1634/theoncologist.2018-0267. [Epub ahead of print]

Chakiba C, Cornelis F, Descat E et al (2015) Dynamic contrast enhanced MRI-derived parameters are potential biomarkers of therapeutic response in bladder carcinoma. Eur J Radiol 84(6):1023–1028. https://doi.org/10.1016/j.ejrad.2015.02.026. [Epub 2015 Mar 6]

Champiat S, Dercle L, Ammari S et al (2017) Hyperprogressive disease is a new pattern of progression in cancer patients treated by anti-PD-1/PD-L1. Clin Cancer Res 23(8):1920–1928

Champiat S, Ferrara R, Massard C et al (2018a Dec) Hyperprogressive disease: recognizing a novel pattern to improve patient management. Nat Rev Clin Oncol 15(12):748–762. https://doi.org/10.1038/s41571-018-0111-2

Champiat S, Ferrara R, Massard C et al (2018b) Hyperprogressive disease: recognizing a novel pattern to improve patient management. Nat Rev Clin Oncol. https://doi.org/10.1038/s41571-018-0111-2. [Epub ahead of print]

Choueiri TK, Jacobus S, Bellmunt J et al (2014) Neoadjuvant dose-dense methotrexate, vinblastine, doxorubicin, and cisplatin with pegfilgrastim support in muscle-invasive urothelial cancer: pathologic, radiologic, and biomarker correlates. J Clin Oncol 32(18):1889–1894. https://doi.org/10.1200/JCO.2013.52.4785. [Epub 2014 May 12]

Choueiri TK, Larkin J, Oya M et al (2018) Preliminary results for avelumab plus axitinib as first-line therapy in patients with advanced clear-cell renal-cell carcinoma (JAVELIN Renal 100): an open-label, dose-finding and dose-expansion, phase 1b trial. Lancet Oncol 19(4):451–460. https://doi.org/10.1016/S1470-2045(18)30107-4. [Epub 2018 Mar 9]

Cookson MS, Aus G, Burnett AL et al (2007) Variation in the definition of biochemical recurrence in patients treated for localized prostate cancer: the American Urological Association prostate guidelines for localized prostate cancer update panel report and recommendations for a standard in the reporting of surgical outcomes. J Urol 177:540–545

Crawford ED, Koo PJ, Shore N et al (2018) A clinician's guide to next generation imaging in patients with advanced prostate cancer (Prostate Cancer Radiographic Assessments for Detection of Advanced Recurrence [RADAR] III). J Urol. https://doi.org/10.1016/j.juro.2018.05.164 [Epub ahead of print]

Dabestani S, Marconi L, Hofmann F et al (2014) Local treatments for metastases of renal cell carcinoma: a systematic review. Lancet Oncol 15(12):e549–e561. https://doi.org/10.1016/S1470-2045(14)70235-9. [Epub 2014 Oct 26]

de Velasco G, Krajewski KM, Albiges L et al (2016) Radiologic heterogeneity in responses to anti-PD-1/PD-L1 therapy in metastatic renal cell carcinoma. Cancer Immunol Res 4(1):12–17. https://doi.org/10.1158/2326-6066.CIR-15-0197. [Epub 2015 Nov 20]

Dibble EH, Krajewski KM, Kravets S, et al (2018)

FDG-PET/CT versus 99mTc-MDP bone scan and contrast-enhance CT in patients with metastatic renal cell cancer receiving a combination of vascular endothelial growth factor (VEGF)-targeted therapy and a radiopharmaceutical. Poster presentation at the 2018 annual meeting of the Society of Nuclear Medicine and Molecular Imaging, Philadelphia, PA, June 2018

Donaldson SB, Bonington SC, Kershaw LE et al (2013) Dynamic contrast-enhanced MRI in patients with muscle-invasive transitional cell carcinoma of the bladder can distinguish between residual tumour and post-chemotherapy effect. Eur J Radiol 82:2161–2168

Eisenhauer EA, Therasse P, Bogaerts J et al (2009a) New response evaluation criteria in solid tumours: revised RECIST guideline (version 1.1). Eur J Cancer 45:228–247

Eisenhauer EA, Therasse P, Bogaerts J et al (2009b Jan) New response evaluation criteria in solid tumours: revised RECIST guideline (version 1.1). Eur J Cancer 45(2):228–247. https://doi.org/10.1016/j.ejca.2008.10.026

Elias R, Kapur P, Pedrosa I, Brugarolas J (2018) Renal cell carcinoma pseudoprogression with clinical deterioration: to hospice and back. Clin Genitourin Cancer. https://doi.org/10.1016/j.clgc.2018.07.015. [Epub ahead of print]

Ferrara R, Mezquita L, Texier M et al (2018) Hyperprogressive disease in patients with advanced non-small cell lung cancer treated with PD-1/PD-L1 inhibitors or with single-agent chemotherapy. JAMA Oncol 4(11):1543–1552. https://doi.org/10.1001/jamaoncol.2018.3676

Ferté C, Koscielny S, Albiges L et al (2014) Tumor growth rate provides useful information to evaluate sorafenib and everolimus treatment in metastatic renal cell carcinoma patients: an integrated analysis of the TARGET and RECORD phase 3 trial data. Eur Urol 65(4):713–720. https://doi.org/10.1016/j.eururo.2013.08.010. [Epub 2013 Aug 15]

Francolini G, Detti B, Ingrosso G et al (2018) Stereotactic body radiation therapy (SBRT) on renal cell carcinoma, an overview of technical aspects, biological rationale and current literature. Crit Rev Oncol Hematol 131:24–29. https://doi.org/10.1016/j.critrevonc.2018.08.010. [Epub 2018 Aug 28]

Hamaoka T, Madewell JE, Podoloff DA, Hortobagyi GN, Ueno NT (2004) Bone imaging in metastatic breast cancer. J Clin Oncol 22:2942–2953

Hodi FS, Ballinger M, Lyons B, Soria JC, Nishino M, Tabernero J, Powles T, Smith D, Hoos A, McKenna C, Beyer U, Rhee I, Fine G, Winslow N, Chen DS, Wolchok JD (2018) Immune-Modified Response Evaluation Criteria In Solid Tumors (imRECIST): refining guidelines to assess the clinical benefit of cancer immunotherapy. J Clin Oncol 36(9):850–858. https://doi.org/10.1200/JCO.2017.75.1644. [Epub 2018 Jan 17]

Hope TA, Afshar-Oromieh A, Eiber M et al (2018) Imaging prostate cancer with prostate-specific membrane antigen PET/CT and PET/MRI: current and future applications. AJR Am J Roentgenol 211(2):286–294. https://doi.org/10.2214/AJR.18.19957. [Epub 2018 Jun 27]

Jadvar HI (2016) There use for FDG-PET in prostate cancer? Semin Nucl Med 46(6):502–506. https://doi.org/10.1053/j.semnuclmed.2016.07.004. [Epub 2016 Sep 3]

Jadvar H, Desai B, Ji L et al (2012) Prospective evaluation of 18F-NaF and 18F-FDG PET/CT in detection of occult metastatic disease in biochemical recurrence of prostate cancer. Clin Nucl Med 37(7):637–643. https://doi.org/10.1097/RLU.0b013e318252d829

Karam JA, Rini BI, Varella L et al (2011) Metastasectomy after targeted therapy in patients with advanced renal cell carcinoma. J Urol 185(2):439–444. https://doi.org/10.1016/j.juro.2010.09.086. [Epub 2010 Dec 17]

Kato S, Goodman A, Walavalkar V et al (2017) Hyperprogressors after immunotherapy: analysis of genomic alterations associated with accelerated growth rate. Clin Cancer Res 23(15):4242–4250. https://doi.org/10.1158/1078-0432.CCR-16-3133. [Epub 2017 Mar 28]

Krajewski KM, Guo M, Van den Abbeele AD et al (2011) Comparison of four early posttherapy imaging changes (EPTIC; RECIST 1.0, tumor shrinkage, computed tomography tumor density, Choi criteria) in assessing outcome to vascular endothelial growth factor-targeted therapy in patients with advanced renal cell carcinoma. Eur Urol 59(5):856–862

Krajewski KM, Franchetti Y, Nishino M et al (2014) 10% tumor diameter shrinkage on the first follow-up computed tomography predicts clinical outcome in patients with advanced renal cell carcinoma treated with angiogenesis inhibitors: a follow-up validation study. Oncologist 19:507

Krajewski KM, Nishino M, Ramaiya NH, Choueiri TK (2015) RECIST 1.1 compared with RECIST 1.0 in patients with advanced renal cell carcinoma receiving vascular endothelial growth factor-targeted therapy. AJR Am J Roentgenol 204(3):W282–W288

Kuhl CK, Alparslan Y, Schmoee J, Sequeira B, Keulers A, Brümmendorf TH, Keil S (2019) Validity of RECIST Version 1.1 for response assessment in metastatic cancer: a prospective, multireader study. Radiology 290(2):349–356. https://doi.org/10.1148/radiol.2018180648. [Epub ahead of print]

McKay RR, Kroeger N, Xie W et al (2014) Impact of bone and liver metastases on patients with renal cell carcinoma treated with targeted therapy. Eur Urol 65(3):577–584. https://doi.org/10.1016/j.eururo.2013.08.012. [Epub 2013 Aug 15]

McKay RR, Bossé D, Gray KP et al (2018a) Radium-223 dichloride in combination with vascular endothelial growth factor-targeting therapy in advanced renal cell carcinoma with bone metastases. Clin Cancer Res 24(17):4081–4088. https://doi.org/10.1158/1078-0432.CCR-17-3577. [Epub 2018 May 30]

McKay RR, Bossé D, Choueiri TK (2018b) Evolving systemic treatment landscape for patients with advanced renal cell carcinoma. J Clin Oncol 29:JCO2018790253. https://doi.org/10.1200/JCO.2018.79.0253. [Epub ahead of print]

Morris MJ, Akhurst T, Larson SM et al (2005) Fluorodeoxyglucose positron emission tomography as an outcome measure for castrate metastatic prostate cancer treated with antimicrotubule chemotherapy. Clin Cancer Res 11:3210–3216

Morris MJ, Molina A, Small EJ et al (2015) Radiographic progression-free survival as a response biomarker in metastatic castration-resistant prostate cancer: COU-AA-302 results. J Clin Oncol 33(12):1356–1363

Moschini M, Karnes RJ, Sharma V et al (2016) Patterns and prognostic significance of clinical recurrences after radical cystectomy for bladder cancer: a 20-year single center experience. Eur J Surg Oncol 42(5):735–743. https://doi.org/10.1016/j.ejso.2016.02.011. [Epub 2016 Feb 18]

Mosillo C, Ciccarese C, Bimbatti D et al (2018) Renal cell carcinoma in one year: going inside the news of 2017—a report of the main advances in RCC cancer research. Cancer Treat Rev 67:29–33. https://doi.org/10.1016/j.ctrv.2018.02.009. [Epub 2018 May 2]

Motzer RJ, Escudier B, Oudard S et al (2008) Efficacy of everolimus in advanced renal cell carcinoma: a double-blind, randomised, placebo-controlled phase III trial. Lancet 372(9637):449–456

Motzer RJ, Hutson TE, Cella D et al (2013) Pazopanib versus sunitinib in metastatic renal-cell carcinoma. N Engl J Med 369(8):722–731

Motzer RJ, Escudier B, McDermott DF (2015) Nivolumab versus everolimus in advanced renal-cell carcinoma. N Engl J Med 373(19):1803–1813. https://doi.org/10.1056/NEJMoa1510665. [Epub 2015 Sep 25]

Motzer RJ, Tannir NM, McDermott DF et al (2018) Nivolumab plus Ipilimumab versus Sunitinib in advanced renal-cell carcinoma. N Engl J Med 378(14):1277–1290. https://doi.org/10.1056/NEJMoa1712126. [Epub 2018 Mar 21]

Motzer RJ et al (2019) Avelumab plus axitinib versus sunitinib for advanced renal cell carcinoma. N Engl J Med 380(12):1103–1115

National Comprehensive Cancer Network (2018a) NCCN Clinical Practice Guidelines in Oncology (NCCN guidelines) Bladder Cancer (version 5.2018)

National Comprehensive Cancer Network (2018b) NCCN Clinical Practice Guidelines in Oncology (NCCN guidelines) Prostate Cancer (version 4.2018)

Nishino M, Giobbie-Hurder A, Gargano M, Suda M, Ramaiya NH, Hodi FS (2013) Developing a common language for tumor response to immunotherapy: immune-related response criteria using unidimensional measurements. Clin Cancer Res 19(14):3936–3943. https://doi.org/10.1158/1078-0432.CCR-13-0895. [Epub 2013 June 6]

Nishino M, Giobbie-Hurder A, Ramaiya NH, Hodi FS (2014) Response assessment in metastatic melanoma treated with ipilimumab and bevacizumab: CT tumor size and density as markers for response and outcome. J Immunother Cancer 2(1):40. https://doi.org/10.1186/s40425-014-0040-2. eCollection 2014.

Nishino M, Tirumani SH, Ramaiya NH, Hodi FS (2015) Cancer immunotherapy and immune-related response assessment: the role of radiologists in the new arena of cancer treatment. Eur J Radiol 84(7):1259–1268. https://doi.org/10.1016/j.ejrad.2015.03.017. [Epub 2015 Mar 23]

Padhani AR, Lecouvet FE, Tunariu N et al (2017) Rationale for modernising imaging in advanced prostate cancer. Eur Urol Focus 3(2–3):223–239. https://doi.org/10.1016/j.euf.2016.06.018. [Epub 2016 Jul 15]

Parker C, Nilsson S, Heinrich D et al (2013) Alpha emitter radium-223 and survival in metastatic prostate cancer. N Engl J Med 369(3):213–223

Patel MR, Ellerton J, Infante JR et al (2018) Avelumab in metastatic urothelial carcinoma after platinum failure (JAVELIN Solid Tumor): pooled results from two expansion cohorts of an open-label, phase 1 trial. Lancet Oncol 19(1):51–64. https://doi.org/10.1016/S1470-2045(17)30900-2. [Epub 2017 Dec 5]

Pollen JJ, Witztum KF, Ashburn WL (1984) The flare phenomenon on radionuclide bone scan in metastatic prostate cancer. AJR Am J Roentgenol 142(4):773–776

Powles T, Albiges L, Staehler M et al (2017a) Updated European Association of Urology guidelines recommendations for the treatment of first-line metastatic clear cell renal cancer. Eur Urol. https://doi.org/10.1016/j.eururo.2017.11.016. [Epub ahead of print]

Powles T, O'Donnell PH, Massard C et al (2017b) Efficacy and safety of durvalumab in locally advanced or metastatic urothelial carcinoma: updated results from a phase 1/2 open-label study. JAMA Oncol 3(9):e172411. https://doi.org/10.1001/jamaoncol.2017.2411. [Epub 2017 Sep 14]

Rathkopf DE, Beer TM, Loriot Y et al (2018) Radiographic progression-free survival as a clinically meaningful end point in metastatic castration-resistant prostate cancer: the PREVAIL Randomized Clinical Trial. JAMA Oncol 4(5):694–701

Roach M 3rd, Hanks G, Thames H et al (2006) Defining biochemical failure following radiotherapy with or without hormonal therapy in men with clinically localized prostate cancer: recommendations of the RTOG-ASTRO Phoenix Consensus Conference. Int J Radiat Oncol Biol Phys 65:965–974

Rosenberg JE, Hoffman-Censits J, Powles T et al (2016) Atezolizumab in patients with locally advanced and metastatic urothelial carcinoma who have progressed following treatment with platinum-based chemotherapy: a single-arm, multicentre, phase 2 trial. Lancet 387(10031):1909–1920. https://doi.org/10.1016/S0140-6736(16)00561-4. [Epub 2016 Mar 4]

Sartor O, Coleman R, Nilsson S et al (2014) Effect of radium-223 dichloride on symptomatic skeletal events in patients with castration-resistant prostate cancer and bone metastases: results from a phase 3, double-blind, randomised trial. Lancet Oncol 15(7):738–746

Scher HI, Halabi S, Tannock I et al (2008) Design and end points of clinical trials for patients with progressive prostate cancer and castrate levels of testosterone: recommendations of the Prostate Cancer Clinical Trials Working Group. J Clin Oncol 26(7):1148–1159. https://doi.org/10.1200/JCO.2007.12.4487

Scher HI, Morris MJ, Stadler WM et al (2016) Trial design and objectives for castration-resistant prostate cancer: updated recommendations from the Prostate Cancer Clinical Trials Working Group 3. J Clin Oncol 34(12):1402–1418. https://doi.org/10.1200/JCO.2015.64.2702. [Epub 2016 Feb 22]

Schrier BP, Peters M, Barentsz JO, Witjes JA (2006) Evaluation of chemotherapy with magnetic resonance imaging in patients with regionally metastatic or unresectable bladder cancer. Eur Urol 49:698–703

Seymour L, Bogaerts J, Perrone A, Ford R, Schwartz LH, Mandrekar S, Lin NU, Litière S, Dancey J, Chen A, Hodi FS, Therasse P, Hoekstra OS, Shankar LK, Wolchok JD, Ballinger M, Caramella C, De Vries EG, RECIST Working Group (2017) iRECIST: guidelines for response criteria for use in trials testing immunotherapeutics. Lancet Oncol 18(3):e143–e152. https://doi.org/10.1016/S1470-2045(17)30074-8. [Epub 2017 Mar 2]. Review

Sharma P, Retz M, Siefker-Radtke A et al (2017) Nivolumab in metastatic urothelial carcinoma after platinum therapy (CheckMate 275): a multicentre, single-arm, phase 2 trial. Lancet Oncol 18(3):312–322. https://doi.org/10.1016/S1470-2045(17)30065-7. [Epub 2017 Jan 26]

Smith AD, Shah SN, Rini BI, Lieber ML, Remer EM (2010) Morphology, Attenuation, Size, and Structure (MASS) criteria: assessing response and predicting clinical outcome in metastatic renal cell carcinoma on antiangiogenic targeted therapy. AJR Am J Roentgenol 194(6):1470–1478

Smith AD, Shah SN, Rini BI, Lieber ML, Remer EM (2013) Utilizing pre-therapy clinical schema and initial CT changes to predict progression-free survival in patients with metastatic renal cell carcinoma on VEGF-targeted therapy: a preliminary analysis. Urol Oncol 31(7):1283–1291

Thiam R, Fournier LS, Trinquart L et al (2010) Optimizing the size variation threshold for the CT evaluation of response in metastatic renal cell carcinoma treated with sunitinib. Ann Oncol 21(5):936–941

van der Veldt AA, Meijerink MR, van den Eertwegh AJ, Haanen JB, Boven E (2010) Choi response criteria for early prediction of clinical outcome in patients with metastatic renal cell cancer treated with sunitinib. Br J Cancer 102(5):803–809

Wolchok JD, Hoos A, O'Day S et al (2009) Guidelines for the evaluation of immune therapy activity in solid tumors: immune-related response criteria. Clin Cancer Res 15(23):7412–7420. https://doi.org/10.1158/1078-0432.CCR-09-1624. [Epub 2009 Nov 24]

Yoshida S, Koga F, Kobayashi S et al (2012) Role of diffusion-weighted magnetic resonance imaging in predicting sensitivity to chemoradiotherapy in muscle-invasive bladder cancer. Int J Radiat Oncol Biol Phys 83(1):e21–e27. https://doi.org/10.1016/j.ijrobp.2011.11.065. [Epub 2012 Mar 11]

Zukotynski KA, Kim CK, Gerbaudo VH et al (2014) (18)F-FDG-PET/CT and (18)F-NaF-PET/CT in men with castrate-resistant prostate cancer. Am J Nucl Med Mol Imaging 5(1):72–82. eCollection 2015

第10章 妇科恶性肿瘤疗效影像学评价

ki Kido

目录

1. 概述 ……………………………………… 133

2. 宫颈癌 …………………………………… 134

3. 子宫内膜癌 ……………………………… 137

4. 卵巢癌 …………………………………… 140

5. 结论 ……………………………………… 143

参考文献 …………………………………… 143

摘要

妇科肿瘤学中最常见的三种恶性肿瘤是宫颈癌、子宫内膜癌和卵巢癌。与这些癌症治疗反应和预后相关研究主要是磁共振（magnetic resonance imaging, MRI）成像,包括肿瘤大小、弥散加权成像（diffusion-weighted image, DWI）和灌注成像;其次是正电子发射计算机断层显像（positron emission tomography/computed tomography, PET/CT）和CT成像。为研究宫颈癌疗效成像,将不同成像方式与临床因素进行了多种组合,其中 DWI 和表观扩散系数值（apparent diffusion coefficient, ADC）发挥着重要的作用。由于早期子宫内膜癌具有良好的总体生存率,许多研究探讨了肿瘤成像与分期、组织学、肌层浸润深度、淋巴管浸润和淋巴结转移等临床因素的关系。卵巢癌大部分确诊时肿瘤细胞已经扩散至腹腔和胸腔,所以在评估治疗效果时, PET/CT 比 MRI 更有价值。最新的放射基因组学和纹理分析方法也被应用于评估宫颈癌和卵巢癌。

1. 概述

国际妇产科协会（International Federation of Gynecology and Obstetrics, FIGO）分期系统为妇科癌症治疗策略制定和预后评估提供了基本和重要的标准。然而,仅 FIGO 分期可能不足以准确提供预后评估。传统临床和形态学预测指标包括肿瘤体积、组织学、肿瘤特征和淋巴结情况,目前临床更需要无创性预后生物学标志物,能在基线和/或早期治疗期间提供更详细的肿瘤特征,从而制定个性化治疗方案,并可能改善治疗效果(Barwick et al, 2013; Katanyoo et al, 2011; Kristensen et al, 1999)。长期以来,放射成像特别是MRI在妇科肿瘤二维或三维截面测量中发挥着重要作用。MRI与功能成像的新进展,促使肿瘤生物学行为功能成像技术成为评估肿瘤治疗反应的生物标志物,例如葡萄糖代谢、缺氧和细胞组成状态。在妇科癌症患者的预处理评估中,哪种影像学生物标志物更能准确预测个体预后的争论仍在继续。本文详细综述了功能成像预测妇科恶性肿瘤治疗效果的现有证据和未来潜力。

2. 宫颈癌

宫颈癌已成为女性第三常见的癌症,是全世界妇女癌症的第四大死因,在经济发达国家,由于公共卫生条件的改善和更广泛地实施了巴氏涂片筛查,其发病率有所下降(Jemal et al, 2011; Kurman et al, 2014a)。50%患者1期确诊;其五年生存率超过90%。然而,宫颈癌在治疗结束后

的复发率高达35%左右(Zola et al, 2015; Salani et al, 2011)。宫颈癌最常见的组织病理学分型为鳞状细胞癌(squamous cell carcinoma, SCC),约占80%;其次是腺癌(Intaraph et al, 2013)。实际上,FIGO分期是最重要的预后因素,但肿瘤大小、浸润深度、宫旁浸润和淋巴结情况也与预后有关(Wright et al, 2002)。治疗可能因分期不同而异,因为各分期目前都是由FIGO分期定义的。目前主要的治疗方式包括手术、化疗和放疗,晚期肿瘤多采用同步放化疗(concurrent chemoradiation therapy, CCRT)治疗模式(Wright et al, 2002)。治疗前或放化疗早期识别复发风险较高的患者,可能会选择个性化治疗或者分层治疗。除使用CT和常规MRI序列对肿瘤进行基本形态学评估外,磁共振功能成像和FDG-PET CT有望揭示肿瘤代谢功能、水扩散、灌注和肿瘤异质性等方面特征,并有利于肿瘤治疗效果的早期检测(图10-1)。如上所述,宫颈癌这一章阐述中,将介绍各种影像学因素:从观察的形态学变化到最新技术。

临床疗效评估的基本要素为肿瘤体积。Mayr等根据放疗期间和放疗后残余肿瘤的各自体积,比较二者间总生存率(Mayr et al, 2010)。结果

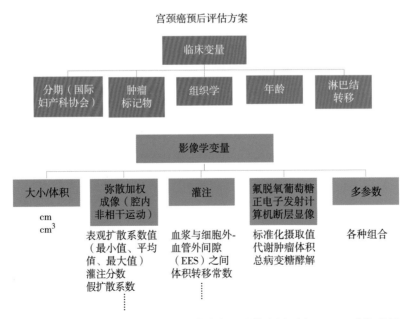

图10-1 宫颈癌治疗反应和预后评估临床和影像变量列表。FIGO分期是最重要的临床因素。主要采用DWI、FDG-PET/CT及其组合等影像学变量进行研究

表明,肿瘤迅速消退组中(40~50Gy 时残余肿瘤体积比例小于 20%,放疗后 1~2 个月时肿瘤体积比例小于 10%),OS 明显更高(Mayr et al,2010)。关于肿瘤复发的风险评估,主要监测放射治疗后 T2 加权 MRI 呈高信号累及子宫颈区域的体积(Saida et al,2010)。放疗前和放疗结束后 T2 加权像上高信号体积越大复发的风险越高(Saida et al,2010)。MRI T2 加权成像判别突出难点是急性放射性炎症和水肿改变。另一个缺点是在治疗效果初期体积测量评价的结果延迟。

DWI 提供水分子在组织中随机运动(布朗运动)的信息(Padhani et al,2009),化疗时 DWI 检查可以提供相应早期反应,并可望阐明患者预后。恶性肿瘤中水分子运动减少可能与细胞密度增加、组织结构紊乱和细胞外空间曲度增加有关(Padhani et al,2009)。因此,许多研究者寻求有效而恰当的 ADC 值测量评估时机,以反映治疗反应或预后。报告描述了使用 DWI 和 ADC 值评估治疗反应或预后。然而,他们各自研究设计有很大差异。事实上,成像方式多种多样,包括图像采集或评估时间以及治疗方法组合。ADC 值测量也存在着差异,包括最小值、平均值、最大值、ADC 值的变化和直方图分析。兴趣区域(Region of interest, ROI)设置也有多种选择:2D 或 3D ROI,单个或多个 ROI,椭圆形或方形 ROI,以及手动或自动。关于哪种方法适合于预后评估仍存在争议。虽然对整个肿瘤自动测量可能会毫无偏差地得出肿瘤的信息,但这种方法的可行性也是需要考虑的一个重要问题,可能需要进一步开发硬件和软件来解决这些难题。

Himoto 等将 IB-ⅢB 期的鳞状细胞癌(squamous cell carcinoma, SCC)与其他组织学亚型区分出来(Himoto et al,2015),不考虑治疗方式差异进行分析研究。多因素分析显示,术前平均 ADC 值与肿瘤转移和根治性手术组的无事件生存期($HR=3.34, P=0.03$)显著相关,但不是所有病例中都是如此(Himoto et al,2015)。根据这些结果,当使用 ADC 值作为评估预后的影像学标志物时,建议同时兼顾考虑组织学类型因素。Nakamura 等比较了最小 ADC 值、平均 ADC 值和最大 ADC 值三个因素作为术后复发的预测指标(Nakamura et al,2012a)。多元方差分析(Multivariate analysis of variance, ANOVA)表明,仅平均 ADC 值和组织

学类型为无瘤生存率的独立预后因素($P=0.01$)(Nakamura et al,2012a)。ADC 值变化可用于评价 CCRT 早期反应。宫颈癌患者 CCRT 研究中,发现肿瘤治疗反应与 CCRT 开始治疗后 2 周和 4 周 ADC 值变化之间存在显著的正相关,然而未发现治疗前 ADC 值与肿瘤大小之间的相关性(Harry et al,2008; Kim et al,2013)。近年研究数据也证明了化放疗(chemoradiation therapy, CRT)前和 CRT 后 ADC 值变化的实用价值(Onal et al,2016)。结果表明,复发患者 ADC 变化明显低于无复发者(25.7% vs 42.8%, $P<0.001$)(25.7% vs 42.8%, $P<0.001$)(Onal et al,2016)。多变量分析盆腔淋巴结转移和治疗前平均 ADC 值是影响 OS 和无瘤生存率(disease-free survival, DFS)的预后因素(Onal et al,2016)。尽管治疗前较低的 ADC 值和淋巴结转移已被认定为 OS 和 DFS 的不利预后因素(Onal et al,2016),但 ADC 值的较大变化对 OS 是预后有利因素。

DWI 直方图分析是另一种预测肿瘤疗效反应的方法。直方图分析可以为 ADC 值提供如百分位数分析、偏斜度和峰度等额外的参数,反映肿瘤的生物异质性(Rosenkrantz, 2013)。使用直方图分析的显著优点是,它可以将病变内的所有体素合并,从而避免在小病变内设置 ROI 的主观性(Rosenkrantz, 2013)。其优点是更好的重复性,以及增强对肿瘤异质性和其他因素的评估效力。Downey 等比较了Ⅰ期宫颈鳞状细胞癌和腺癌之间的直方图分析结果(Downey et al, 2013)。在第 10、25、50、75 和 90 百分位之间的任何百分位都没有发现显著差异。事实上,仅在两种组织之间发现偏态,这表明腺癌比鳞癌表现出更多的细胞结构异质性(Downey et al, 2013)。Gladwish 等纳入了放射治疗(radiation therapy, RT)或 CCRT 治疗的患者,根据他们的病例资料利用直方图分析和 ADC 值来调查 DFS(Gladwish et al, 2016),多变量分析显示绝对和标准化第 95 百分位 ADC 仍然与 DFS 相关(风险比 HR: 0.90~0.98; $P<0.05$)(Gladwish et al, 2016)。对于接收者操作特征曲线(receiver operating characteristic curve, ROC),区域下面积(Area under Curve, AUC)随着其他临床变量第 95 百分位 ADC 值的增加而增加(Gladwish et al, 2016)。

2015 年一项拟确定 DWI 在评估 CCRT 疗效价值的荟萃分析中,发现 DWI 有助于监测治疗反

应,但研究较少,不足以验证其对监测早期反应的有效性(Schreuder et al, 2015)。欧洲放射治疗后局部控制评价的多中心研究发现,DWI 显著提高了 MR 成像在局部残留肿瘤检测中的特异性(Thomeer et al, 2019)。Thomeer 等在 107 名宫颈癌患者研究中,将 MRI DWI 纳入到临床疗效影像学评估中,结果发现在识别残留肿瘤方面具有显著的增值意义(Thomeer et al, 2019)。

体内水分子的体素非相干运动成像(Intravoxel incoherent motion,IVIM)除了使用 DWI 获得的布朗运动之外,还包括组织灌注的组织微环境(Le Bihan et al, 1986, 1989)。Zhu 等采用 IVIM 方法研究了晚期宫颈癌患者 CCRT 疗效影像学预测评估(Zhu et al, 2017)。ADC 值、纯扩散系数(pure diffusion coefficient, D)和 f 值(灌注分数)在 CCRT 开始后第 2 周就发生了显著变化,而且 f 值在 2 周内的变化最为显著(Zhu et al, 2017)。除了测量 ADC 值所需的数据资源之外,获取 IVIM 分析专用软件权限是需要克服的障碍。动态对比增强(dynamic contrast-enhanced, DCE)MRI 可能有助于评估微血管结构和灌注。所谓的 Tofts 模型,是几种药代动力学模型之一,将血管外 - 细胞外间隙(extracellular-extravascular space, EES)和血浆假设为两个腔室。使用 K^{trans}(血浆和 EES 之间体积转移常数)和 K^{ep}(EES 和血浆之间速率常数)来界定这两个隔室之间的传输;同时许多其他因素影响肿瘤和血管的增强模式(Zahra et al, 2007)。2009 年 Zahra 等首次描述使用 DCE-MR 参数预测治疗反应的研究。在治疗前和 CCRT 期间 RT 开始后的 2 周、5 周两个时间点进行 DCE-MR 图像采集。良好的放疗反应与灌注增加、较高的造影增强比和 K^{trans} 值相关(Zahra et al, 2009)。Mayr 等长期以来一直致力于肿瘤灌注的研究,他们报告了宫颈癌灌注成像的组织学分析,又探索了放射治疗期间灌注直方图模式的变化,发现尽管最初高灌注或最初低灌注随后改善的患者预后良好,但在放射治疗前和放疗期间持续低灌注提示治疗失败的风险很高(Mayr et al, 2010)。这些发现表明,血液供应和氧合状态对宫颈癌的放射治疗效果有深远的影响(Mayr et al, 2010)。Coudray 等使用灌注和 IVM 预测术前 CCRT 和手术后局部复发的风险(Jalaguier-Coudray et al, 2017),结果发现与 IVIM 相比,动态增强成像反映了肿瘤对 CCRT 的临床效果。不完全缓解与肿瘤的早期高强化和 ADC 图上的低信号强度显著相关(Jalaguier-Coudray et al, 2017)。

PET/CT 通过标准化摄取值(standardized uptake values, SUV)、代谢肿瘤体积(metabolic tumor volume, MTV)和总病变糖酵解(total lesion glycolysis, TLG)等一些定量因素,在预测预后方面发挥着越来越重要的作用(Barwick et al, 2013)。一项 12 项研究包括 660 例患者的荟萃分析,评估了 ^{18}F-FDG-PET/CT 的预测价值,结果显示高 MTV 和 TLG 的病例组无病生存率(event-free survival, EFS)及 OS 预后更差(Han et al, 2018)。在多个亚组分析中,MTV 和 TLG 对 EFS 的预测始终有良好价值(合并 *HR* 分别为 5.08~7.30 和 4.80~15.83)(Han et al, 2018a)。Mallinckrodt 放射研究所协助组根据 234 名宫颈癌患者回顾性数据资料绘制了 FDG-PET 的预后列线图,以评估无复发生存率(Kidd et al, 2012)。在这个列线图研究中仅使用了 PET 值,但下一步将结合临床因素和其他检查模式。

纹理分析是通过分析图像中像素或体素灰度的分布和关系,来评估肿瘤异质性的最新技术(Ganeshan & Miles, 2013)。以统计学方法对肿瘤异质性提供客观、定量的评估(Ganeshan & Miles, 2013)。Ho 等利用灰度游程编码矩阵(grey-level run length encoding matrix, GLRLM)和灰度区域大小矩阵(grey-level size zone matrix, GLSZM)纹理分析肿瘤内 FDG 分布的异质性(Ho et al, 2016)。44 例巨大体积肿瘤患者的结果显示,肿瘤内代谢异质性高、TLG 的早期变化与生存率较差的高危人群相关(Ho et al, 2016)。

多参数 MRI 和 FDG-PET/CT 定量功能参数已被研究作为预后预测性的生物标志物,每一份研究报告都对这些参数进行了不同的组合。然而,在宫颈癌患者的治疗前评估中,哪种影像学生物标记物更能准确预测个体预后仍存在争议。Sala 等评估了 MRI 和 FDG-PET/CT 与临床组织病理学因素相比的增量预后价值(Sala et al, 2015)。试验设计了三种预测无进展生存率(progression-free survival, PFS)的模型:FIGO 分期、临床因素(包括诊断年龄和肿瘤分级)以及临床联合影像学参数(包括诊断年龄、肿瘤分级、MRI 宫旁浸润和 PET 主动脉旁 / 远处转移)(Sala et al, 2015)。在这三种模型中,临床联合影像学参数模型在预测 PFS 的符合率显著高于临床参数模型(Sala et al, 2015）。影像学参数联合临床病理因素预后模型补充了临床病理因素的信息。

3. 子宫内膜癌

　　子宫内膜癌在美国和经济发达国家是最常见的妇科恶性肿瘤（Morice et al, 2016）。大多数子宫内膜癌患者因异常出血或绝经后出血的症状而被早期发现（Morice et al, 2016）。因此，大多数患者在肿瘤局限于子宫的早期阶段就被诊断出来，总体存活率超过了 80%（Rose, 1996；Amant et al, 2005；Odagiri et al, 2011）。然而，早期患者的复发率为 2%~15%，晚期或有侵袭性组织学行为的患者复发率高达 50%（Sorbe et al, 2014；Fung-Kee-Fung et al, 2006）。许多局部复发是可以治愈的。因此，早期发现和合适的筛查诊断对患者预后至关重要（Salani et al, 2011）。

　　已报道的影响子宫内膜癌预后因素包括年龄、分期、组织学类型、子宫肌层浸润深度、淋巴血管间隙浸润和淋巴结转移（Larson et al, 1996）（图 10-2）。在这些因素中，许多研究探讨了组织学类型和子宫肌层浸润深度的关系。子宫内膜癌组织学类型众多，如子宫内膜样癌、黏液性癌和

浆液性癌，70%~80% 为子宫内膜样癌（Kurman et al, 2014b）。子宫内膜样癌按病理结构分级：1 级实性成分少于 5%；2 级 6%~50%；3 级超过 50%（Kurman et al, 2014b）。肿瘤复发率 1 级为 7.7%，2 级 10.5%，3 级 36.1%（Lurain, 2002）。5 年生存率 1 级和 2 级为 86%~92%，3 级 64%；透明细胞癌 50%，浆液性癌为 36%（Rose, 1996；Lurain, 2002）。由于这些分级与预后密切相关，许多研究人员分析了分级与成像因素之间的关系，特别是 ADC 值（Tamai et al, 2007；Rechichi et al, 2011；Seo et al, 2013），得出的结果各不相同。Tamai 等发现 1 级和 3 级肿瘤的平均 ADC 值有显著差异，但该研究中有相当大的重叠（Tamai et al, 2007）。其他研究没有发现显著差异，但高级别肿瘤中 ADC 值有下降的趋势（Rechichi et al, 2011），根据平均 ADC 值来估计精确的组织学分级可能并不容易。其他的组织学分类还包括，子宫内膜癌的 I 型和 II 型。I 型和 II 型是由 Bokhman 根据临床病理、免疫组织化学和分子遗传学进行的分类，在 1983 年提出来的（Bokhman, 1983；Ronnet et al, 2002）。实际上 89%~90% 的子宫内膜癌被归为 I 型，预后良好，包括伴有高雌激素、PTEN 突变、微卫星不稳定和 KRAS 突变的 1 级和 2 级子宫内膜

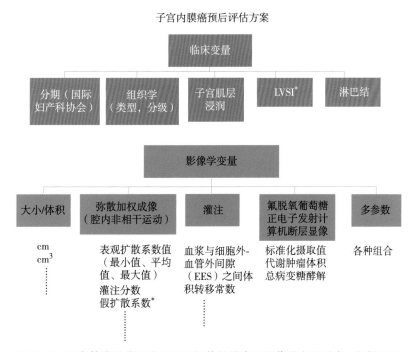

图 10-2　子宫体癌治疗反应和预后评估的临床和影像学变量列表。概括了子宫内膜癌影像学因素与临床变量的评估，特别是病理组织学与子宫肌层浸润之间的关系。* 淋巴管侵犯（lymphovascular space Invasion, LVSI）是子宫内膜癌的特征

样癌（Ronnet et al，2002）。Ⅱ型子宫内膜癌与雌激素无关，包括侵袭性组织学亚型，如3级子宫内膜样腺癌、浆液性癌和透明细胞癌（Ronnet et al，2002），提示可能存在 p53 基因突变（Ronnet et al，2002）。从影像学的角度，DCE-MRI 半定量强化模式的分析表明，Ⅱ型肿瘤比Ⅰ型肿瘤的强化程度更高（Fukunaga et al，2015）。

子宫肌层浸润深度是一个重要的预后因素（Larson et al，1996）。SUV 最大值和最小 ADC 值，被认为是成像因子中与预后相关因素（Inoue et al，2015；Nakamura et al，2012b；Kitajima et al，2012）。Inoue 等发现，尽管平均 ADC 值无显著差异，但子宫深肌层浸润患者的最小 ADC 值明显降低：浅肌层浸润为 0.84，深肌层浸润为 0.78（$P=0.081$）（Inoue et al，2015）。其研究结果与 Nakamura 等报道一致，并验证了效用最小 ADC 值与子宫肌层浸润的关系（Nakamura et al，2012B）。ADC 值直方图分析表明，四分位 ADC（quartile ADC，qADC）值越高，子宫肌层浸润程度越深，LVSI 和宫颈侵犯发生率越高（Cao et al，2012）。结果表明，肿瘤的高度异质性可能与肿瘤侵袭性相关（Caoet al，2012）。最近，简便的 MR 体积评估被认为是一种简便而准确预测淋巴管和子宫肌层浸润的方法（Nougaret et al，2015）。轴位斜向弥散加权成像测量肿瘤总体积比（TVR=肿瘤总体积/子宫总体积 ×100%）大于或等于 25% 可预测子宫深肌层浸润，敏感性为 100%，特异性为 93%，（曲线下面积，0.96；95% 可信区间，0.86，0.99）（Nougaret et al，2015）。

以下研究旨在探讨影像学因素与预后的关系。Nakamura 等使用最小 ADC 值和 CA125 肿瘤标志物，检测了 111 名患者无瘤生存期（Nakamura et al，2012B）。结果显示，FIGO 分期是 DFS 的独立预后因素（$P=0.013$），其次是 FIGO 分期的最小 ADC 值、肌层浸润深度、宫颈受累、淋巴结转移、卵巢转移、腹膜细胞学检查和肿瘤最大径线等因素（Nakamura et al，2012b）。未发现血清 CA125 水平与子宫内膜癌生物学参数之间的相关性（Nakamura et al，2012B）。Kuwahara 等研究只纳入肿瘤完全切除后的病例，并探讨了肿瘤复发的预测因素（Kuwahara et al，2018）。在 210 名肿瘤完全切除的 IA-ⅢC 期子宫内膜癌患者中，计算出肿瘤最小 ADC 值、平均 ADC 值及尿液 ADC 标准化值（最小值，平均值）（Kuwahara et al，

2018）。结果表明，较低的平均 ADC 和标准化平均 ADC 值与较短的 RFS 独立相关（Kuwahara et al，2018）。通过逐步变量选择，肿瘤组织学、宫颈间质浸润及 T3 与较短的 RFS 独立相关（Kuwahara et al，2018）。即使将平均 ADC 值纳入这三个因素中，平均 ADC 值（无论有无标准化）仍然可用作独立的预后因素（Kuwahara et al，2018）（图 10-3）。

有两项研究仅根据 PET/CT 获得 SUV_{max} 来评估预后，结果均显示，原发肿瘤 SUV_{max} 高的患者 DFS 和 OS 明显低于 SUV_{max} 低的患者（Kitajima et al，2012；nakamura et al，2011）。Nakamura 等使用多变量分析证明原发肿瘤 SUV_{max} 仅作为 OS 的独立预后因素（$P=0.025$），但 FIGO 分期是 DFS 和 OS 的最强独立预后因素（分别 $P=0.039$ 和 $P=0.001$）（Nakamura et al，2011）。Chung 等使用 MTV 来估计 PFS（Chung et al，2013）。实际上，MTV 是根据 PET/CT 图像测量的示踪剂摄取增加肿瘤组织的估计体积。通过 COX 回归分析，将 MRI 和 MTV 计算肿瘤体积作为复发的重要独立预测因素（$HR=5.795$，$P=0.032$，$95\%CI$：1.160~28.958）。

Nakamura 等联合最小 ADC 和 SUV_{max} 以预测预后（Nakamura et al，2013）。在单变量分析中，最小 ADC 值和 SUV_{max} 均显示有预测意义，但多变量分析中只有 FIGO 分期和高 SUV 值是 DFS 及 OS 的独立预后因素（Nakamura et al，2013）。Kaplan-Meier 曲线分析表明，高 SUV 比低 SUV 具有更差的 DFS 和 OS；此外，高 SUV_{max} 和低 ADC_{min} 显著缩短了 DFS，但与 OS 无关（Nakamura et al，2013）。

ADC 值外，Haldorsen 等采用 DCE-MRI 的双室模型灌注分析，以预测肿瘤预后（Haldorsen et al，2013）。结合多种灌注因素，Haldorsen 等调查了无复发/无进展生存率（Haldorsen et al，2013）。低血流量（Low blood flow，Fb）显著降低了无复发/无进展生存率（Haldorsen et al，2013）。由于 Fb 可能反映了肿瘤的缺氧能力，该研究结果表明缺氧肿瘤预后不良（Haldorsen et al，2013）。其他高肿瘤提取分数（e）和血管异质性（毛细血管运输时间，tc）值的结果也支持他们的假设（Haldorsen et al，2013）。低灌注的肿瘤可能含氧量较低，因此对放疗或经血液系统传递的化疗药物不敏感，并且在未切除的高分期肿瘤中疗效较差。

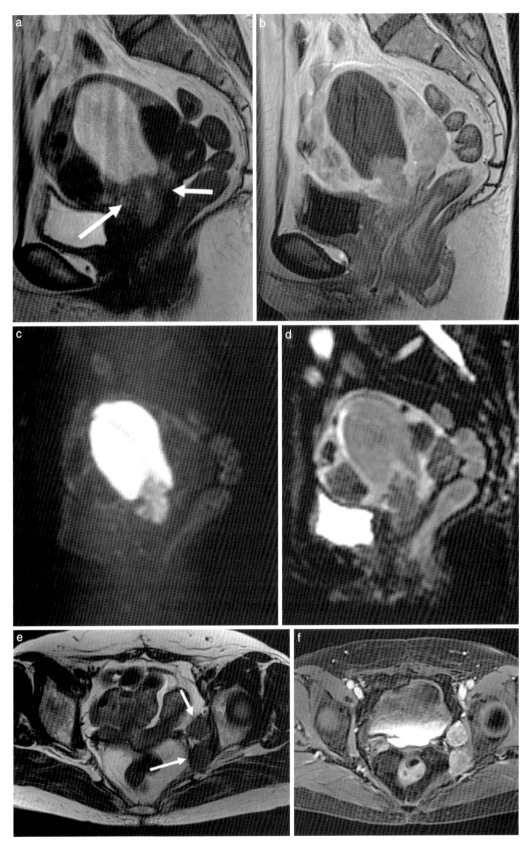

图 10-3　63 岁女性，子宫积血。（a）矢状面 T2WI，（b）钆增强 T1WI，（c）DWI，（d）ADC 图。肿瘤位于宫颈外口，侵犯子宫肌层和宫颈间质（箭头示）。确定诊断：子宫内膜样腺癌，2 级，Ⅱb 期；手术治疗。肿瘤 ADC 平均值为 $0.54 \times 10^{-3} mm^2/s$，低于 Kuwahara 等（2018）报告的复发 ADC 平均值临界值。4 年后轴位（e）T2WI、（f）钆增强 T1WI，发现左侧盆腔壁淋巴结转移（箭头示），予同步放化疗

4. 卵巢癌

卵巢癌包括许多恶性组织学亚型,其病因、分子生物学各不相同,特征也多种多样。90% 卵巢癌是上皮性的,最常见的是浆液性癌(75%),其次是黏液性癌(20%)、子宫内膜样癌(2%)、透明细胞癌及其他类型(Torre et al, 2018; Berek, 2002)。大多数卵巢癌确诊时已经是晚期,FIGO Ⅲ期或Ⅳ期;他们的 5 年存活率很低,只有 10%~30%(cannstra, 2004)。虽然以铂类为基础的化疗对高级别浆液性癌有效,但复发率也很高(Siegel et al, 2013)。关于卵巢癌的治疗,首次肿瘤减积术(primary debulking surgery, PDS)切除原发肿瘤和相关的转移性病灶,是影响卵巢癌患者治疗效果和预后重要因素,因为切除体积庞大的肿瘤可减少腹水量,并减轻治疗期间的肿瘤负荷(Berek, 2002)。因此,除了 FIGO 分期之外,首次手术后残留病灶的大小、腹水量、患者年龄和体能状况都是独立的预后变量(Berek, 2002)。在影像学方面,PET/CT 检查优于 CT 和 MRI 检查,可能因为卵巢癌确诊时,多为扩散至腹部和胸部的晚期(图 10-4 和图 10-5)。

对于晚期卵巢癌治疗,可在 PDS 前进行新辅助化疗(neoadjuvant Chemotherapy, NACT),通过 PET-CT 或 MRI 来评估化疗反应(Avril et al, 2005)。Avil 等采用 FDG-PET 的序贯摄取检查来预测晚期卵巢癌(FIGO ⅢC 和Ⅳ期),评估在第 1 和第 3 周期 NACT 治疗后疗效反应(Avril et al, 2005)。第 1 NACT 周期后 SUV 下降超过 20% 和第 3 NACT 周期后 SUV 下降超过 55% 的患者被定义为有效(Avrilet al, 2005)。Weber 等(1999, 2003)提出 FDG 摄取减少 20% 作为治疗反应的标准,研究发现总生存率与化疗后 FDG-PET 反应显著相关。关于 MR 成像因素,Sala 等尝试使用包括扩散、灌注和 MR 波谱在内的多参数 MRI 来预测 NACT 的疗效反应(Sala et al, 2012)。他们评估了源自原发肿瘤和转移肿瘤的多参数磁共振成像因素(Sala et al, 2012)。治疗后有疗效组卵巢病变 ADC 值(P=0.021)显著高于无效组(Sala et al, 2012)。K^{ep} 值显著降低(P=0.006)和 Ve 值显著升高(P=0.025)仅在化疗后的卵巢病灶中可以监测到,而在大网膜或腹膜的其他部位病灶中未监测到(Sala et al, 2012)。这些结果表明化疗在原发肿瘤和转移肿瘤之间的疗效是不同的。他们推测腹膜上病灶细胞更密集,可能对以铂类为基础的化疗更具抵抗力(Sala et al, 2012)。

接下来的两篇报道描述了使用原发性卵巢肿瘤预处理参数来评估生存率。Lee 等评价了

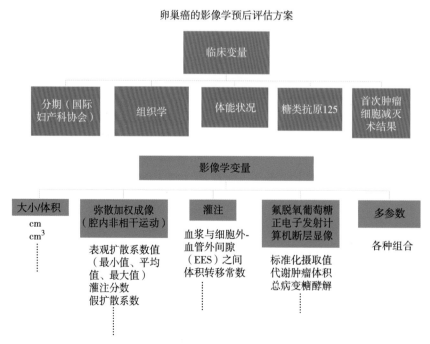

图 10-4 卵巢癌治疗反应和预后评估临床和影像变量列表。CA125 和首次肿瘤手术减灭程度是卵巢癌的重要临床变量。在影像学方面,由于卵巢癌广泛播散于胸腔和腹腔,很多研究采取了 FDG-PET/CT 检查

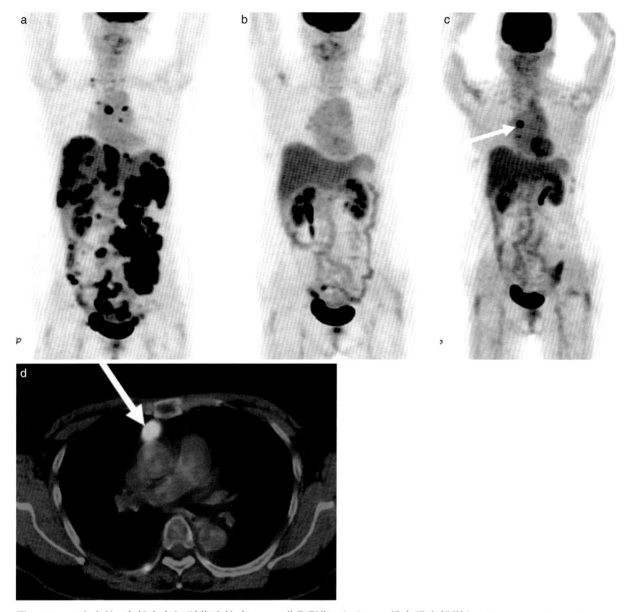

图 10-5　69 岁女性，诊断为高级别浆液性癌，FIGO 分期Ⅳ期。（a）PET 最大强度投影（Maximum intensity projection，MIP）图像，除了腹腔内的多处扩散外，纵隔和腹部均发现多处淋巴结转移；（b）经过三个疗程铂类化疗后，PET 图像示明显反应，CA 125 从 16 000U/mL 显著降低至 15U/mL，行手术治疗并达到满意手术；（c、d）3 年后 FDG/PET/CT 检查发现前纵隔淋巴结转移（箭头示）

卵巢癌治疗前，PET/CT 测量肿瘤内 FDG 摄取异质性（intratumoral FDG uptake heterogeneity，IFH）的预后价值（Lee et al，2017）。使用变异系数（coefficient of variation，CV）对肿瘤异质性进行统计计算，变异系数是整体水平的代表性参数（Bundschuh et al，2014）。高肿瘤异质性（IFH）与高复发率相关（P=0.005，风险比 4.504，95%CI：1.572~12.902）。Kaplan-Meier 生存曲线图显示，IFH 组的 DFS 显著延长（P=0.002）。Diaz-Gil 等使用 CT（CT-PCI）检测腹膜癌指数，结合反映患者表现状态的 ECOG 评分，评估与 5 年生存率的相关性（Diaz-Gil et al，2016）。根据 Sugarbaker 描述，该指标由 CT 检测到的腹膜扩散病灶数量和位置决定（Jacquet & Sugarbaker，1996）。将整个腹部分为 9 个区域，并对每个区域扩散情况进行评分。82 例Ⅲ期或Ⅳ期卵巢癌患者的研究，多变量二元逻辑回归显示，CT-PCI 和 ECOG 评分较低的患者，5 年生存率显著提高，预示着患者日常活动和体能良好（Diaz-Gil et al，2016）。仅用治疗前 CT 和体能状态进行简单的评估，对临床医生和患者都是获益的。Kyriazi 等还使用 ADC 直方图预测原发性卵巢癌或腹膜癌患者化疗反应（Kyriazi et al, 2011）。此外，新诊断或复发后化疗第 1、3 个周期前后的患者，进行腹部和骨盆 DW 成像，结果显示治疗前 ADC 不能预测应答（Jacquet & Sugarbaker, 1996）。治疗有效患者中，所有 ADC 在第 1 个和第 3 化疗周期后增加（$P<0.001$），而偏斜和峰度在第 3 周期后减少（分别 $P<0.001$ 和 $P=0.006$）（Jacquet & Sugarbaker, 1996）。第 1 个和第 3 周期后，疗效评价的最佳判别参数是第 25 百分位变化（%delta C25）（Jacquet & Sugarbaker, 1996）。在无疗效反应者中，参数没有显著变化。

大多数新诊断卵巢癌患者初期，采用铂类为基础的化疗联合腹部肿瘤切除的治疗方法。一些试验用 PDS 后 CT 残留病变来评估预后。对 PDS 结果的评价分为肉眼残余病灶小于 1cm 的"满意手术"和肉眼残余病灶大于 1cm 的"不满意手术"。值得注意的是，妇科医生对 PDS 的判断与 CT 影像学评估判断有较大差异，符合率约为 52%（Chi et al, 2010; Lakhman et al, 2012）。CT 大于 1cm 残余病灶的分布位置为肝周区、大肠浆膜、上腹部淋巴结和膈上淋巴结（Lakhman et al, 2012）。这些位置是 PDS 后放射科医生 CT 必须注意观察的区域。Chi 等分析了 PDS 后 PFS 和 OS 的预后因素（Chi et al, 2010），多因素分析发现，年龄（$P=0.040$）、Ⅲ 期与 Ⅳ 期（$P=0.038$）、残留病灶 0.5mm 或小于等于 0.6~1.0cm（$P=0.018$）明显对 OS 获益。之后，Lakhman 致力于阐明 CT 显示未达到满意手术的残留病变与患者预后之间的相关性研究（Lakhman et al, 2012），CT 显示残留病灶为非"满意手术"患者的中位无进展生存率（$P=0.001$）和总生存率（$P\leq0.010$）明显更差。多变量分析表明，调整肿瘤分期、手术及术后 CT 间隔天数之后，CT 大于 1cm 的残留病灶仍然是总生存率的重要预测指标。

区分肝周外膜播散和血源性肝转移很重要，因为 FIGO 分期将肝周外膜转移归类为 Ⅲ 期，血源性肝转移归类为 Ⅳ 期（Prat & FCoG 2015）。O'Neill 等比较了肝转移和肝播散之间的预后（O'Neill et al, 2017），他们将肝脏肿瘤分为无或有肝实质侵犯的播散性肿瘤和血行转移肿瘤。结果显示，有无肝实质侵犯 OS 相似（中位数 80 个月；$P=0.6$），但单变量分析（中位数 63 个月）和多变量分析（$P=0.03$；$HR=1.88$；95%CI：1.14，3.28）显示，血

源性转移与生存期显著缩短相关（O'Neill et al, 2017）。

PET/CT 被广泛应用于卵巢癌一线治疗前后检测肿瘤广泛扩散。Yamamoto 等使用治疗前 PET/CT 值来预测预后（Yamamoto et al, 2016），在多变量分析中，只有 TLG 在 MTV、TLG、SUV$_{max}$、肿瘤大小和 CA125 之间有显著差异（$P=0.038$）（Yamamoto et al, 2016）。低 MTV 和低 TLG 的 PFS 较差，可作为首次肿瘤细胞减灭术后铂类化疗患者复发的潜在替代生物标志物（Yamamoto et al, 2016）。Caobelli 等使用一线治疗后的 PET 图像做了多中心研究（Caobelli et al, 2016），通过全身和淋巴结在一线治疗后有无 FDG 摄取来比较预后，结果显示，4 年随访中，摄取阴性患者的 PFS 和 OS 明显长于摄取阳性患者。此外，这项多中心研究对同一 FIGO 分期患者根据 PET 评估的预后进行分层（Caobelli et al, 2016），FIGO 分期同为 Ⅰ-Ⅱ 期或 Ⅲ-Ⅳ 期，但 PET 阴性患者的 4 年 OS 显著高于 PET 阳性患者（Caobelli et al, 2016）。这一结果可能表明，如果治疗后 FDG 摄取消失，即使是晚期癌症患者，其预后也比早期但疗效差的患者好。根据荟萃分析评估 ^{18}F-FDG-PET/CT 体积代谢参数的预后价值，共纳入 8 篇包括 473 例患者的研究（Han et al, 2018b），结果表明，MTV 和 TLG 与 PFS 显著相关（Han et al, 2018b），SUV 未纳入研究中。

以下两个研究对预后评估应用了最新分析方法。Ruthman 等阐述了"放射基因组学"这一新兴学科："影像学特征可作为分子生物学研究的基础，有助于各种癌症的诊断、预后和可能的基因表达与相关治疗反应评估"（Rutman & Kuo, 2009）。最近，根据 TCGA 研究网络的分析，高级别浆液性卵巢癌（high grade serous ovarian cancer, HGSOC）被分为四种类型，称为卵巢癌分类（Classification of Ovarian Cancer, CLOVAR）（Tothill et al, 2008; Verhaak et al, 2013）。四种与 HGSOC 预后相关的 CLOVAR 亚型，被命名为分化型、免疫反应型、间质型和增殖型（Tothill et al, 2008; Verhaak et al, 2013）。Vargas 研究了 CT 成像特征、CLOVAR 基因特征和 HGSOC 患者生存率之间的联系（Vargas et al, 2015）。46 例术前患者的研究结果显示，CT 显示肠系膜浸润、弥漫性腹膜浸润与 CLOVAR 间质型显著相关（Vargas et al, 2015）。肠系膜浸润定义为"沿肠系膜弥漫性增厚或局部形成团块、多

结节"（图 10-6），与 CLOVAR 间质型有关。肠系膜浸润患者的中位 PFS 或 OS 较无肠系膜浸润患者短（14.7 个月 vs 25.6 个月）（49.0 个月 vs 58.2 个月）（Vargas et al，2015）。其他影像学特征与 CLOVAR 亚型或存活率无显著相关性（Vargas et al，2015）。MRI 和 PET-CT 均检查了肿瘤内异质性，但很少有研究评估位点间异质性（Soslow，2008；Khalique et al，2007）。Vargas 等报道了一项利用预处理 CT 纹理分析评估卵巢癌位点间肿瘤异质性的新实验，根据临床结局对卵巢癌进行分类（Vargas et al，2017）。纳入 38 例 HGSOC 患者，包括所有肿瘤累及的病灶；使用高斯混合模型和位点间相似矩阵（inter-site similarity matrix，ISM）评估 12 个位点间纹理异质性指标（Vargas et al，2017）。不同 HGSOC 位点间纹理相似性的差异与总体存活期缩短相关（位点间相似、相似水平聚类阴影和位点间相似水平聚类显著性；$P \leqslant 0.05$）（Vargas et al，2017）。异质性指标也与 HGSOC 的手术切除不完全相关（相似性水平聚类阴影、位点间相似性水平聚类突出和位点间聚类方差；$P \leqslant 0.05$）（Vargas et al，2017）。每位患者的病灶总数和肿瘤总体积都与总体生存率无关（Vargas et al，2017）。

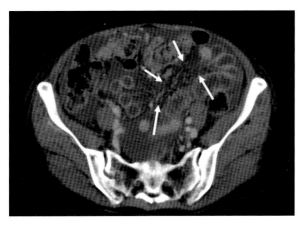

图 10-6　65 岁女性，诊断为腹膜源性腹膜癌，高级别浆液性卵巢癌，经大网膜切除术确诊。增强 CT 显示肠系膜弥漫性增厚和结节（箭头示），伴有大量腹水。基因表达明确为间质转化型

5. 结论

自 ADC 值被期望成为影像学生物标志物以来，已经 10 年了（Padhani et al，2009）。从那时起，许多研究人员试图从多参数 MRI 和 FDG-PET/CT 中探索定量的功能参数，作为预后和预测的生物标志物。然而，在妇科癌症患者的预处理评估中，哪种影像学生物标记物更能准确预测个体的预后仍存在争议。近年的大数据和放射基因组学的分析方法，有望获得更详细的肿瘤特征，可能有利于个性化治疗和改善预后。

（李燕　杨爱萍　译　蔡晓辉　校）

参考文献

Amant F, Moerman P, Neven P, Timmerman D, Van Limbergen E, Vergote I (2005) Endometrial cancer. Lancet 366(9484):491–505. https://doi.org/10.1016/S0140-6736(05)67063-8

Avril N, Sassen S, Schmalfeldt B, Naehrig J, Rutke S, Weber WA et al (2005) Prediction of response to neoadjuvant chemotherapy by sequential F-18-fluorodeoxyglucose positron emission tomography in patients with advanced-stage ovarian cancer. J Clin Oncol Off J Am Soc Clin Oncol 23(30):7445–7453. https://doi.org/10.1200/JCO.2005.06.965.

Barwick TD, Taylor A, Rockall A (2013) Functional imaging to predict tumor response in locally advanced cervical cancer. Curr Oncol Rep 15(6):549–558. https://doi.org/10.1007/s11912-013-0344-2

Berek JS (2002) Ovarian cancer. In: Berek JS (ed) Novak's gynecology, 13th edn. Lippincott Williams and Wilkins, Philadelphia, pp 1245–1320

Bokhman JV (1983) Two pathogenetic types of endometrial carcinoma. Gynecol Oncol 15(1):10–17

Bundschuh RA, Dinges J, Neumann L, Seyfried M, Zsoter N, Papp L et al (2014) Textural parameters of tumor heterogeneity in (1)(8)F-FDG PET/CT for therapy response assessment and prognosis in patients with locally advanced rectal cancer. J Nucl Med 55(6):891–897. https://doi.org/10.2967/jnumed.113.127340.

Cannistra SA (2004) Cancer of the ovary. N Engl J Med 351(24):2519–2529. https://doi.org/10.1056/NEJMra041842

Cao K, Gao M, Sun YS, Li YL, Sun Y, Gao YN et al (2012) Apparent diffusion coefficient of diffusion weighted MRI in endometrial carcinoma—relationship with local invasiveness. Eur J Radiol 81(8):1926–1930. https://doi.org/10.1016/j.ejrad.2011.04.019

Caobelli F, Alongi P, Evangelista L, Picchio M, Saladini G, Rensi M et al (2016) Predictive value of (18)F-FDG PET/CT in restaging patients affected by ovarian carcinoma: a multicentre study. Eur J Nucl Med Mol Imaging 43(3):404–413. https://doi.org/10.1007/s00259-015-3184-5

Chi DS, Barlin JN, Ramirez PT, Levenback CF, Mironov S, Sarasohn DM et al (2010) Follow-up study of the correlation between postoperative computed tomographic scan and primary surgeon assessment in patients with advanced ovarian, tubal, or peritoneal carcinoma reported to have undergone primary surgical cytoreduction to residual disease of 1 cm or smaller. Int J Gynecol Cancer 20(3):353–357. https://doi.org/10.1111/IGC.0b013e3181d09fd6.

Chung HH, Lee I, Kim HS, Kim JW, Park NH, Song YS et al (2013) Prognostic value of preoperative metabolic tumor volume measured by (1)(8)F-FDG PET/CT and MRI in patients with endometrial cancer. Gynecol Oncol 130(3):446–451. https://doi.org/10.1016/j.ygyno.2013.06.021

Diaz-Gil D, Fintelmann FJ, Molaei S, Elmi A, Hedgire SS, Harisinghani MG (2016) Prediction of 5-year survival in advanced-stage ovarian cancer patients based on computed tomography peritoneal carcinomatosis index. Abdom Radiol (NY) 41(11):2196–2202. https://doi.org/10.1007/s00261-016-0817-5

Downey K, Riches SF, Morgan VA, Giles SL, Attygalle AD, Ind TE et al (2013) Relationship between imaging biomarkers of stage I cervical cancer and poor-prognosis histologic features: quantitative histogram analysis of diffusion-weighted MR images. AJR Am J Roentgenol 200(2):314–320. https://doi.org/10.2214/AJR.12.9545

Fukunaga T, Fujii S, Inoue C, Kato A, Chikumi J, Kaminou T et al (2015) Accuracy of semiquantitative dynamic contrast-enhanced MRI for differentiating type II from type I endometrial carcinoma. J Magn Reson Imaging 41(6):1662–1668. https://doi.org/10.1002/jmri.24730

Fung-Kee-Fung M, Dodge J, Elit L, Lukka H, Chambers A, Oliver T et al (2006) Follow-up after primary therapy for endometrial cancer: a systematic review. Gynecol Oncol 101(3):520–529. https://doi.org/10.1016/j.ygyno.2006.02.011

Ganeshan B, Miles KA (2013) Quantifying tumour heterogeneity with CT. Cancer Imaging 13:140–149. https://doi.org/10.1102/1470-7330.2013.0015.

Gladwish A, Milosevic M, Fyles A, Xie J, Halankar J, Metser U et al (2016) Association of apparent diffusion coefficient with disease recurrence in patients with locally advanced cervical cancer treated with radical chemotherapy and radiation therapy. Radiology 279(1):158–166. https://doi.org/10.1148/radiol.2015150400

Haldorsen IS, Gruner R, Husby JA, Magnussen IJ, Werner HMJ, Salvesen OO et al (2013) Dynamic contrast-enhanced MRI in endometrial carcinoma identifies patients at increased risk of recurrence. Eur Radiol 23(10):2916–2925. https://doi.org/10.1007/s00330-013-2901-3

Han S, Kim H, Kim YJ, Suh CH, Woo S (2018a) Prognostic value of volume-based metabolic parameters of (18)F-FDG PET/CT in uterine cervical cancer: a systematic review and meta-analysis. AJR Am J Roentgenol 211(5):1112–1121. https://doi.org/10.2214/AJR.18.19734

Han S, Kim H, Kim YJ, Suh CH, Woo S (2018b) Prognostic value of volume-based metabolic parameters of (18)F-FDG PET/CT in ovarian cancer: a systematic review and meta-analysis. Ann Nucl Med 32(10):669–677. https://doi.org/10.1007/s12149-018-1289-1

Harry VN, Semple SI, Gilbert FJ, Parkin DE (2008) Diffusion-weighted magnetic resonance imaging in the early detection of response to chemoradiation in cervical cancer. Gynecol Oncol 111(2):213–220. https://doi.org/10.1016/j.ygyno.2008.07.048

Himoto Y, Fujimoto K, Kido A, Baba T, Tanaka S, Morisawa N et al (2015) Pretreatment mean apparent diffusion coefficient is significantly correlated with event-free survival in patients with International Federation of Gynecology and Obstetrics stage Ib to IIIb cervical cancer. Int J Gynecol Cancer 25(6):1079–1085. https://doi.org/10.1097/IGC.0000000000000445.

Ho KC, Fang YH, Chung HW, Yen TC, Ho TY, Chou HH et al (2016) A preliminary investigation into textural features of intratumoral metabolic heterogeneity in (18)F-FDG PET for overall survival prognosis in patients with bulky cervical cancer treated with definitive concurrent chemoradiotherapy. Am J Nucl Med Mol Imaging 6(3):166–175

Inoue C, Fujii S, Kaneda S, Fukunaga T, Kaminou T, Kigawa J et al (2015) Correlation of apparent diffusion coefficient value with prognostic parameters of endometrioid carcinoma. J Magn Reson Imaging 41(1):213–219. https://doi.org/10.1002/jmri.24534

Intaraphet S, Kasatpibal N, Siriaunkgul S, Sogaard M, Patumanond J, Khunamornpong S et al (2013) Prognostic impact of histology in patients with cervical squamous cell carcinoma, adenocarcinoma and small cell neuroendocrine carcinoma. Asian Pac J Cancer Prev 14(9):5355–5360

Jacquet P, Sugarbaker PH (1996) Clinical research methodologies in diagnosis and staging of patients with peritoneal carcinomatosis. Cancer Treat Res 82:359–374

Jalaguier-Coudray A, Villard-Mahjoub R, Delouche A, Delarbre B, Lambaudie E, Houvenaeghel G et al (2017) Value of dynamic contrast-enhanced and diffusion-weighted MR imaging in the detection of pathologic complete response in cervical cancer after neoadjuvant therapy: a retrospective observational study. Radiology 284(2):432–442. https://doi.org/10.1148/radiol.2017161299

Jemal A, Bray F, Center MM, Ferlay J, Ward E, Forman D (2011) Global cancer statistics. CA Cancer J Clin 61(2):69–90. https://doi.org/10.3322/caac.20107

Katanyoo K, Tangjitgamol S, Chongthanakorn M, Tantivatana T, Manusirivithaya S, Rongsriyam K et al (2011) Treatment outcomes of concurrent weekly carboplatin with radiation therapy in locally advanced cervical cancer patients. Gynecol Oncol 123(3):571–576. https://doi.org/10.1016/j.ygyno.2011.09.001

Khalique L, Ayhan A, Weale ME, Jacobs IJ, Ramus SJ, Gayther SA (2007) Genetic intra-tumour heterogeneity in epithelial ovarian cancer and its implications for molecular diagnosis of tumours. J Pathol 211(3):286–295. https://doi.org/10.1002/path.2112

Kidd EA, El Naqa I, Siegel BA, Dehdashti F, Grigsby PW (2012) FDG-PET-based prognostic nomograms for locally advanced cervical cancer. Gynecol Oncol 127(1):136–140. https://doi.org/10.1016/j.ygyno.2012.06.027

Kim HS, Kim CK, Park BK, Huh SJ, Kim B (2013) Evaluation of therapeutic response to concurrent chemoradiotherapy in patients with cervical cancer using diffusion-weighted MR imaging. J Magn Reson Imaging 37(1):187–193. https://doi.org/10.1002/jmri.23804

Kitajima K, Kita M, Suzuki K, Senda M, Nakamoto Y, Sugimura K (2012) Prognostic significance of SUVmax (maximum standardized uptake value) measured by [(1)(8)F]FDG PET/CT in endometrial cancer. Eur J Nucl Med Mol Imaging 39(5):840–845. https://doi.org/10.1007/s00259-011-2057-9

Kristensen GB, Abeler VM, Risberg B, Trop C, Bryne M (1999) Tumor size, depth of invasion, and grading of the invasive tumor front are the main prognostic factors in early squamous cell cervical carcinoma. Gynecol Oncol 74(2):245–251. https://doi.org/10.1006/gyno.1999.5420

Kurman RJ, Carcangiu ML, Herrington DS, Young HR (2014a) Tumours of the uterine cervix. In: Kuraman RJ, Carcangiu ML, Herrington DS, Young HR (eds) WHO classification of Tumours of Female Reproductive Organas, 4th edn. International Agency for Research on Cancer (IARC), Lyon, pp 169–206

Kurman RJ, Carcangiu ML, Herrington DS, Young RH (2014b) Tumours of the uterine corpus. In: Kuramn RJ, Carcangiu ML, Herrington DS, Young RH (eds) WHO classification of Tumours of Female Reproductive Organas, 4th edn. International Agency for Research on Cancer (IARC), Lyon, pp 121–154

Kuwahara R, Kido A, Tanaka S, Abiko K, Nakao K, Himoto Y et al (2018) A predictor of tumor recurrence in patients with endometrial carcinoma after complete resection of the tumor: the role of pretreatment apparent diffusion coefficient. Int J Gynecol Cancer 28(5):861–868. https://doi.org/10.1097/IGC.0000000000001259.

Kyriazi S, Collins DJ, Messiou C, Pennert K, Davidson RL, Giles SL et al (2011) Metastatic ovarian and primary peritoneal cancer: assessing chemotherapy response with diffusion-weighted MR imaging—value of histogram analysis of apparent diffusion coefficients. Radiology 261(1):182–192. https://doi.org/10.1148/radiol.11110577

Lakhman Y, Akin O, Sohn MJ, Zheng J, Moskowitz CS, Iyer RB et al (2012) Early postoperative CT as a prognostic biomarker in patients with advanced ovarian, tubal, and primary peritoneal cancer deemed optimally debulked at primary cytoreductive surgery. AJR Am J Roentgenol 198(6):1453–1459. https://doi.org/10.2214/AJR.11.7257

Larson DM, Connor GP, Broste SK, Krawisz BR, Johnson KK (1996) Prognostic significance of gross myometrial invasion with endometrial cancer. Obstet Gynecol 88(3):394–398. https://doi.org/10.1016/0029-7844(96)00161-5

Le Bihan D, Breton E, Lallemand D, Grenier P, Cabanis E, Laval-Jeantet M (1986) MR imaging of intravoxel incoherent motions: application to diffusion and perfusion in neurologic disorders. Radiology 161(2):401–407

Le Bihan D, Turner R, MacFall JR (1989) Effects of intravoxel incoherent motions (IVIM) in steady-state free precession (SSFP) imaging: application to molecular diffusion imaging. Magn Reson Med 10(3):324–337

Lee M, Lee H, Cheon GJ, Kim HS, Chung HH, Kim JW et al (2017) Prognostic value of preoperative intratumoral FDG uptake heterogeneity in patients with epithelial ovarian cancer. Eur Radiol 27(1):16–23. https://doi.org/10.1007/s00330-016-4368-5

Lurain JR (2002) Uterine cancer. In: Berek JS (ed) Novak's gynecology. Lippincott Williams and Wilkins, Philadelphia, pp 1143–1198

Mayr NA, Wang JZ, Lo SS, Zhang D, Grecula JC, Lu L et al (2010) Translating response during therapy into ultimate treatment outcome: a personalized 4-dimensional MRI tumor volumetric regression approach in cervical cancer. Int J Radiat Oncol Biol Phys 76(3):719–727. https://doi.org/10.1016/j.ijrobp.2009.02.036

Morice P, Leary A, Creutzberg C, Abu-Rustum N, Darai E (2016) Endometrial cancer. Lancet 387(10023):1094–1108. https://doi.org/10.1016/S0140-6736(15)00130-0

Nakamura K, Hongo A, Kodama J, Hiramatsu Y (2011) The measurement of SUVmax of the primary tumor is predictive of prognosis for patients with endometrial cancer. Gynecol Oncol 123(1):82–87. https://doi.org/10.1016/j.ygyno.2011.06.026

Nakamura K, Imafuku N, Nishida T, Niwa I, Joja I, Hongo A et al (2012b) Measurement of the minimum apparent diffusion coefficient (ADCmin) of the primary tumor and CA125 are predictive of disease recurrence for patients with endometrial cancer. Gynecol Oncol 124(2):335–339. https://doi.org/10.1016/j.ygyno.2011.10.014

Nakamura K, Joja I, Fukushima C, Haruma T, Hayashi C, Kusumoto T et al (2013) The preoperative SUVmax is superior to ADCmin of the primary tumour as a predictor of disease recurrence and survival in patients with endometrial cancer. Eur J Nucl Med Mol Imaging 40(1):52–60. https://doi.org/10.1007/s00259-012-2240-7

Nakamura K, Joja I, Nagasaka T, Fukushima C, Kusumoto T, Seki N et al (2012a) The mean apparent diffusion coefficient value (ADCmean) on primary cervical cancer is a predictive marker for disease recurrence. Gynecol Oncol 127(3):478–483. https://doi.org/10.1016/j.ygyno.2012.07.123

Nougaret S, Reinhold C, Alsharif SS, Addley H, Arceneau J, Molinari N et al (2015) Endometrial cancer: combined MR volumetry and diffusion-weighted imaging for assessment of myometrial and lymphovascular invasion and tumor grade. Radiology 276(3):797–808. https://doi.org/10.1148/radiol.15141212

O'Neill AC, Somarouthu B, Tirumani SH, Braschi-Amirfarzan M, Van den Abbeele AD, Ramaiya NH et al (2017) Patterns and prognostic importance of hepatic involvement in patients with serous ovarian cancer: a single-institution experience with 244 patients. Radiology 282(1):160–170. https://doi.org/10.1148/radiol.2016152595

Odagiri T, Watari H, Hosaka M, Mitamura T, Konno Y, Kato T et al (2011) Multivariate survival analysis of the patients with recurrent endometrial cancer. J Gynecol Oncol 22(1):3–8. https://doi.org/10.3802/jgo.2011.22.1.3

Onal C, Erbay G, Guler OC (2016) Treatment response evaluation using the mean apparent diffusion coefficient in cervical cancer patients treated with definitive chemoradiotherapy. J Magn Reson Imaging 44(4):1010–1019. https://doi.org/10.1002/jmri.25215

Padhani AR, Liu G, Koh DM, Chenevert TL, Thoeny HC, Takahara T et al (2009) Diffusion-weighted magnetic resonance imaging as a cancer biomarker: consensus and recommendations. Neoplasia 11(2):102–125

Prat J, FCoG O (2015) Staging classification for cancer of the ovary, fallopian tube, and peritoneum: abridged republication of guidelines from the International Federation of Gynecology and Obstetrics (FIGO). Obstet Gynecol 126(1):171–174. https://doi.org/10.1097/AOG.0000000000000917

Rechichi G, Galimberti S, Signorelli M, Franzesi CT, Perego P, Valsecchi MG et al (2011) Endometrial cancer: correlation of apparent diffusion coefficient with tumor grade, depth of myometrial invasion, and presence of lymph node metastases. AJR Am J Roentgenol 197(1):256–262. https://doi.org/10.2214/AJR.10.5584

Ronnet BM, Zaino RJ, Ellenson LH, Kurman RJ (2002) Endometrial carcinoma. In: Kurman RJ (ed) Blaustein's pathology of the female genital tract. Springer, New York, pp 501–560

Rose PG (1996) Endometrial carcinoma. N Engl J Med 335(9):640–649. https://doi.org/10.1056/NEJM199608293350907

Rosenkrantz AB (2013) Histogram-based apparent diffusion coefficient analysis: an emerging tool for cervical cancer characterization? AJR Am J Roentgenol 200(2):311–313. https://doi.org/10.2214/AJR.12.9926

Rutman AM, Kuo MD (2009) Radiogenomics: creating a link between molecular diagnostics and diagnostic imaging. Eur J Radiol 70(2):232–241. https://doi.org/10.1016/j.ejrad.2009.01.050

Saida T, Tanaka YO, Ohara K, Oki A, Sato T, Yoshikawa H et al (2010) Can MRI predict local control rate of uterine cervical cancer immediately after radiation therapy? Magn Reson Med Sci 9(3):141–148. JST.JSTAGE/mrms/9.141 [pii]

Sala E, Kataoka MY, Priest AN, Gill AB, McLean MA, Joubert I et al (2012) Advanced ovarian cancer: multiparametric MR imaging demonstrates response- and metastasis-specific effects. Radiology 263(1):149–159. https://doi.org/10.1148/radiol.11110175

Sala E, Micco M, Burger IA, Yakar D, Kollmeier MA, Goldman DA et al (2015) Complementary prognostic value of pelvic magnetic resonance imaging and whole-body Fluorodeoxyglucose positron emission tomography/computed tomography in the pretreatment assessment of patients with cervical cancer. Int J Gynecol Cancer 25(8):1461–1467. https://doi.org/10.1097/IGC.0000000000000519.

Salani R, Backes FJ, Fung MF, Holschneider CH, Parker LP, Bristow RE et al (2011) Posttreatment surveillance and diagnosis of recurrence in women with gynecologic malignancies: Society of Gynecologic Oncologists recommendations. Am J Obstet Gynecol 204(6):466–478. https://doi.org/10.1016/j.ajog.2011.03.008

Schreuder SM, Lensing R, Stoker J, Bipat S (2015) Monitoring treatment response in patients undergoing chemoradiotherapy for locally advanced uterine cervical cancer by additional diffusion-weighted imaging: a systematic review. J Magn Reson Imaging 42(3):572–594. https://doi.org/10.1002/jmri.24784

Seo JM, Kim CK, Choi D, Kwan Park B (2013) Endometrial cancer: utility of diffusion-weighted magnetic resonance imaging with background body signal suppression at 3T. J Magn Reson Imaging 37(5):1151–1159. https://doi.org/10.1002/jmri.23900

Siegel R, Naishadham D, Jemal A (2013) Cancer statistics, 2013. CA Cancer J Clin 63(1):11–30. https://doi.org/10.3322/caac.21166

Sorbe B, Juresta C, Ahlin C (2014) Natural history of recurrences in endometrial carcinoma. Oncol Lett 8(4):1800–1806. https://doi.org/10.3892/ol.2014.2362

Soslow RA (2008) Histologic subtypes of ovarian carcinoma: an overview. Int J Gynecol Pathology 27(2):161–174. https://doi.org/10.1097/PGP.0b013e31815ea812.

Tamai K, Koyama T, Saga T, Umeoka S, Mikami Y, Fujii S et al (2007) Diffusion-weighted MR imaging of uterine endometrial cancer. J Magn Reson Imaging 26(3):682–687. https://doi.org/10.1002/jmri.20997

Thomeer MG, Vandecaveye V, Braun L, Mayer F, Franckena-Schouten M, de Boer P et al (2019) Evaluation of T2-W MR imaging and diffusion-weighted imaging for the early post-treatment local response assessment of patients treated conservatively for cervical cancer: a multicentre study. Eur Radiol 29(1):309–318. https://doi.org/10.1007/s00330-018-5510-3

Torre LA, Trabert B, DeSantis CE, Miller KD, Samimi G, Runowicz CD et al (2018) Ovarian cancer statistics, 2018. CA Cancer J Clin 68(4):284–296. https://doi.org/10.3322/caac.21456

Tothill RW, Tinker AV, George J, Brown R, Fox SB, Lade S et al (2008) Novel molecular subtypes of serous and endometrioid ovarian cancer linked to clinical outcome. Clin Cancer Res 14(16):5198–5208. https://doi.org/10.1158/1078-0432.CCR-08-0196.

Vargas HA, Micco M, Hong SI, Goldman DA, Dao F, Weigelt B et al (2015) Association between morphologic CT imaging traits and prognostically relevant gene signatures in women with high-grade serous ovarian cancer: a hypothesis-generating study. Radiology 274(3):742–751. https://doi.org/10.1148/radiol.14141477

Vargas HA, Veeraraghavan H, Micco M, Nougaret S, Lakhman Y, Meier AA et al (2017) A novel representation of inter-site tumour heterogeneity from pre-treatment computed tomography textures classifies ovarian cancers by clinical outcome. Eur Radiol 27(9):3991–4001. https://doi.org/10.1007/s00330-017-4779-y

Verhaak RG, Tamayo P, Yang JY, Hubbard D, Zhang H,

Creighton CJ et al (2013) Prognostically relevant gene signatures of high-grade serous ovarian carcinoma. J Clin Invest 123(1):517–525. https://doi.org/10.1172/JCI65833

Weber WA, Ziegler SI, Thodtmann R, Hanauske AR, Schwaiger M (1999) Reproducibility of metabolic measurements in malignant tumors using FDG PET. J Nucl Med 40(11):1771–1777

Weber WA, Petersen V, Schmidt B, Tyndale-Hines L, Link T, Peschel C et al (2003) Positron emission tomography in non-small-cell lung cancer: prediction of response to chemotherapy by quantitative assessment of glucose use. J Clin Oncol Off J Am Soc Clin Oncol 21(14):2651–2657. https://doi.org/10.1200/JCO.2003.12.004.

Wright TC, Frenczy A, Kurman RJ (2002) Carcinoma and other tumors of the cervix. In: Kurman RJ (ed) Blaustein's pathology of the female genital tract. Springer, New York, pp 325–382

Yamamoto M, Tsujikawa T, Fujita Y, Chino Y, Kurokawa T, Kiyono Y et al (2016) Metabolic tumor burden predicts prognosis of ovarian cancer patients who receive platinum-based adjuvant chemotherapy. Cancer Sci 107(4):478–485. https://doi.org/10.1111/cas.12890

Zahra MA, Hollingsworth KG, Sala E, Lomas DJ, Tan LT (2007) Dynamic contrast-enhanced MRI as a predictor of tumour response to radiotherapy. Lancet Oncol 8(1):63–74. https://doi.org/10.1016/S1470-2045(06)71012-9

Zahra MA, Tan LT, Priest AN, Graves MJ, Arends M, Crawford RA et al (2009) Semiquantitative and quantitative dynamic contrast-enhanced magnetic resonance imaging measurements predict radiation response in cervix cancer. Int J Radiat Oncol Biol Phys 74(3):766–773. https://doi.org/10.1016/j.ijrobp.2008.08.023

Zhu L, Zhu L, Wang H, Yan J, Liu B, Chen W et al (2017) Predicting and early monitoring treatment efficiency of cervical cancer under concurrent chemoradiotherapy by intravoxel incoherent motion magnetic resonance imaging. J Comput Assist Tomogr 41(3):422–429. https://doi.org/10.1097/RCT.0000000000000550

Zola P, Macchi C, Cibula D, Colombo N, Kimmig R, Maggino T et al (2015) Follow-up in gynecological malignancies: a state of art. Int J Gynecol Cancer 25(7):1151–1164. https://doi.org/10.1097/IGC.0000000000000498.

第11章 淋巴瘤和血液系统恶性肿瘤疗效影像学评价

Hina Shah & Heather Jacene

目录

1. 淋巴瘤治疗进展 ……………………………… 148
　1.1 淋巴瘤一线治疗方案与进展回顾 …………… 149
　1.2 一线方案以外的治疗进展 ………………… 149
2. 淋巴瘤疗效评价标准简史 …………………… 152
3. 现用版淋巴瘤疗效标准 ……………………… 153
4. 当前版淋巴瘤疗效评价标准的挑战 ………… 157
5. 疗效评估潜力性新技术 ……………………… 161
6. 多发性骨髓瘤治疗进展 ……………………… 162
7. 多发性骨髓瘤影像学诊断和疗效评估 ……… 163
参考文献 ………………………………………… 164

摘要

恶性血液病是一组异质性疾病,以骨髓和淋巴组织中异常细胞克隆性增殖为特征,可分为两大类,即淋系和髓系。影像学最常用于淋系肿瘤的分期和疗效评价,淋系肿瘤包含90多个亚型(Swerdlow SH et al, 2016)。

血液系统恶性肿瘤的分期和治疗反应评价系统可追溯到霍奇金淋巴瘤(Hodgkin lymphoma, HL)的 Ann Arbor 分期分类(Carbone PP et al, 1971)。20世纪80年代,HL 和非霍奇金淋巴瘤(non-Hodgkin lymphoma, NHL)的众多治疗进展推进对现有分期系统进行修订,Cotswold 会议报告首次引入了治疗后评估的定义(Lister TA et al, 1989)。在过去的20年中,由于认识到2-脱氧-2-^{18}F-氟-d-葡萄糖正电子发射断层扫描/计算机断层扫描(fluorod-glucose positron emission tomography/computed tomography, FDG-PET/CT)的预测能力及随后 FDG-PET/CT 的广泛应用、生物制剂的临床使用(如免疫检查点抑制剂),研究者对疗效评价标准进行了多次更新。

本章旨在阐述淋巴瘤(约占所有血液系统恶性肿瘤的50%)和多发性骨髓瘤(约12%)的最新进展:①治疗进展;②当前疗效评价标准和挑战;③疗效影像学监测的新方法。

1. 淋巴瘤治疗进展

根据不同的形态和分子特征,HL 和 NHL 可进一步分类（Swerdlow et al, 2016）。其中 HL 约占淋巴瘤的 10%，主要分为两个亚类：经典 HL（classical HL, cHL）和淋巴细胞为主型 HL（lymphocyte-predominant, lpHL）。NHL 包括 30 多个亚型，根据异常克隆来源细胞的谱系（B 细胞 vs T 细胞）和成熟度分组。临床上，NHL 表现为侵袭性或惰性，其中弥漫大 B 细胞淋巴瘤（diffuse large B cell lymphoma, DLBCL）和滤泡淋巴瘤（follicular lymphoma, FL）是美国最常见的 NHL 亚型。经典 HL 与侵袭性 NHL 归于一组，而 lpHL 表现的与惰性 NHL 相仿。淋巴瘤的治疗选择取决于患者特定的亚型，这并非本章涉及的内容。然而，治疗主体方案和最新治疗进展是有共同点的。

1.1 淋巴瘤一线治疗方案与进展回顾

化疗仍然是侵袭性淋巴瘤的一线治疗。HL 最常用的一线方案是 ABVD 方案（阿霉素、博来霉素、长春碱、达卡巴嗪）（Carde et al, 1993; Connors et al, 1997; Duggan et al, 2003; Klimm et al, 2005; Sieber et al, 2002; Bartlett & Foyil, 2008），Stanford V 和 BEACOPP［博来霉素、依托泊苷、阿霉素、环磷酰胺、长春新碱、泼尼松和丙卡巴肼（procarbazine）］为替代方案。DLBCL 的首选一线方案是 CHOP（环磷酰胺、阿霉素、长春新碱和泼尼松）联合抗 CD20 免疫治疗（Pfreundschuh et al, 2006）。疾病早期通常给予较短疗程的化疗或化学免疫疗法结合受累区域照射，而晚期则采用多疗程的化疗。

对于早期 HL 和 DLBCL 的治疗，主要目标是平衡其治疗与复发的风险和晚期毒性。近年来，为了降低对正常器官的毒性，早期 HL 的放射靶区被缩小到受累部位或受累淋巴结（Kamran et al, 2018）。对于非大肿块局限性 DLBCL，接受 R-CHOP（$n=165$）和 R-CHOP 加放疗（$n=169$）的患者的 5 年无进展生存率和总生存率（overall survival, OS）无显著差异（Lamy et al, 2018）。

FL 治疗方案取决于肿瘤的临床行为，从疾病早期的观察和等待到受累部位放疗，到疾病快速进展或引起器官功能障碍时的单剂或联合化疗免疫疗法。在一项前瞻随机试验中联合苯达莫司汀和利妥昔单抗（bendamustine and rituximab, BR），相较于 R-CHOP 方案，BR 方案使患者的无进展生存期（PFS）更长且毒性更低

（Rummel et al, 2013）。

第二代抗 CD20 抗体目前已被批准或正在进行临床试验研究中，其疗效和毒性与利妥昔单抗相似。奥妥珠单抗是美国食品和药物监督管理局（Food and Drug Administration, FDA）于 2013 年批准的一种完全人源抗体，用于治疗初治 FL、复发 / 难治（对利妥昔单抗）FL 和慢性淋巴细胞白血病（chronic lymphocytic leukemia, CLL）（Genentech, 2013）。奥法木单抗是另一种人抗 CD20 单克隆抗体，它与利妥昔单抗结合 CD20 的不同位点，在使用利妥昔单抗无效的难治性滤泡 NHL 患者中具有中等抗肿瘤活性（Czuczman et al, 2012; Teeling et al, 2006）。

1.2 一线方案以外的治疗进展

除一线治疗外，淋巴瘤治疗的进展可归类为淋巴瘤特异性靶向治疗，包括抗体和小分子抑制剂，以及免疫治疗（表 11-1）。

1.2.1 淋巴瘤特异性抗体和小分子

布妥昔单抗（Brentuximab Vedotin, BrV）是一种针对 HL 中过度表达的细胞因子受体 CD30 抗体型药物（Falini et al, 1995）。BrV 被批准与联合化疗一起用于初治Ⅲ/Ⅳ期 HL、高危 HL 自体干细胞移植（autologous stem cell transplant, ASCT）后的巩固治疗、ASCT 后疾病复发、或不符合移植条件的患者（de Claro et al, 2012）。针对 17 项研究的荟萃分析显示，在 ASCT 后复发 / 难治性的 HL 患者中，BrV 和其他疗法的总体完全缓解率分别为 33.3% 和 11.1%（Bonthapally et al, 2015）。在未经治疗的Ⅲ/Ⅳ期 cHL 患者Ⅲ期多中心随机 ECHELON-1 试验中，BrV+AVD 组的 2 年修正 PFS（82.1%, $n=664$）高于 ABVD 组（77.2%, $n=670$, $P=0.04$）（Connors et al, 2018）。BrV 作为单一药物或联合化疗在其他多种 HL 情况下具有抗肿瘤活性且耐受良好（Bazarbachi et al, 2019; Chen et al, 2015; LaCasce et al, 2018），目前也被批准用于未经治疗或复发间变性大细胞淋巴瘤和表达 CD30 的成人外周 T 细胞淋巴瘤。其他单克隆抗体也进入临床研究，例如针对 Reed-Sternberg 细胞表面 CD80 位点的加利昔单抗治疗复发 HL，但结果不太令人满意（Smith et al, 2013; Suvas et al, 2002）。

小分子抑制物靶向治疗已在多种淋巴瘤亚型中进行了试验。布鲁顿酪氨酸激酶（Bruton

表 11-1　目前批准的淋巴瘤新治疗方案

	靶向		获批适应证	研究适应证
淋巴瘤特异性抗体	CD20（二代）	奥妥珠单抗	FL：苯达莫司汀治疗后复发 / 难治；未经治疗的 II 期肿块，III 期、IV 期化疗后 CLL：未接受过苯丁酸氮芥治疗	
		奥法木单抗	CLL	FL
	CD80	加利昔单抗		HL
抗体 - 药物结合物	CD30	布伦妥昔单抗	HL：ASCT 后复发或经过 2 周期系统治疗但不能行 ASCT	
		维多丁	间变性大细胞 NHL：1 个多药方案后复发	
小分子抑制剂	BTK	伊布替尼	1 疗程治疗后的套细胞淋巴瘤 1 个抗 CD20 疗程后的边缘区淋巴瘤 CLL/SLL 华氏巨球蛋白血症	FL DLBCL
	NF-κB	硼替佐米	套细胞 NHL	HL
	PI3K	艾代拉里斯	≥2 疗程后的复发 / 难治 FL	HL
	PI3K	库潘尼西		惰性和侵袭性 NHL
	组蛋白脱乙酰酶	帕比司他		HL
免疫疗法	PD1	纳武利尤单抗	经典型 HL：ASCT 和 brentuximab 治疗后复发 / 疾病进展；或 ≥3 种系统性治疗（包括 ASCT）	
	PD1	帕博利珠单抗	≥3 疗程后复发 / 难治经典型 HL ≥2 疗程后复发 / 难治原发纵隔大 B 细胞 NHL	
	PD1	匹地珠单抗		各种淋巴瘤亚型
	CTLA-4	伊匹木单抗		各种淋巴瘤亚型
CAR-T 细胞	CD19	Tisagenlecleucel	≥2 疗程后复发 / 难治 DLBCL	
	CD19	Axicabtagene ciloleucel	≥2 疗程后复发 / 难治 DLBCL	

　　HL，霍奇金淋巴瘤；NHL，非霍奇金淋巴瘤；FL，滤泡性淋巴瘤；CLL/SLL，慢性淋巴细胞白血病 / 小淋巴细胞淋巴瘤；MM，多发性骨髓瘤；ASCT，自体干细胞移植；DLBCL，弥漫性大 B 细胞淋巴瘤。

tyrosine kinase，BTK）是一种对 B 细胞发育很重要的激酶（Lee et al，2016）。伊布替尼抑制 BTK，批准用于治疗边缘区和套细胞淋巴瘤、CLL/SLL 和华氏巨球蛋白血症。伊布替尼联合利妥昔单抗可有效治疗初治和复发 / 难治性滤泡 NHL（Fowler et al，2016），其中复发 / 难治患者的有效率为 20%~38%（Bartlett et al，2018；Gopal et al，2018）。伊布替尼可用于治疗 DLBCL，但对某些 DLBCL 亚型可能更为有效（Wilson et al，2015；Younes et al，2019）。

　　其他用于治疗淋巴瘤的小分子抑制剂靶向针对磷脂酰肌醇 -3- 激酶 δ（phosphatidyl inositol-3 kinase delta，PI3K）、JAK/STAT、NF-κB 和 MEK/ERK 通路，一些具有应用前景而另一些则效果欠佳（即 NF-κB 抑制剂硼替佐米治疗 HL（Younes et al，2006））。艾代拉里斯是一种 PI3K 抑制剂，被批准用于 2 种或 2 种以上全身化疗方案后复发 / 难治性滤泡 NHL。对于接受过多疗程治疗的 HL,Gopal 等发现艾代拉里斯单药仅有中等的疗效(Gopal et al,2017)。库潘尼西是另一种 PI3K 抑制剂,经过多疗程治疗的惰性和侵袭性淋巴瘤患者中显示出很好的疗效,在复发 / 难治惰性淋巴瘤中的有效率为 43.7%,且药物副反应可控(Dreyling et al,2017)。帕比司他和其他组蛋白去乙酰化酶抑制剂正在 HL 临床试验研究中(Batlevi & Younes,2013)。

12.2　免疫治疗

免疫检查点抑制剂的应用使许多癌症获得持久疗效和生存率提高。这些药物的初期研究都是在实体肿瘤中进行的,但检查点抑制剂不是某种“癌症类型”(译者注:如实体肿瘤)特异性疗法,已经被批准用于血液恶性肿瘤或正在进行相关研究。虽然检查点抑制剂的靶向目标不同,但不同药物的作用机制是相似的。当肿瘤抗原暴露于初始 T 细胞并结合 T 细胞受体时,PD-1 和 PD-L1、CTLA-4 和 B7 之间会发生相互作用从而抑制 T 细胞功能。检查点抑制剂与 PD-1、PD-L1 或 CTLA-4 结合,阻断这些抑制作用,从而增强 T 细胞对肿瘤的免疫反应。

纳武利尤单抗(百时美施贵宝有限公司)和帕博利珠单抗(默克 2014)均为抗 PD-1 抗体,分别于 2016 年和 2017 年获批用于治疗 cHL。在一项纳武利尤单抗治疗 cHL 的大规模研究中,纳入 23 例 ASCT(78%)和 BrV(78%)后复发的患者。纳武利尤单抗每 2 周给药一次,直到完全缓解、疾病进展或药物毒性过大无法继续用药。客观缓解率为 87%,完全缓解率为 17%,24 周 PFS 为 86%(Ansell et al,2015)。在另一个多中心 2 期临床试验中也看到了类似的结果,入组 80 例 ASCT 后复发或对 BrV 无反应的 cHL 患者,中位随访 8.9 个月,其中 53 例患者达到影像学可视疗效(Younes et al,2016)。在这两项研究中,纳武利尤单抗对 cHL 有抗肿瘤活性并且药物毒性可耐受(Ansell et al,2015;Younes et al,2016)。

帕博利珠单抗在复发难治性 cHL 中也显示出很高的抗肿瘤活性。KEYNOTE-087 是帕博利珠单抗治疗复发或难治性(既往接受过≥3 疗程治疗)HL 的一项单臂 2 期研究。210 例患者入组,根据患者的既往治疗分组报告三个队列的有效率。对于 ASCT 并接续 BrV 治疗后(n=69)复发的患者,总有效率(overall response rate,ORR)

为 74%;经过挽救化疗和 BrV 治疗并且不符合 ASCT 条件的患者(n=81),ORR 为 64%;ASCT 后但无 BrV 治疗的患者,ORR 为 70%。31 名患者的疗效持续时间超过 6 个月(Chen et al,2017)。KEYNOTE-13 研究的另一部分,帕博利珠单抗单药的长期疗效也在 31 例 cHL 患者组中得到了证实,这些患者曾经均接受过多疗程治疗并且 BrV 治疗失败(Armand et al,2016)。

伊匹木单抗阻断细胞毒性 T 淋巴细胞抗原 -4(CTLA-4,T 细胞的负性调节因子)(O'Day et al,2007)。正在液体瘤(译者注:白血病)中进行伊匹木单抗的临床研究,单药应用、与其他靶向药物和免疫检查点抑制剂联合使用,但目前尚未获批适应证。1 期研究证明了这些药物组合的安全性和疗效,以及异体移植后的移植物抗肿瘤效应。

几个免疫检查点抑制剂已经或正在滤泡 NHL 中进行研究。一项关于 PD1 抑制剂匹地利珠单抗的开放性 2 期研究中,应用匹地利珠单抗联合利妥昔单抗治疗 32 例复发的利妥昔单抗敏感性滤泡 NHL,未报告自身免疫或治疗相关的 3 级或 4 级不良事件。29 例患者可评估疗效,15 例出现 CR,4 例 PR,验证联合治疗复发性滤泡 NHL 有效(Westin et al,2014)。对其他抗 PD1 和 PDL1 药物的早期研究,单药应用、与化疗和靶向药物联合应用,也验证了抗 NHL 的活性,对淋巴瘤特定亚型的最佳药物组合的研究仍在进行中(Lesokin et al,2016)。

另一个最近成功的免疫调节疗法是操纵患者自身的 T 细胞识别肿瘤抗原,典型代表是嵌合抗原受体(chimeric antigen Receptor,CAR)T 细胞治疗 DLBCL。其方法为收集患者自身 T 细胞,在体外进行基因改造以识别淋巴瘤细胞表面抗原。将这些细胞回输患者体内,转基因细胞攻击肿瘤抗原表达细胞。在复发 / 难治性 DLBCL 和 B 细胞前体急性淋巴细胞白血病(acute lymphoblastic leukemia,ALL)的病例中,可获得针对 B 细胞 CD19 抗原的 CAR-T 细胞。针对 ASCT 后病情反复 / 复发的 DLBCL 患者(或不符合移植条件的患者)的多中心临床试验,报告 CR 率在 40%~58%,有患者达到持续缓解(Schuster et al,2017;Locke et al,2019)。Schuster 等进行的一项研究包括 14 名滤泡 NHL 患者,10 名获得 CR;中位随访时间 28.6 个月,其中 89% 患者持续缓解(Schuster et al，2017）。CAR-T 的不良反应包括致命的神经系统并发症、细胞因子释放综合征、发热和流感样症状。

其他基因突变也可以用来修饰 T 细胞，作为治疗的靶点。例如，疱疹病毒侵入介质（herpes virus entry mediator，HVEM）是一种在滤泡 NHL 中频繁突变的受体基因，导致 B 细胞活化和持续存活。HVEM 胞外区蛋白结合 B、T 淋巴细胞衰减位点，恢复肿瘤抑制作用。CAR-T 细胞可用于局部产生 HVEM 蛋白，称为 sol HVEM。这种类型的 CAR-T 细胞疗法，在异种移植滤泡性淋巴瘤模型中激发出增强的活性（Boice et al，2016）。

治疗 HL 的 CAR-T 细胞正在探索中。抗 CD30-CAR-T 细胞治疗复发/难治性 HL 的 I 期研究中，18 例患者中 7 例 PR，6 例 SD（Ramos et al，2017）。另一项测试抗 CD30-CAR-T 细胞疗法的研究包括 7 名 HL 患者，研究发现该疗法安全且有一定临床疗效（Wang et al，2017）。

是多年来用于治疗多发性骨髓瘤的免疫调节药物，其作用机制是调节细胞因子的产生，刺激 T 细胞和 NK 细胞的细胞毒作用（Kotla et al，2009）。来那度胺单药、联合利妥昔单抗（Leonard et al，2015；Martin et al，2017）以及联合利妥昔单抗和伊布替尼（Ujjani et al，2016；Chanan-Khan & Cheson，2008）对滤泡 NHL 有抗肿瘤活性。来那度胺可用于 cHL 的晚期治疗（Hoppe et al，2017）。

总之，淋巴瘤的治疗方法正在不断地进行改进，包括化疗方案和局限期疾病的放射治疗。目前正在开发多种新的治疗组合、新型靶向药物和 CAR-T 细胞，从通用化的方法转向更个性化的方案。

2. 淋巴瘤疗效评价标准简史

HL 淋巴瘤分期评估标准化出现在 20 世纪 70 年代早期（Carbone et al，1971；Rosenberg et al，1971），放射学评估在其中发挥了重要作用，并且涵盖了当时可用的技术。1971 年，这些检查包括 X 线、静脉肾盂造影和双下肢淋巴造影。当时认为骨显像对骨痛患者适用，全身镓扫描是实验性的检测技术（Cheson et al，2014；Even-Sapir & Israel，2003）。研究学者们更新了分期评估，并在 1989 年 Cotswold 会议报告中增加了疗效评价

标准（Lister et al，1989；Crowther & Lister，1990）。胸部、腹部的 CT 扫描和骨盆静脉造影被添加到 HL 的分期研究中。镓或锝的功能成像在某些（而非所有）分期情况下受到关注，镓扫描用于鉴别残余放射异常是否代表治疗后的活动性 HL（Cheson et al，2014）。

十年后，国际工作组（International Working Group，IWG）公布了 NHL 标准化疗效评估的标准（Cheson et al，1999）。IWG 标准是以 CT 影像肿瘤大小的变化为基础。完全反应未确定（complete response unconfirmed，CRu）这一新的类别被引入，并定义为治疗后存在的残留肿块，要求淋巴瘤的肿瘤负荷至少减少 75%。同一时期，出现了镓对侵袭性淋巴瘤治疗后评估的预后和预测价值的研究（Cheson et al，2014；Devizzi et al，1997；Israel et al，1988；Kaplan et al，1990；Vose et al，1996）。一些研究表明，初始治疗后镓扫描阳性的 HL 和大细胞淋巴瘤患者预后较差（Devizzi et al，1997；Kaplan et al，1990；Cheson et al，2014）。镓成像与单光子发射计算机断层扫描（single-photon emission computed Tomography，SPECT）对大细胞淋巴瘤的评估有价值，但并非必须的强制性检查。

FDG-PET/CT 已成为当前淋巴瘤分期和疗效评价的标准检查方法。由于大量研究验证了治疗后 FDG-PET 检查的预测价值，FDG-PET/CT 被纳入 2007 年修订的 IWG 侵袭性淋巴瘤（HL 和 DLBCL）疗效评估标准（Cheson et al，2007；Juweid et al，2007）。一项 54 例侵袭性 NHL 患者的重要回顾性研究，IWG 标准评定的 PR 患者，发现其中 PET 阴性患者预后更好（Juweid et al，2005）（图 11-1）。2007 年的 IWG 标准（Cheson et al，2007）和随即出现的影像学组委员会共识（Juweid et al，2007）建议，FDG-PET 检查最早至少在化疗 3 周后进行，最好在 6~8 周，放疗后至少 8~12 周。以纵隔血池活动为参考背景，对治疗后肿瘤 FDG 摄取的目测评估足以评价。CT 上残留肿块大于 2cm 时，摄取值大于纵隔血池被认为是疾病残余活动性的标志。指南中，建议治疗结束时对于持续摄取 FDG 的亚型进行 FDG-PET 检查，如 HL 和 DLBCL 亚型。在其他非恶性淋巴瘤或 FDG 可变摄取的淋巴瘤中，临床上不推荐使用 FDG-PET。建议 PET 扫描在临床治疗结束时进行，但中期的 PET 扫描仅在临床试验中使用

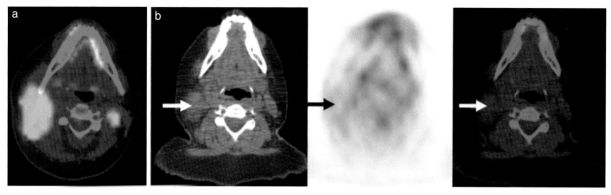

图 11-1　（a）弥漫性大 B 细胞淋巴瘤患者的基线 FDG-PET/CT 示右颈淋巴结病变 FDG 高摄取;（b）治疗结束时 PET/CT 显示右颈部残留肿块,FDG 摄取类似纵隔血池（箭头示）,治疗结束后尽管 CT 上有残留肿块,但 FDG-PET/CT 阴性预示预后良好

（Cheson et al,2007）。

3. 现用版淋巴瘤疗效标准

2007 年修订的 IWG 标准在后续应用中暴露了其局限性,包括在治疗中期应用疗效评价标准。2014 年对 Lugano 分类的修改补充了 FDG-PET/CT 在淋巴瘤治疗后的应用,截至本文撰写之时,是评价标准的现用版本（Cheson et al,2014）。2007 年淋巴瘤国际协调项目影像学组委员会关于 PET 扫描信息采集与解读的共识报告也进行了更新（Barrington et al,2014）。

治疗后和中期 PET/CT 采用 Lugano 分类中的 Deauville 5 分标准来解读扫描结果（表 11-2 和表 11-3）。肿瘤摄取以纵隔血池和肝脏的摄取做参照物进行定性比较。对于 1 分和 2 分的治疗后和中期扫描,分配的评分解读是相似的（图 11-2 和图 11-3）;但对于 3 分、4 分和 5 分的评分解释则不同。在治疗结束时评分 4 分或 5 分被认为是活动性淋巴瘤（图 11-4 和图 11-5）。在中期扫描中,如果摄取量低于基线,4 或 5 分被认为是 PR,而如果摄取量大于基线,则被认为是 PD。在治

表 11-2　Deauville 5 分定义

1	不摄取
2	摄取低于或等于纵隔
3	摄取高于纵隔,但低于 / 等于肝脏
4	任何部位摄取略高于肝脏
5	任何部位摄取显著增加,有新发疾病部位
X	新增的摄取部位不太可能与淋巴瘤有关

疗后和中期 PET/CT 扫描中,3 分可能被认为是阴性的,但在风险适应性临床试验中,根据该得分采取的措施可能会根据临床状况而有所不同（图 11-6）。对于非 FDG 恶性淋巴瘤,CT 疗效评价标准与最初（1999）和修订（2007）IWG 标准相似（表 11-3）。

Lugano 分类法局限性是预测结果的敏感性和特异性并非 100%,而是取决于特定的淋巴瘤亚型。一线治疗结束时预测 HL 结果的能力强大,阴性预测值在 95%~100%,阳性预测值 >90%（Engert et al,2012）。相反,DLBCL 治疗后 FDG-PET/CT 的阳性和阴性预测值较低且变化较大（Cashen et al,2011;Michallef et al,2011;Mikhael et al,2000）。一组对 7 项研究（包括 737 名接受 R-CHOP 治疗的 DLBCL 患者）的荟萃分析显示,治疗结束时达到 PET 检查 CR 患者的复发率为 7%~20%（Adams et al,2015）。Bishton 等在另一项整合了 PET 疗效评价和 DLBCL 国家综合癌症网络 - 国际预后指数（Comprehensive Cancer Network-International Prognostic Index,NCCN-IPI）的研究中发现,与 NCCN-IPI 得分 >6 的患者相比,PET 摄取影像变化为区分评分 1~5 分患者预后提供更多信息。>6 分情况下,无论 FDG-PET 对 R-CHOP 的反应如何,预后都很差（Bishton et al,2016）。为更好地理解当前预后指标的临床价值,要对此类患者群体进行大规模前瞻性研究。

中期 PET/CT 扫描是在治疗早期或中期进行的,以确定肿瘤的化疗敏感性,这是被证实具有预后标志意义的检查。中期 PET/CT 评估 Deauville 标准的 5 分在 HL 和 NHL 中预后价值均得到验

表 11-3　淋巴瘤疗效评价 Lugano 标准（Juweid et al，2007）

疗效分类	PET/CT[a]	CT
完全缓解	1分、2分和3分,且在淋巴结或结外部位有或无残留病变	所有病变部位完全消退或结节大小最长径缩小至≤1.5cm
部分缓解	4分或5分,且 FDG 摄取较基线下降,任何大小的残留病变	病灶缩小≥50%,包括 PPD（单发病灶）或含6个可测量靶结节的 SPD 和/或结外部位（多个病灶）；脾脏缩小 >50%
无缓解/疾病稳定	4分或5分,FDG 摄取较基线无明显改变	病灶缩小≥50%,包括 PPD（单发病灶）或含6个可测量靶结节的 SPD 和/或结外部位（多个病灶）；并且无疾病进展证据
疾病进展	4分或5分,FDG 摄取较基线增加,或新发病灶摄取 FDG 与淋巴瘤一致	新发或增大的淋巴结病变（淋巴结最大横径 >1.5cm,垂直径较基线增加≥50%,病灶≤2cm 时 LDi 或 SDi 较基线增加 0.5cm（病灶 >2.0cm 时,增加 >1.0cm）,脾脏较基线增大 >50%（初始脾肿大）或较基线增加 2cm（初始无脾肿大）,新发或复发脾肿大,新发淋巴结或结外病变；先前存在不可测量病变的增大

[a] Deauville 5 分制。

FDG-PET/CT：评分解释取决于治疗期间或结束时扫描和临床情况。1分或2分：治疗期间和结束时扫描都有完全反应。4分或5分：如果中期扫描 FDG 摄取量小于基线,则部分缓解；如果 FDG 摄取量大于基线,为进展性疾病；治疗结束：治疗失败。3分：在治疗中期和结束扫描中通常为阴性,但在评估降级策略的风险适应试验中,评估治疗反应证据不足。

CT：可测量的淋巴结最长横径（LDi）为 1.5cm,可测量结外病灶最长横径为 1.0cm。每个病灶横切面最长和最短直径（SDi）乘积,为垂直直径（PPD）。从身体不同部位识别出六个最大可测量（二维）淋巴和结外病灶。直径乘积之和（SPD）：将六个可测量病灶的直径乘积相加。

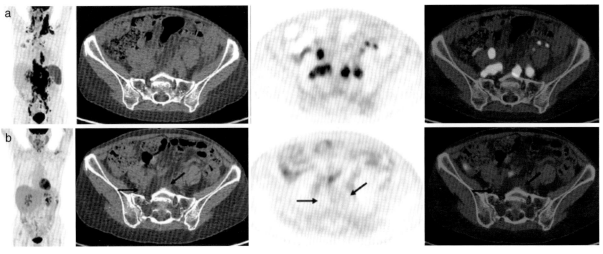

图 11-2　60 岁女性弥漫大 B 细胞淋巴瘤。（a）基线 FDG-PET/CT 扫描显示膈上、膈下强烈 FDG 高摄取淋巴结病变,脾脏 FDG 摄取中度增加；（b）6 个周期 R-CHOP 化疗后,淋巴结的大小恢复正常,淋巴结和脾脏的 FDG 摄取正常（箭头示）。这种模式与 Deauville 评分 1 分一致

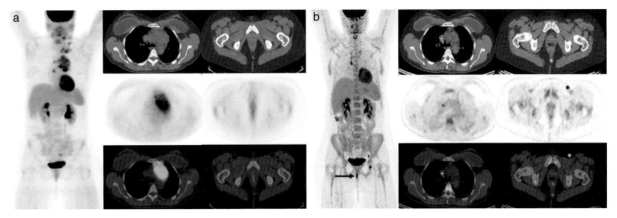

图 11-3　34 岁女性典型霍奇金淋巴瘤。（a）基线 FDG-PET/CT 扫描显示代谢活跃的左下颈、锁骨上和纵隔淋巴结,与Ⅱ期疾病一致；（b）ABVD 化疗 2 个周期后,淋巴结缩小,残留淋巴结摄取 FDG 类似纵隔血池（Deauville 2 分）,左腹股沟有一个新 FDG 强摄取淋巴结（Deauville X）,这很可能与痔疮发炎有关（箭头示）,右胸导管可见 FDG 残留

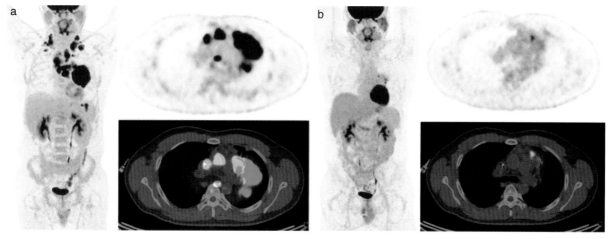

图 11-4　32 岁男性典型霍奇金淋巴瘤。(a) 基线 FDG-PET/CT 示双侧颈淋巴结和纵隔淋巴结 FDG 强烈摄取,符合代谢活跃淋巴瘤;(b) 2 个周期 ABVD 化疗后,残留纵隔软组织中见数个残留 FDG 摄取量大于肝脏的病灶 (Deauville 4)。由于为治疗中期,Deauville 4 分可能代表治疗活性残留。治疗后期的检查结果,Deauville 4 分则被认为是治疗失败

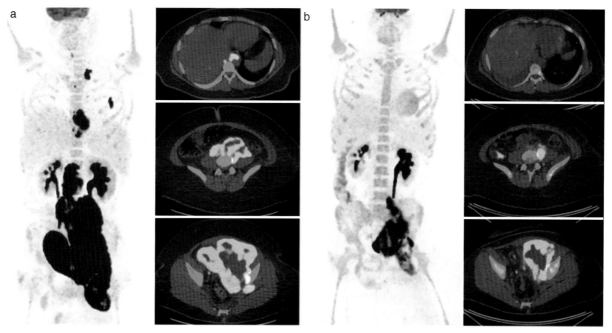

图 11-5　23 岁男性富集 T 细胞的 B 细胞淋巴瘤。(a) 基线 FDG-PET/CT 扫描示左锁骨上、后纵隔、腹膜后广泛、强烈的淋巴结和肺结节 FDG 摄取,淋巴结摄取最高 SUV_{max} 为 46;(b) 2 个周期 R-CHOP 化疗后,强烈 FDG 摄取淋巴结病变仍存在于腹膜后,SUV_{max} 为 29 (Deauville 评分 5)。在基线和 2 周期扫描后,目标病灶的总产物减少了约 60%。由于为中期 FDG-PET/CT 扫描,Deauville 5 分、SUV_{max} 下降伴随肿瘤缩小代表治疗有效,虽然可能预后更差。如在治疗结束时,Deauville 5 分代表治疗失败

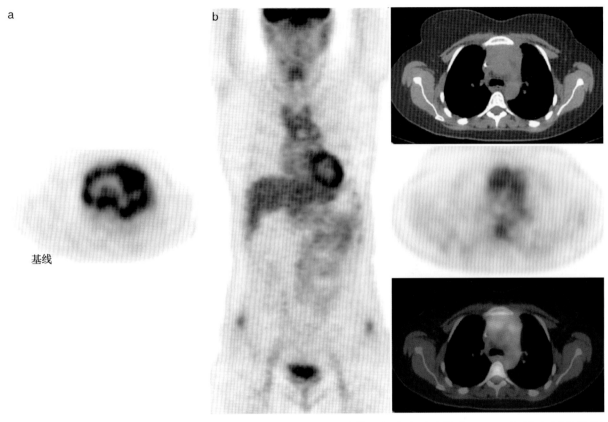

图 11-6 （a）治疗前颈部和纵隔 FDG 高摄取的原发性纵隔大 B 细胞淋巴瘤；（b）治疗结束 PET/CT 扫描示残留纵隔肿块中 FDG 摄取大于血池，但与肝脏相似，Deauville 3 分。血液和肝脏对 FDG 的吸收水平通常是相似的，而通过观察区分 Deauville 2 分与 3 分之间差异是有难度的，回顾冠状位图像可能对这些判别有所帮助

证（Biggi et al，2013；Itti et al，2013）。Itti 等研究了 114 名利妥昔单抗方案治疗的 DLBCL 患者（Itti et al，2013），中位随访 39 个月，以 Deauville 4 分（＞肝脏）作为阳性阈值，2 个周期后 PET 阴性患者的 3 年 PFS 为 81%，PET 阳性患者 3 年 PFS 为 59%（Itti et al，2013）。以肝脏而非纵隔血池作参照，实验组之间的一致性良好（Itti et al，2013）。同样，对 260 例晚期 HL 患者进行的验证研究发现，使用 Deauville 5 分量表得出的结果准确且具有可重复性。FDG-PET 阳性评分为 4 分或 5 分，预测无失败生存（failure-free survival，FFS）的敏感性为 73%，特异性为 94%，准确性为 91%，阴性预测值为 94%，阳性预测值为 73%。通过对 6 位国际核医学专家判断结果的 Kappa 分析，实验组间对分配 Deauville 评分的一致性良好或非常好（Biggi et al，2013）。

使用 Deauville 5 分量表，对风险适应疗法进行前瞻性研究的数据逐渐出现。与 DLBCL 相比，中期 PET 在 HL 中的价值更为明确。对所有这些研究文献回顾超出了本综述的范围，但下面将介绍其中一些研究结果。在 CALGB506 研究中，149 例非大肿块早期 HL 患者在 2 个 ABVD 周期后接受了中期 PET 检查，只有 14 名患者的中期 PET（PET 2）阳性，随后予以 BEACOPP 升级治疗并进行了受累野放疗。135 例 PET 2 阴性患者接受了 2 个附加的 ABVD 周期化疗，不放疗。本组患者 3 年 PFS 为 91%，达到了 3 年 PFS＞85% 的主要终点（Straus et al，2018）。

西南肿瘤研究组对 336 例Ⅲ/Ⅳ期 HL（S0816）患者进行前瞻性研究，2 周期 ABVD 化疗后进行中期 PET（PET 2）检查。PET 2 阴性（即 Deauville 1~3）的患者接受附加 4 疗程的 ABVD 化疗，而 PET 2 阳性（即 Deauville 4~5）的患者转为 BEACOPP 升级方案。60 名 PET 2 阳性患者的预计 2 年 PFS

为 64%,高于预期的 15%~30%(Press et al, 2016)。Johnson 等研究发现,尽管结果仅低于计划的非无效性界限,对进展期 HL 给予 2 个 ABVD 周期后减少博来霉素使用,可降低肺毒性而不影响疗效(Johnson et al, 2016)。综上所述,依据中期 PET 检查调整的方案对 HL 是可行和安全的。

根据中期 PET 的 DLBCL 风险适应性治疗研究,得出多项研究结果。国际原子能机构(International Atomic Energy Agency,IAEA)赞助一项 327 例 DLBCL 患者的多国前瞻性研究(Carr et al, 2014)。患者接受化疗 2(n=251)、3(n=73)或 4(n=3)个周期后进行中期 FDG-PET/CT 检查,中期 PET 阳性患者的 2 年 OS 低于 PET 阴性(72% vs 93%)。他们还发现,中期 PET 阳性患者中,在治疗结束时 54% 的患者 PET 阴性。中期 PET 阳性、治疗后阴性患者的 2 年 EFS 较低,但一些患者的疗效持久,2 年 OS 差异较小。相比之下,法国的一项研究表明,DLBCL 患者的中期 PET 阴性可以有效预测更好的 OS 和 PFS,PET

阴性患者的 3 年 OS 为 88%,而 PET 阳性患者为 62%(Safar et al, 2012)。

4. 当前版淋巴瘤疗效评价标准的挑战

使用 Lugano 分类及其早期版本的疗效评估,是在使用化疗药物和单克隆抗体的临床数据基础上制定的。FDG-PET/CT 早期发现在已知病变区域出现良好疗效的情况下,出现新的 FDG 阳性病变解释治疗终点时是有难度的。这种核素摄取影像往往可见于炎性肺部病变(图 11-3 和图 11-7),定义为 Deauville X(表 11-2)。

免疫检查点抑制剂的应用,改变了肿瘤疗效影像学监测的以往方略。影像上的假性进展(即假性恶化)现象最初是伊匹木单抗治疗黑色素瘤患者中发现的,但在淋巴瘤免疫检查点抑制剂的早期研究中也观察到了这种现象。显然,研究者需要一种标准化的方法来评估淋巴瘤对免疫检查点抑制剂的疗效。此外,FDG-PET/CT 对 CAR-T

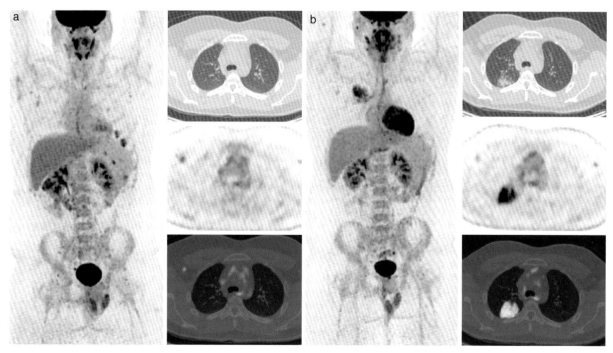

图 11-7 （a）霍奇金淋巴瘤患者基线 FDG-PET/CT 示左侧膈和脾门淋巴结,肺内未见淋巴瘤;（b）治疗结束后 FDG-PET/CT 示左膈和脾门淋巴结 FDG 摄取消失,右侧尖部出现新的 FDG 摄取实性灶,定义为 Deauville X 型,因为肺尖在基线时不是病变部位,因此倾向于炎症。肺部发现应与临床症状相关,并随诊胸部 CT 以明确诊断

细胞治疗后的预后作用尚未获得系统性研究结论（图11-8）。

淋巴瘤免疫调节治疗效果评价标准（Lymphoma response to immunomodulatory therapy criteria, LYRIC）已经面世，为免疫检查点抑制剂的疗效评估提供指导（Cheson et al, 2016）。在此评价标准中，作者引入了"不确定类别"（indeterminate categor, IR）的疗效评价类别，以避免在假性进

展的背景下过早中断有效的治疗。IR 的定义如表 11-4 所示（图 11-9~ 图 11-11）。虽然缺乏支持这些定义的证据，但作者强调，随着更多数据的出现，这些标准未来可能会被修改。重要的是，这些临时标准为研究者将影像学终点纳入临床试验，以评估淋巴瘤对免疫检查点抑制剂的疗效提供了重要指导。

免疫相关的不良事件可在淋巴瘤的疗效评

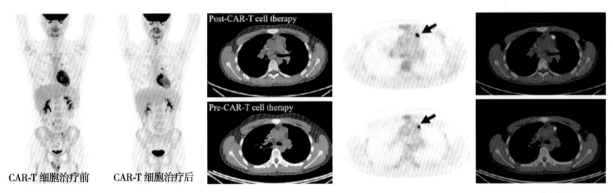

图 11-8　46 岁男性弥漫大 B 细胞淋巴瘤。CAR-T 细胞治疗之前，前纵隔软组织密度为 1.3cm×0.5cm FDG 摄取淋巴瘤，SUV_{max} 为 5.2（箭头示）。CAR-T 细胞治疗后，前纵隔软组织 FDG 摄取结节仍然存在（箭头示），大小为 1.4cm×0.8cm，SUV_{max} 10.6（Deauville 5）。CAR-T 细胞治疗后，病变部位的 Deauville 5 评分意义尚不清楚，需要进一步研究

表 11-4　LYRIC 不确定反应（IR）分类与随访（Carr et al, 2014）

IR 类型	首次随访扫描定义	IR 结果的随访 - 疾病进展定义 [a]
1	在治疗前 12 周内，6 个可测量病灶的总肿瘤负荷 [b] 增加≥50%，且无临床恶化	将当前扫描结果与显示 IR1 反应扫描结果比较 SPD 增加≥10%，且病灶增大≥5mm（原病灶≤2cm）或≥10mm（原病灶 >2cm）
2	任何时候出现新病灶或任一病灶增大 50%，但无疾病全面进展	新发或正在生长的病灶应添加到靶病灶中；共达到 6 个病灶新确定的靶病变较最低点增大≥50%
3	仅 FDG 摄取量增加而不伴随病灶增大	如前所述的体积增大或出现新病灶

[a] 定义为由可测量的靶病变直径乘积之和（SPD）。
[b] 首次随访出现 IR 反应患者应在 12 周后或根据临床需求更早期进行重新扫描。

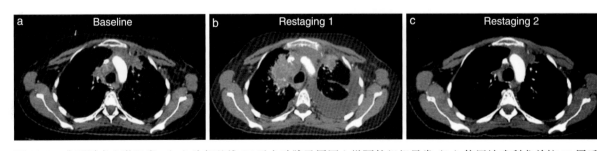

图 11-9　典型霍奇金淋巴瘤。（a）胸部基线 CT 示主动脉弓周围上纵隔软组织异常；（b）使用纳武利尤单抗 12 周后复查扫描提示肿瘤负荷（直径乘积之和）增加超过 50%，根据 LYRIC 归类为 IR1；（c）在开始使用纳武利尤单抗 24 周后进行再次扫描复查时，肿瘤负荷明显减小，被归类为 PR

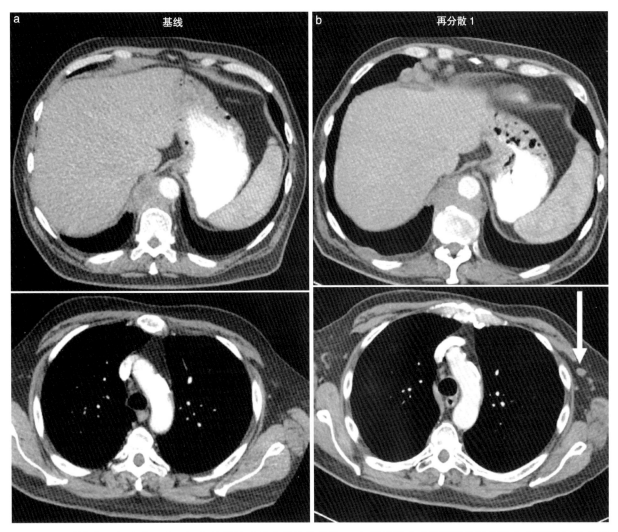

图 11-10　弥漫大 B 细胞淋巴瘤。(a) 使用纳武利尤单抗前基线 CT 扫描示降主动脉周围软组织异常,腋窝淋巴结未见异常;(b) 纳武利尤单抗治疗 12 周后复查 CT 扫描时,主动脉周围软组织略有增加,但不超过 50%。可见新的增大左侧腋窝淋巴结(箭头示),按 LYRIC 分类为 IR2 治疗反应。患者病情进展,在没有进一步影像学检查后不久死亡

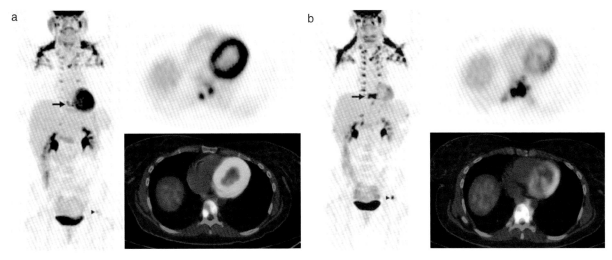

图 11-11　典型霍奇金淋巴瘤。(a) 基线 FDG-PET/CT 显示胸中段椎体(SUV$_{max}$ 5,箭头示)和左侧股骨近端(SUV$_{max}$ 3,箭头示)FDG 摄取异常,代表代谢活性淋巴瘤;(b) 纳武利尤单抗治疗 12 周后 FDG-PET/CT 扫描示胸椎中段(SUV$_{max}$ 11.9,箭头示)和左侧股骨近端(SUV$_{max}$ 5,箭头示)病灶内 FDG 摄取增加,无解剖学进展,定义为 LYRIC 的 IR3 治疗反应。在基线和纳武利尤单抗治疗后的颈部和椎旁区域可见生理棕色脂肪核素摄取

估影像学扫描中发现,也可在解剖成像前在 FDG-PET/CT 上看到。Kwak 等（2015）回顾了免疫相关不良事件的各种模式,并且几乎可以在每个器官中看到（图 11-12）。

　　最近出版的淋巴瘤疗效评估标准（response evaluation criteria in lymphoma, RECIL）指 南,将

淋巴瘤疗效评价与实体瘤评价标准（即 RECIST 1.1, 表 11-5）整 合（Younes et al, 2017）。Lugano 分类和之前的淋巴瘤疗效评估标准使用的是二维肿瘤测量,而 RECIST 1.1 是基于肿瘤大小的一维变化。RECIL 研究的假设是,一维测量可用于淋巴瘤疗效评估,并具有与 Lugano 分类标准相似

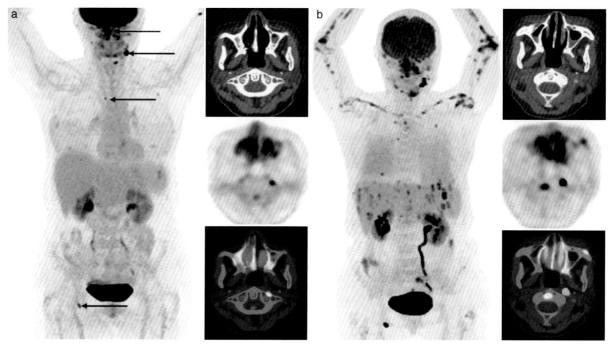

图 11-12　47 岁复发 NHL 女性。（a）帕博利珠单抗治疗前基线 FDG-PET/CT 扫描证实双侧鼻窦区、左侧颈部、少数散在淋巴结（如右侧腹股沟和纵隔,箭头示）为 FDG 高摄取淋巴瘤;（b）经 2 个周期帕博利珠单抗治疗后,FDG-PET/CT 显示已知病变区域 FDG 摄取增加,但双侧锁骨和上肢、肺、肝脏和脾脏也有新的 FDG 摄取,双侧锁骨和上肢、肺、肝和脾的新摄取模式更倾向于多器官免疫相关的不良事件,而不是新的淋巴瘤受累。遗憾的是,该患者临床症状恶化并死亡,无法得到进展与假性进展的证据

表 11-5　RECIL 和 Lugano 疗效评价分类比较

	RECIL（Safar et al, 2012）	Lugano（Juweid et al, 2007）
测量	最长直径之和	最长垂直直径乘积之和
靶病灶数量	3	6
RECIL 疗效分类	病灶百分比变化	
完全反应	直径总和减少≥30% 且 FDG-PET 显像阴性 靶病灶完全消失 所有淋巴结 <1cm	
部分反应	直径总和减少≥30%,但未达到完全缓解标准	
微小反应（推荐）	直径总和减少≥10%,但 <30%	
疾病稳定	靶病灶直径之和下降 <10% 靶病灶直径之和增加 20%	
疾病进展	有新发病灶 靶病灶直径之和增加 >20% 淋巴结直径 >1.5cm,且较基线增加 0.5cm	

的结果（Younes et al,2017）。在这项多中心研究中,对 2 983 名参加成人和儿童临床试验的患者进行了 47 828 次影像测量。作者指出,通过比较二维和一维测量结果,PFS 曲线在分配二维和一维疗效评价测量值方面是相似的。使用 6 个、5 个或 3 个最大病灶分配的疗效类别也是一致的。RECIL 可区分 PET 检查达 CR 的患者、病变最大直径总和变化大于或小于 30% 的患者（Younes et al,2017）；然而,该文章似乎没有展示这两组患者之间 PFS 的差异。

其他人也认为,与单独使用任何一种检查方式相比,结合 PET 和 CT 标准可以更好地预测疗效。Kostakoglu 等评估 88 例 I-II 期非大肿块性 HL 患者的中期 FDG-PET（CALGB 50203）（Kostakoglu et al,2012）,采集基线和 2 个 AVG 化疗周期后的 FDG-PET 结果,并根据 1999 年 IWG 标准评估疗效。以 65% 作为肿瘤大小变化的临界值,有人认为联合标准提供了其他的预测信息。在每个亚组中,由于样本量小影响得出确定的结论。

当前的另一个挑战是如何将 FDG-PET/CT 获得的定量信息和体积计量学整合到疗效评价标准中。Itti 等报告,DLBCL 一线治疗 2 个周期后,SUV_{max} 下降超过 65.7%,可降低区分预后较好与预后较差患者的假阳性率（Itti et al,2013）。然而,在一项后续研究中,添加半定量数据（即 SUV_{max} 的变化）,并没有为 4 个疗程后的直观评估增加有意义的信息（Itti et al,2009）。这些研究突出了在不同的评估时间为不同亚型的淋巴瘤建立一个"通用"的疗效评价标准所面临的挑战。

5. 疗效评估潜力性新技术

Kostakoglu 和 Chauvie（2018）最近详细回顾了代谢肿瘤体积（metabolic tumor volume,MTV）或总病变糖酵解（total lesion glycolysis,TLG）在淋巴瘤疗效评估中的应用。与 SUV_{max} 和 SUV_{peak} 相比,MTV 和 TLG 的优势在于,这些量值受影像噪声的影响较小,可以代表肿瘤的总体积,有预后意义；但主要的缺点是这些方法执行起来非常耗时。不同亚型淋巴瘤和治疗期间时段（基线、中期和治疗结束）的数据是不同的。当前,需要在具有前瞻性设定阈值的同类人群中进行大规模的研究,以进一步研究使用 PET 定量评估得到可靠的早期结果。

放射组学是从图像中提取定量信息,并将其用于描述肿瘤影像信息特征（Lambin et al,2012）,是影像学和个体化医学之间的桥梁。它在癌症研究中尤其重要,可能为临床决策提供重要的诊断、预后和精准工具（Lambin et al,2017）。提供了一种独特的体内技术以获取表型信息,并具有与基因组学平行和重叠的特征,从而有助于通过使用放射基因组学实现精确肿瘤学的目标（Castiglioni and Gilardi,2018）。

研究者通过放射组学在各种类型的淋巴瘤中使用了各种成像方式,如 CT、MRI 和 FDG-PET。CT 衍生的放射组学数据在区分 Borrmann IV 型胃癌和胃淋巴瘤方面很有价值（Ma et al,2017）,结合机器学习算法大规模 MRI 衍生放射组学,有可能区分原发性中枢神经系统淋巴瘤和非坏死非典型多形性胶质母细胞瘤（Suh et al,2018）。研究人员研究了代谢性肿瘤体积和 FDG-PET/CT 获得的放射组学参数在侵袭性 B 细胞淋巴瘤中的作用,发现代谢性肿瘤体积与治疗反应相关。偏度、熵、短游程强度（short-run emphasis,SRE）、短游程高灰阶强度（short-run high gray-level emphasis,SRHGE）、低游程灰阶强度（low gray-level run Emphasis,LGRE）、短游程高灰阶强度（short-run high gray-level emphasis,SZHGE）、低灰阶区域强度（low gray-level zone emphasis,LGZE）、区域灰阶不均匀游程（gray-level nonuniformity for zone,GLNU）和区域长度不均匀性（zone length nonuniformity,ZLNU）等放射特征与残存肿瘤相关,其他如长区域强度（long zone emphasis,LZE）、长区域低灰度强度（long-zone low gray-level emphasis,LZLGE）和灰度不均匀游程（gray-level nonuniformity for run,GLNU）与无病状态相关,峰度与 OS 相关（Clavagnier,2018；Vessel et al,2018）。

据我们所知,参数影像学,即通过将一幅图像分割成另一幅图像或一种追踪生理活动的技术,尚未在淋巴瘤中被研究过。然而,已有研究利用超声参数影像学技术,对淋巴结的超声造影特征进行了分析（Yin et al,2019）。

6. 多发性骨髓瘤治疗进展

多发性骨髓瘤（Multiple Myeloma, MM）是一种浆细胞肿瘤，根据临床、生化和病理结果，采用国际骨髓瘤工作组标准进行诊断（Kumar et al, 2016）。Palumbo 和 Anderson（2011）对多发性骨髓瘤的发病机制综述，认为这是一个从发生机制不明确的单克隆丙种球蛋白病（monoclonal gammopathy of unknown significance, MGUS）到多发性骨髓瘤的多步骤过程（Rajkumar et al, 2014）。

根据分泌的免疫球蛋白类型，MGUS 可进一步细分为 IgM、非 IgM 和轻链 MGUS，进展至 MM 的比率逐渐降低（Rajkumar, 2012）。焖燃型 MM 是一个中间阶段。国际骨髓瘤工作组（International Myeloma Working Group, IMWG）的标准侧重于骨髓中浆细胞克隆 >10% 时是否存在内脏器官损害，但目前存在下列一种或多种恶性肿瘤标志物也符合 MM 的诊断：骨髓中克隆性浆细胞≥60%，并且受累血清游离轻链与未受累血清游离轻链比≥100；和/或 MRI 检查发现局灶性病变 >1 个（每处检查的病灶直径 >5mm），（Kumar et al, 2016）。

MM 的治疗方案选择受危险分层的影响。以下一个或多个特征的存在提示属于高危：某些基因突变，包括 t(4;14)、t(14;16)、t(14;20)、del17p13，或荧光原位杂交（fluorescence in situ hybridization, FISH）检测到获得 1q；乳酸脱氢酶水平为正常值的两倍和/或浆细胞白血病的特征（Kumar et al, 2012; Rajan & Rajkumar, 2015; Rajkumar, 2016）。其他均为标准风险（standard risk, SR）。自体干细胞移植可以延长 OS，是重要的早期治疗目标方案之一。初始治疗和复发/难治性治疗采用不同药物类型的不同组合（表 11-6）。

表 11-6　最近批准的多发性骨髓瘤治疗新方法

药物类型	靶向	药物名称（FDA 批准）	多发性骨髓瘤的适应证
抗体	CD38	达拉木单抗（2015）	复发/难治
	SLAMF7	厄罗珠单抗（2015）	复发/难治，联合来那度胺或泊马度胺（pomalidomide）和地塞米松
		伊沙妥昔单抗	开发中（Ⅲ期试验）：复发/难治
蛋白酶体抑制剂	NF-κB	硼替佐米（2003）	初始治疗，复发/难治
	20S 蛋白酶体	卡非佐米（2012）	复发/难治
	20S 蛋白酶体	伊沙佐米（2015）	复发/难治
	20S 蛋白酶体	马里佐米	开发中：复发/难治
	20S 蛋白酶体	奥泼佐米	开发中：复发/难治
Bcl-2 抑制剂	Bcl-2	维奈妥拉（2013）	复发/难治
组蛋白脱乙酰酶抑制剂	组蛋白脱乙酰酶	帕比司他（2015）	复发/难治：联合硼替佐米和地塞米松
驱动蛋白纺锤体蛋白抑制剂	驱动蛋白纺锤体蛋白	菲拉尼西	开发中：复发/难治
免疫调节剂		沙利度胺（1998）	初始治疗，复发/难治
		来那度胺（2005）	初始治疗，复发/难治
		泊马度胺（2013）	复发/难治
检查点抑制剂	PD1	帕博利珠单抗	开发中：联合来那度胺和地塞米松；联合泊马度胺

MM 免疫治疗联合检查点抑制剂研究正在进行中,包括帕博利珠单抗联合来那度胺和地塞米松。帕博利珠单抗和泊马度胺联合使用抗 MM 活性良好(Hoyos & Borrello, 2016)。MM 中 CAR-T 细胞的多个靶点正在研究中,包括 B 细胞成熟抗原(B cell maturation Antigen, BCMA)、CD19、CD38、CD138 和 SLAMF7,BCMA 的研究结果令人振奋(Cohen, 2018)。树突状细胞、粒细胞 - 巨噬细胞集落刺激因子、骨髓瘤衍生蛋白(如肿瘤 - 睾丸抗原 MAGE-A3)等多种疫苗也一直在使用(Garfall & Stadtmauer, 2016)。

7. 多发性骨髓瘤影像学诊断和疗效评估

多发性骨髓瘤的影像学通常用于终端器官检查的定义诊断,如骨病变。在 2014 年之前,骨病变的首选影像方式是 X 线(骨骼检查)。2014年,IMWG 扩大了骨髓瘤诊断标准的定义,包括在高级成像上可视化骨病变,包括 CT、FDG-PET/CT 以及 MRI 上的 5mm 或更大的局灶性病变(Rajkumar et al, 2014;Hillegass et al, 2010)。Durie-Salmon Plus 骨髓瘤分期系统还描述了作为疾病诊断分期的 PET 或 MRI 的影像特征(Durie, 2006)。PET 或 MRI 可能会根据存在的病变数量而使疾病诊断分期提前,临床和生化诊断为 MGUS 或焖燃型 MM 的患者中,根据影像学的分期可以早期识别疾病,区分Ⅱ期和Ⅲ期疾病预测不同的预后(Durie, 2006)。

全身低剂量 CT 扫描是评估多发性骨髓瘤溶骨性病变的首选影像学方法(Terpos et al, 2015)。CT 检查的一个缺点是由于典型的有限视野,无法显示四肢骨骼中的病变(Hillengass et al, 2017)。MRI 被认为是显示 MM 骨髓浸润的金标准(Zamagni et al, 2018)。Hillengass 等研究了焖燃型 MM 患者的全身 MRI,发现 MRI 上大于 1 个病灶的患者预后较 1 个病灶者预后差(Chantry et al, 2017)。MRI 可显示的骨髓瘤分为五种类型(Dimopoulos et al, 2015):①正常;②局灶性病变;③弥漫性均匀性浸润;④局灶型和弥漫均匀型的混合型;⑤不均匀性受累,也称为盐和胡椒外观。弥散加权磁共振成像对鉴别骨髓瘤沉积物最有价值(Attariwala and Picker, 2013)。Dimopooulos 等建议,如结果不明确,建议在 3~6 个月后重复 MRI 检查(Dimopoulos et al, 2015)。另一种 MRI 技术是增强的动态成像;该成像序列可显示骨髓血管生成,但在临床中并不常规使用(Huang et al, 2012)。

IMWG 推荐 FDG-PET/CT 检查诊断孤立性浆细胞瘤,并在骨骼检查阴性且全身 MRI 不能检查 / 不可用的情况下,用以鉴别焖燃型骨髓瘤和多发性骨髓瘤(Cavo et al, 2017)。在 MGUS 中,FDG-PET/CT 对活动性骨髓瘤的阴性预测率很高(Durie et al, 2002)。仅有 PET 检查的摄取,但在 CT 扫描上无溶骨性病变并不足以诊断 MM(Rajkumar et al, 2014);然而,这也是有局限性的,因为在骨髓浸润性疾病中,CT 成像可能是阴性的(Nakamoto et al, 2005)。一项前瞻性研究发现,FDG-PET/CT 和全身 MRI 对未治疗 MM 的检测具有类似的敏感性(Sachpekidis et al, 2015)。

骨髓瘤的疗效评估根据 IMWG 标准,包括临床评估和实验室评估,包括 SPEP、UPEP、游离轻链分析和部分患者的骨髓活检。影像学可用于对疑似完全缓解和 / 或髓外病变患者的疗效评估,FDG-PET/CT 是首选检查方式(图 11-13)(Zamagni et al, 2019)。对先进影像学方法监测 MM 疗效反应的比较性研究不多,MRI 成像对于 ASCT 治疗患者的评估具有更高的敏感性,作者认为这可能是由于 FDG-PET 在治疗后比 MRI 更早出现阴性,以及 MRI 假阳性(Sachpekidis et al, 2015)。移植后 FDG 持续摄取与早期复发相关(Durie et al, 2002)。PET/MRI 对 MM 的检查和监测可能有一定的作用,这种方法的优点是将 MRI 的敏感性和 FDG 的特异性结合起来,利于在残留形态学异常的情况下检测活动性疾病(Sachpekidis et al, 2015)。

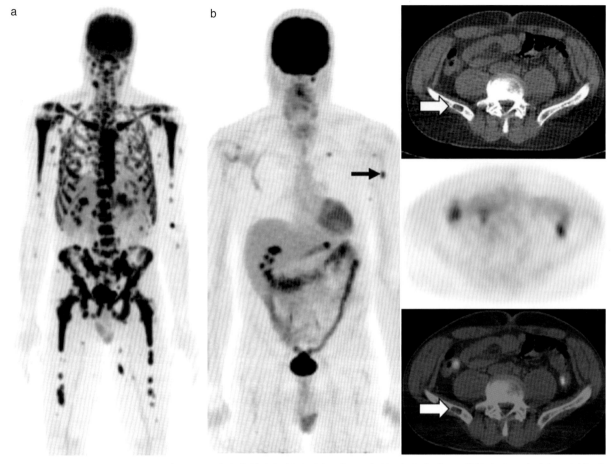

图 11-13　53 岁男子 IgG kappa 多发性骨髓瘤合并溶解性骨破坏、贫血、发热,来那度胺、硼替佐米和地塞米松 4 周期治疗,地塞米松、环磷酰胺、依托泊苷(etoposide)和顺铂化疗及干细胞移植 2 周期治疗。就诊时全身不适,厌食症和下颌骨疼痛。(a)重建 FDG-PET/CT 扫描示 FDG 在整个骨髓中广泛摄取,随后予以 4 周期硼替佐米、环磷酰胺和地塞米松治疗;(b)后续 FDG-PET/CT 扫描示骨髓内 FDG 摄取消退,和 CT 上大部分瘤体溶解改变(白色箭头示);然而,左肱骨有残留的 FDG 摄取(黑色箭头示),可能代表残留的代谢活性病灶。FDG-PET/CT 可在稳定的解剖异常情况下,显示代谢反应或残留病灶。患者 4 个月内病情进展

（沈业隆　赵馨　译　刘新　黎涛　校）

参考文献

Adams HJ, Nievelstein RA, Kwee TC (2015) Prognostic value of complete remission status at end-of-treatment FDG-PET in R-CHOP-treated diffuse large B-cell lymphoma: systematic review and meta-analysis. Br J Haematol 170:185–191

Ansell SM, Lesokhin AM, Borrello I et al (2015) PD-1 blockade with nivolumab in relapsed or refractory Hodgkin's lymphoma. N Engl J Med 372:311–319

Armand P, Shipp MA, Ribrag V et al (2016) Programmed Death-1 blockade with Pembrolizumab in patients with classical Hodgkin lymphoma after Brentuximab Vedotin failure. J Clin Oncol 34:3733–3739

Attariwala R, Picker W (2013) Whole body MRI: improved lesion detection and characterization with diffusion weighted techniques. J Magn Reson Imaging 38:253–268

Barrington SF, Mikhaeel NG, Kostakoglu L et al (2014) Role of imaging in the staging and response assessment of lymphoma: consensus of the international conference on malignant lymphomas imaging working group. J Clin Oncol 32:3048–3058

Bartlett NL, Foyil KV (2008) Hodgkin's lymphoma. In: Abeloff M, Armitage J, Niederhuber JE, Kastan MB, McKenna WG (eds) Abeloff's clinical oncology, 4th edn. Churchill Livingstone Elsevier, Philadelphia

Bartlett NL, Costello BA, LaPlant BR et al (2018) Single-agent ibrutinib in relapsed or refractory follicular lymphoma: a phase 2 consortium trial. Blood 131:182–190

Batlevi CL, Younes A (2013) Novel therapy for Hodgkin lymphoma. Hematology Am Soc Hematol Educ Program 2013:394–399

Bazarbachi A, Boumendil A, Finel H et al (2019) Brentuximab vedotin for recurrent Hodgkin lymphoma after allogeneic hematopoietic stem cell transplantation: a report from the EBMT lymphoma working party. Cancer 125:90–98

Biggi A, Gallamini A, Chauvie S et al (2013) International validation study for interim PET in ABVD-treated, advanced-stage Hodgkin lymphoma: interpretation criteria and concordance rate among reviewers. J Nucl Med 54:683–690

Bishton MJ, Hughes S, Richardson F et al (2016) Delineating outcomes of patients with diffuse large b cell lymphoma using the national comprehensive cancer network-international prognostic index and positron emission tomography-defined remission status; a population-based analysis. Br J Haematol 172:246–254

Boice M, Salloum D, Mourcin F et al (2016) Loss of the HVEM tumor suppressor in lymphoma and restoration by modified CAR-T cells. Cell 167:405–18 e13

Bonthapally V, Wu E, Macalalad A et al (2015) Brentuximab vedotin in relapsed/refractory Hodgkin lymphoma post-autologous transplant: meta-analysis versus historical data. Curr Med Res Opin 31:993–1001

Bristol-Myers Squibb (n.d.) Accessed 4 July 2019

Carbone PP, Kaplan HS, Musshoff K, Smithers DW, Tubiana M (1971) Report of the committee on Hodgkin's disease staging classification. Cancer Res 31:1860–1861

Carde P, Hagenbeek A, Hayat M et al (1993) Clinical staging versus laparotomy and combined modality with MOPP versus ABVD in early-stage Hodgkin's disease: the H6 twin randomized trials from the European Organization for Research and Treatment of Cancer lymphoma cooperative group. J Clin Oncol 11:2258–2272

Carr R, Fanti S, Paez D et al (2014) Prospective international cohort study demonstrates inability of interim PET to predict treatment failure in diffuse large B-cell lymphoma. J Nucl Med 55:1936–1944

Cashen AF, Dehdashti F, Luo J, Homb A, Siegel BA, Bartlett NL (2011) 18F-FDG PET/CT for early response assessment in diffuse large B-cell lymphoma: poor predictive value of international harmonization project interpretation. J Nucl Med 52:386–392

Castiglioni I, Gilardi MC (2018) Radiomics: is it time to compose the puzzle? Clin Transl Imaging 6:411–413

Cavo M, Terpos E, Nanni C et al (2017) Role of (18) F-FDG PET/CT in the diagnosis and management of multiple myeloma and other plasma cell disorders: a consensus statement by the international myeloma working group. Lancet Oncol 18:e206–ee17

Chanan-Khan AA, Cheson BD (2008) Lenalidomide for the treatment of B-cell malignancies. J Clin Oncol 26:1544–1552

Chantry A, Kazmi M, Barrington S et al (2017) Guidelines for the use of imaging in the management of patients with myeloma. Br J Haematol 178:380–393

Chen R, Palmer JM, Martin P et al (2015) Results of a multicenter phase II trial of Brentuximab Vedotin as second-line therapy before autologous transplantation in relapsed/refractory Hodgkin lymphoma. Biol Blood Marrow Transplant 21:2136–2140

Chen R, Zinzani PL, Fanale MA et al (2017) Phase II study of the efficacy and safety of Pembrolizumab for relapsed/refractory classic Hodgkin lymphoma. J Clin Oncol 35:2125–2132

Cheson BD, Horning SJ, Coiffier B et al (1999) Report of an international workshop to standardize response criteria for non-Hodgkin's lymphomas. NCI Sponsored International Working Group. J Clin Oncol 17:1244

Cheson BD, Pfistner B, Juweid ME et al (2007) Revised response criteria for malignant lymphoma. J Clin Oncol 25:579–586

Cheson BD, Fisher RI, Barrington SF et al (2014) Recommendations for initial evaluation, staging, and response assessment of Hodgkin and non-Hodgkin lymphoma: the Lugano classification. J Clin Oncol 32:3059–3068

Cheson BD, Ansell S, Schwartz L et al (2016) Refinement of the Lugano classification lymphoma response criteria in the era of immunomodulatory therapy. Blood 128:2489–2496

de Claro RA, McGinn K, Kwitkowski V et al (2012) U.S. Food and Drug Administration approval summary: brentuximab vedotin for the treatment of relapsed Hodgkin lymphoma or relapsed systemic anaplastic large-cell lymphoma. Clin Cancer Res 18:5845–5849

Clavagnier I (2018) Rev Infirm 67:15

Cohen AD (2018) CAR T cells and other cellular therapies for multiple myeloma: 2018 update. Am Soc Clin Oncol Educ Book 38:e6–e15

Connors JM, Klimo P, Adams G et al (1997) Treatment of advanced Hodgkin's disease with chemotherapy—comparison of MOPP/ABV hybrid regimen with alternating courses of MOPP and ABVD: a report from the National Cancer Institute of Canada clinical trials group. J Clin Oncol 15:1638–1645

Connors JM, Jurczak W, Straus DJ et al (2018) Brentuximab Vedotin with chemotherapy for stage III or IV Hodgkin's lymphoma. N Engl J Med 378:331–344

Crowther D, Lister TA (1990) The Cotswolds report on the investigation and staging of Hodgkin's disease. Br J Cancer 62:551–552

Czuczman MS, Fayad L, Delwail V et al (2012) Ofatumumab monotherapy in rituximab-refractory follicular lymphoma: results from a multicenter study. Blood 119:3698–3704

Devizzi L, Maffioli L, Bonfante V et al (1997) Comparison of gallium scan, computed tomography, and magnetic resonance in patients with mediastinal Hodgkin's disease. Ann Oncol 8(Suppl 1):53–56

Dimopoulos MA, Hillengass J, Usmani S et al (2015) Role of magnetic resonance imaging in the management of patients with multiple myeloma: a consensus statement. J Clin Oncol 33:657–664

Dreyling M, Morschhauser F, Bouabdallah K et al (2017) Phase II study of copanlisib, a PI3K inhibitor, in relapsed or refractory, indolent or aggressive lymphoma. Ann Oncol 28:2169–2178

Duggan DB, Petroni GR, Johnson JL et al (2003) Randomized comparison of ABVD and MOPP/ABV hybrid for the treatment of advanced Hodgkin's disease: report of an intergroup trial. J Clin Oncol 21:607–614

Durie BG (2006) The role of anatomic and functional staging in myeloma: description of Durie/Salmon plus staging system. Eur J Cancer 42:1539–1543

Durie BG, Waxman AD, D'Agnolo A, Williams CM (2002) Whole-body (18)F-FDG PET identifies high-risk myeloma. J Nucl Med 43:1457–1463

Engert A, Haverkamp H, Kobe C et al (2012) Reduced-intensity chemotherapy and PET-guided radiotherapy in patients with advanced stage Hodgkin's lymphoma (HD15 trial): a randomised, open-label, phase 3 non-inferiority trial. Lancet 379:1791–1799

Even-Sapir E, Israel O (2003) Gallium-67 scintigraphy: a cornerstone in functional imaging of lymphoma. Eur J Nucl Med Mol Imaging 30(Suppl 1):S65–S81

Falini B, Pileri S, Pizzolo G et al (1995) CD30 (Ki-1) molecule: a new cytokine receptor of the tumor necrosis factor receptor superfamily as a tool for diagnosis and immunotherapy. Blood 85:1–14

Fowler NNL, de Vos S et al (2016) Ibrutinib combined with rituximab in treatment-naive patients with follicular lymphoma: arm 1 + arm 2 results from a multicenter, open-label phase 2 study. Blood 128:1804

Garfall AL, Stadtmauer EA (2016) Cellular and vaccine immunotherapy for multiple myeloma. Hematology Am Soc Hematol Educ Program 2016:521–527

Genentech (2013) Obinutuzumab prescribing information

Gopal AK, Fanale MA, Moskowitz CH et al (2017) Phase II study of idelalisib, a selective inhibitor of PI3Kdelta, for relapsed/refractory classical Hodgkin lymphoma. Ann Oncol 28:1057–1063

Gopal AK, Schuster SJ, Fowler NH et al (2018) Ibrutinib as treatment for patients with relapsed/refractory follicular lymphoma: results from the open-label, multicenter, phase II DAWN study. J Clin Oncol 36:2405–2412

Hillengass J, Fechtner K, Weber MA et al (2010) Prognostic significance of focal lesions in whole-body magnetic resonance imaging in patients with asymptomatic multiple myeloma. J Clin Oncol 28:1606–1610

Hillengass J, Moulopoulos LA, Delorme S et al (2017) Whole-body computed tomography versus conventional skeletal survey in patients with multiple myeloma: a study of the international myeloma working group. Blood Cancer J 7:e599

Hoppe RT, Advani RH, Ai WZ et al (2017) Hodgkin lymphoma version 1.2017, NCCN clinical practice guidelines in oncology. J Natl Compr Cancer Netw 15:608–638

Hoyos V, Borrello I (2016) The immunotherapy era of myeloma: monoclonal antibodies, vaccines, and adoptive T-cell therapies. Blood 128:1679–1687

Huang SY, Chen BB, Lu HY et al (2012) Correlation among DCE-MRI measurements of bone marrow angiogenesis, microvessel density, and extramedullary disease in patients with multiple myeloma. Am J Hematol 87:837–839

Israel O, Front D, Lam M et al (1988) Gallium 67 imaging in monitoring lymphoma response to treatment. Cancer 61:2439–2443

Itti E, Lin C, Dupuis J et al (2009) Prognostic value of interim 18F-FDG PET in patients with diffuse large B-cell lymphoma: SUV-based assessment at 4 cycles

of chemotherapy. J Nucl Med 50:527–533

Itti E, Meignan M, Berriolo-Riedinger A et al (2013) An international confirmatory study of the prognostic value of early PET/CT in diffuse large B-cell lymphoma: comparison between Deauville criteria and DeltaSUVmax. Eur J Nucl Med Mol Imaging 40:1312–1320

Johnson P, Federico M, Kirkwood A et al (2016) Adapted treatment guided by interim PET-CT scan in advanced Hodgkin's lymphoma. N Engl J Med 374:2419–2429

Juweid ME, Wiseman GA, Vose JM et al (2005) Response assessment of aggressive non-Hodgkin's lymphoma by integrated international workshop criteria and fluorine-18-fluorodeoxyglucose positron emission tomography. J Clin Oncol 23:4652–4661

Juweid ME, Stroobants S, Hoekstra OS et al (2007) Use of positron emission tomography for response assessment of lymphoma: consensus of the imaging Subcommittee of International Harmonization Project in lymphoma. J Clin Oncol 25:571–578

Kamran SC, Jacene HA, Chen YH, Mauch PM, Ng AK (2018) Clinical outcome of patients with early stage favorable Hodgkin lymphoma treated with ABVD x two cycles followed by FDG-PET/CT restaging and 20 Gy of involved-site radiotherapy. Leuk Lymphoma 59:1384–1390

Kaplan WD, Jochelson MS, Herman TS et al (1990) Gallium-67 imaging: a predictor of residual tumor viability and clinical outcome in patients with diffuse large-cell lymphoma. J Clin Oncol 8:1966–1970

Klimm B, Diehl V, Pfistner B, Engert A (2005) Current treatment strategies of the German Hodgkin study group (GHSG). Eur J Haematol Suppl 75:125–134

Kostakoglu L, Chauvie S (2018) Metabolic tumor volume metrics in lymphoma. Semin Nucl Med 48:50–66

Kostakoglu L, Schoder H, Johnson JL et al (2012) Interim [(18)F]fluorodeoxyglucose positron emission tomography imaging in stage I-II non-bulky Hodgkin lymphoma: would using combined positron emission tomography and computed tomography criteria better predict response than each test alone? Leuk Lymphoma 53:2143–2150

Kotla V, Goel S, Nischal S et al (2009) Mechanism of action of lenalidomide in hematological malignancies. J Hematol Oncol 2:36

Kumar S, Fonseca R, Ketterling RP et al (2012) Trisomies in multiple myeloma: impact on survival in patients with high-risk cytogenetics. Blood 119:2100–2105

Kumar S, Paiva B, Anderson KC et al (2016) International myeloma working group consensus criteria for response and minimal residual disease assessment in multiple myeloma. Lancet Oncol 17:e328–ee46

Kwak JJ, Tirumani SH, Van den Abbeele AD, Koo PJ, Jacene HA (2015) Cancer immunotherapy: imaging assessment of novel treatment response patterns and immune-related adverse events. Radiographics 35:424–437

LaCasce AS, Bociek RG, Sawas A et al (2018) Brentuximab vedotin plus bendamustine: a highly active first salvage regimen for relapsed or refractory Hodgkin lymphoma. Blood 132:40–48

Lambin P, Rios-Velazquez E, Leijenaar R et al (2012) Radiomics: extracting more information from medical images using advanced feature analysis. Eur J Cancer 48:441–446

Lambin P, Leijenaar RTH, Deist TM et al (2017) Radiomics: the bridge between medical imaging and personalized medicine. Nat Rev Clin Oncol 14:749–762

Lamy T, Damaj G, Soubeyran P et al (2018) R-CHOP 14 with or without radiotherapy in nonbulky limited-stage diffuse large B-cell lymphoma. Blood 131:174–181

Lee CS, Rattu MA, Kim SS (2016) A review of a novel, Bruton's tyrosine kinase inhibitor, ibrutinib. J Oncol Pharm Pract 22:92–104

Leonard JP, Jung SH, Johnson J et al (2015) Randomized trial of Lenalidomide alone versus Lenalidomide plus rituximab in patients with recurrent follicular lymphoma: CALGB 50401 (Alliance). J Clin Oncol 33:3635–3640

Lesokhin AM, Ansell SM, Armand P et al (2016) Nivolumab in patients with relapsed or refractory hematologic malignancy: preliminary results of a phase Ib study. J Clin Oncol 34:2698–2704

Lister TA, Crowther D, Sutcliffe SB et al (1989) Report of a committee convened to discuss the evaluation and staging of patients with Hodgkin's disease: Cotswolds meeting. J Clin Oncol 7:1630–1636

Locke FL, Ghobadi A, Jacobson CA et al (2019) Long-term safety and activity of axicabtagene ciloleucel in refractory large B-cell lymphoma (ZUMA-1): a single-arm, multicentre, phase 1-2 trial. Lancet Oncol 20:31–42

Ma Z, Fang M, Huang Y et al (2017) CT-based radiomics signature for differentiating Borrmann type IV gastric cancer from primary gastric lymphoma. Eur J Radiol 91:142–147

Martin P, Jung SH, Pitcher B et al (2017) A phase II trial of lenalidomide plus rituximab in previously untreated follicular non-Hodgkin's lymphoma (NHL): CALGB 50803 (Alliance). Ann Oncol 28:2806–2812

Merck (2014) Pembrolizumab prescribing information

Micallef IN, Maurer MJ, Wiseman GA et al (2011) Epratuzumab with rituximab, cyclophosphamide, doxorubicin, vincristine, and prednisone chemotherapy in patients with previously untreated diffuse large B-cell lymphoma. Blood 118:4053–4061

Mikhaeel NG, Timothy AR, Hain SF, O'Doherty MJ (2000) 18-FDG-PET for the assessment of residual masses on CT following treatment of lymphomas. Ann Oncol 11(Suppl 1):147–150

Nakamoto Y, Cohade C, Tatsumi M, Hammoud D, Wahl RL (2005) CT appearance of bone metastases detected with FDG PET as part of the same PET/CT examination. Radiology 237:627–634

O'Day SJ, Hamid O, Urba WJ (2007) Targeting cytotoxic T-lymphocyte antigen-4 (CTLA-4): a novel strategy for the treatment of melanoma and other malignancies. Cancer 110:2614–2627

Palumbo A, Anderson K (2011) Multiple myeloma. N Engl J Med 364:1046–1060

Pfreundschuh M, Trumper L, Osterborg A et al (2006) CHOP-like chemotherapy plus rituximab versus CHOP-like chemotherapy alone in young patients with good-prognosis diffuse large-B-cell lymphoma: a randomised controlled trial by the MabThera international trial (MInT) group. Lancet Oncol 7:379–391

Press OW, Li H, Schoder H et al (2016) US intergroup trial of response-adapted therapy for stage III to IV Hodgkin lymphoma using early interim Fluorodeoxyglucose-positron emission tomography imaging: southwest oncology group S0816. J Clin Oncol 34:2020–2027

Rajan AM, Rajkumar SV (2015) Interpretation of cytogenetic results in multiple myeloma for clinical practice. Blood Cancer J 5:e365

Rajkumar SV (2012) Preventive strategies in monoclonal gammopathy of undetermined significance and smoldering multiple myeloma. Am J Hematol 87:453–454

Rajkumar SV (2016) Multiple myeloma: 2016 update on diagnosis, risk-stratification, and management. Am J Hematol 91:719–734

Rajkumar SV, Dimopoulos MA, Palumbo A et al (2014) International myeloma working group updated criteria for the diagnosis of multiple myeloma. Lancet Oncol 15:e538–e548

Ramos CA, Ballard B, Zhang H et al (2017) Clinical and immunological responses after CD30-specific chimeric antigen receptor-redirected lymphocytes. J Clin Invest 127:3462–3471

Rosenberg SA, Boiron M, DeVita VT Jr et al (1971) Report of the committee on Hodgkin's disease staging procedures. Cancer Res 31:1862–1863

Rummel MJ, Niederle N, Maschmeyer G et al (2013) Bendamustine plus rituximab versus CHOP plus rituximab as first-line treatment for patients with indolent and mantle-cell lymphomas: an open-label, multicentre, randomised, phase 3 non-inferiority trial. Lancet 381:1203–1210

Sachpekidis C, Mosebach J, Freitag MT et al (2015) Application of (18)F-FDG PET and diffusion weighted imaging (DWI) in multiple myeloma: comparison of functional imaging modalities. Am J Nucl Med Mol Imaging 5:479–492

Safar V, Dupuis J, Itti E et al (2012) Interim [18F] fluorodeoxyglucose positron emission tomography scan in diffuse large B-cell lymphoma treated with anthracycline-based chemotherapy plus rituximab. J Clin Oncol 30:184–190

Schuster SJ, Svoboda J, Chong EA et al (2017) Chimeric antigen receptor T cells in refractory B-cell lymphomas. N Engl J Med 377:2545–2554

Sieber M, Tesch H, Pfistner B et al (2002) Rapidly alternating COPP/ABV/IMEP is not superior to conventional alternating COPP/ABVD in combination with extended-field radiotherapy in intermediate-stage Hodgkin's lymphoma: final results of the German Hodgkin's lymphoma study group trial HD5. J Clin Oncol 20:476–484

Smith SM, Schoder H, Johnson JL et al (2013) The anti-CD80 primatized monoclonal antibody, galiximab, is well-tolerated but has limited activity in relapsed Hodgkin lymphoma: cancer and leukemia group B

50602 (Alliance). Leuk Lymphoma 54:1405–1410

Straus DJ, Jung SH, Pitcher B et al (2018) CALGB 50604: risk-adapted treatment of nonbulky early-stage Hodgkin lymphoma based on interim PET. Blood 132:1013–1021

Suh HB, Choi YS, Bae S et al (2018) Primary central nervous system lymphoma and atypical glioblastoma: differentiation using radiomics approach. Eur Radiol 28:3832–3839

Suvas S, Singh V, Sahdev S, Vohra H, Agrewala JN (2002) Distinct role of CD80 and CD86 in the regulation of the activation of B cell and B cell lymphoma. J Biol Chem 277:7766–7775

Swerdlow SH, Campo E, Pileri SA et al (2016) The 2016 revision of the World Health Organization classification of lymphoid neoplasms. Blood 127:2375–2390

Teeling JL, Mackus WJ, Wiegman LJ et al (2006) The biological activity of human CD20 monoclonal antibodies is linked to unique epitopes on CD20. J Immunol 177:362–371

Terpos E, Kleber M, Engelhardt M et al (2015) European myeloma network guidelines for the management of multiple myeloma-related complications. Haematologica 100:1254–1266

Ujjani CS, Jung SH, Pitcher B et al (2016) Phase 1 trial of rituximab, lenalidomide, and ibrutinib in previously untreated follicular lymphoma: Alliance A051103. Blood 128:2510–2516

Vessel EA, Maurer N, Denker AH, Starr GG (2018) Stronger shared taste for natural aesthetic domains than for artifacts of human culture. Cognition 179:121–131

Vose JM, Bierman PJ, Anderson JR et al (1996) Single-photon emission computed tomography gallium imaging versus computed tomography: predictive value in patients undergoing high-dose chemotherapy and autologous stem-cell transplantation for non-Hodgkin's lymphoma. J Clin Oncol 14:2473–2479

Wang CM, Wu ZQ, Wang Y et al (2017) Autologous T cells expressing CD30 chimeric antigen receptors for relapsed or refractory Hodgkin lymphoma: an open-label phase I trial. Clin Cancer Res 23:1156–1166

Westin JR, Chu F, Zhang M et al (2014) Safety and activity of PD1 blockade by pidilizumab in combination with rituximab in patients with relapsed follicular lymphoma: a single group, open-label, phase 2 trial. Lancet Oncol 15:69–77

Wilson WH, Young RM, Schmitz R et al (2015) Targeting B cell receptor signaling with ibrutinib in diffuse large B cell lymphoma. Nat Med 21:922–926

Yin SS, Cui QL, Fan ZH, Yang W, Yan K (2019) Diagnostic value of arrival time parametric imaging using contrast-enhanced ultrasonography in superficial enlarged lymph nodes. J Ultrasound Med 38(5):1287–1298

Younes A, Pro B, Fayad L (2006) Experience with bortezomib for the treatment of patients with relapsed classical Hodgkin lymphoma. Blood 107:1731–1732

Younes A, Santoro A, Shipp M et al (2016) Nivolumab for classical Hodgkin's lymphoma after failure of both autologous stem-cell transplantation and brentuximab vedotin: a multicentre, multicohort, single-arm phase 2 trial. Lancet Oncol 17:1283–1294

Younes A, Hilden P, Coiffier B et al (2017) International working group consensus response evaluation criteria in lymphoma (RECIL 2017). Ann Oncol 28:1436–1447

Younes A, Sehn LH, Johnson P et al (2019) Randomized phase III trial of ibrutinib and rituximab plus cyclophosphamide, doxorubicin, vincristine, and prednisone in non-germinal center B-cell diffuse large B-cell lymphoma. J Clin Oncol 37(15):1285–1295

Zamagni E, Cavo M, Fakhri B, Vij R, Roodman D (2018) Bones in multiple myeloma: imaging and therapy. Am Soc Clin Oncol Educ Book 38:638–646

Zamagni E, Tacchetti P, Cavo M (2019) Imaging in multiple myeloma: how? When? Blood 133:644–651

第12章　肉瘤和肌肉骨骼恶性肿瘤疗效影像学评价

Sree Harsha Tirumani

目录

1. 概述 ……………………………………… 169
2. 肉瘤的治疗 ……………………………… 170
3. 肉瘤疗效影像学评价 …………………… 170
　3.1　GIST 疗效评估 …………………… 170
　3.2　非 GIST 肉瘤疗效评估 ………… 175
4. 总结与结论 ……………………………… 179
参考文献……………………………………… 180

摘要

影像学在评估原发性和转移性肉瘤的治疗反应中起着重要的作用。伊马替尼对胃肠道间质瘤（gastrointestinal stromal tumor, GIST）的疗效,是肉瘤靶向治疗反应的最好例证。为克服实体瘤疗效评价标准（Response Evaluation Criteria In Solid Tumors, RECIST）评价伊马替尼治疗 GIST 疗效的局限性,提出另一种肿瘤反应评价标准,即 Choi 标准。随后发现这些替代的肿瘤反应标准具有评估非 GIST 肉瘤临床疗效的作用,包括那些常规放化疗的肉瘤。本章中,我们将详细讨论各种临床疗效评价标准在评估 GIST 肉瘤和非 GIST 肉瘤治疗反应方面的利弊。

1. 概述

肉瘤是一组复杂的、异质性、起源于间充质组织的肿瘤。肉瘤有 50 多种组织学亚型,其生物学行为差异很大（Doyle, 2014）。2013 年 WHO 修订分类中肉瘤的主要组织学亚型有:脂肪细胞肿瘤、成纤维 / 肌纤维母细胞肿瘤、纤维组织细胞肿瘤、平滑肌肿瘤、周细胞肿瘤、骨骼肌肿瘤、血管肿瘤、GIST、软骨 - 骨肿瘤、神经鞘肿瘤、分化不确定肿瘤以及未分化 / 未分类肉瘤。广义上,肉瘤可分为软组织肉瘤（源于肌肉、神经、脂肪和其他结缔组织的肉瘤）和骨骼肉瘤（Doyle, 2014）。肉瘤起源的解剖部位影响着肉瘤治疗决策和预后。最常见起源部位包括四肢（43%）、躯干（10%）、内脏

（19%）、腹膜后（15%）和头颈部（9%）（NCCN 软组织肿瘤肉瘤临床实践指南 2018 年第 2 版）。肉瘤在成人中不常见，占成人所有恶性肿瘤的 1%，但在儿童中更为常见，占儿童所有恶性肿瘤的 15%（NCCN 软组织肿瘤肉瘤临床实践指南 2018 年第 2 版）。最常见肉瘤类型是未分化多形性肉瘤、GIST、脂肪肉瘤和平滑肌肉瘤。

2. 肉瘤的治疗

骨和软组织肉瘤治疗需要多学科的参与（Siegel et al, 2015）。大多数局限性肉瘤最佳的治疗方法是彻底手术切除（切缘阴性的手术）。发生于腹部，尤其是位于腹膜后的肉瘤常累及多个脏器，通常需要切除毗邻的腹腔脏器。四肢的肉瘤手术时需要同时兼顾切缘阴性，并坚持保肢、保留功能的治疗目的，经常需要复杂的软组织和神经血管重建（Papagelopoulos et al, 2008）。许多中心使用术前放疗来降低肿瘤的分期，以获得足够的手术切缘，减少局部复发，提高总体生存率（Al-Absi et al, 2010；Albertsmeier et al, 2018）。当手术切缘的组织病理学检查接近或呈阳性时，术后放疗同样有助于减少局部复发（Zhao et al, 2016）。多个研究中心仍然术前化疗或放化疗来治疗高级别肿瘤，尽管这种策略的结果并不一致（Gronchi et al, 2017；Look Hong et al, 2013；Mullen et al, 2012）。另一方面，术后化疗加或不加放疗已被证明可以持续提高无复发存活期（Pervaiz et al, 2008）。

晚期、不能切除和转移性肉瘤的治疗具有挑战性。单剂（阿霉素、达卡巴嗪或异环磷酰胺）或联合蒽环类药物（阿霉素和异环磷酰胺）为基础的方案被广泛应用于上述情况（Bramwell et al, 2003；Lorigan et al, 2007）。吉西他滨、多西他赛、脂质体阿霉素、长春瑞滨和替莫唑胺等其他化疗药物已被证明对转移性肉瘤有效（Garcia del Muroet al, 2005, 2011；Judson et al, 2001；Seddonet al, 2017）。曲贝替丁是一种 DNA 结合剂，已在少数Ⅱ期和Ⅲ期临床试验被证明对平滑肌肉瘤、脂肪肉瘤和易位相关肉瘤有效（Demetri et al, 2009, 2016）。艾瑞布林是一种微管抑制剂，已证明单一药物对平滑肌肉瘤、脂肪肉瘤和滑膜肉瘤具有一定的活性（Schoffski et al, 2016）。

过去的二十年里，几种新向药物在肉瘤治疗中显示出令人振奋的结果，其中一些已经被批准用于某些组织类型的肉瘤。这些药物中最具有代表性的是伊马替尼和舒尼替尼，是治疗转移性 GIST 的一线和二线方案（Demetri et al, 2002, 2006）。其他被批准用于治疗肉瘤的靶向疗法包括用于 GIST 的瑞格非尼，用于非 GIST 软组织肉瘤的培唑帕尼、舒尼替尼和奥拉妥单抗（olaratumab）（与阿霉素联合使用）（Demetri et al, 2013；Kollar et al, 2017；Stacchiotti et al, 2011；Tap et al, 2016）。CTLA4 和 PD-1/PDL-1 抑制剂等用于治疗骨和软组织肉瘤免疫治疗剂正在研究中。

3. 肉瘤疗效影像学评价

影像学在评估原发性和转移性肉瘤临床疗效中起着重要作用（Levy et al, 2017a, b；Robinson et al, 2008）。由于大多数肉瘤都通过血源性扩散到肺部，胸部 CT 扫描对于分期和评估肉瘤的疗效是必不可少的，腹部和盆腔 CT 是评估腹部和盆腔原发性和转移性肿瘤疗效的首选方法（NCCN 软组织肿瘤肉瘤临床实践指南 2018 年第 2 版；Levy et al, 2017a, b）。MRI 为评估四肢原发性肿瘤疗效的首选方法，全身 MRI 是黏液样 / 圆形细胞脂肪肉瘤转移评估的首选检查技术（Schwab et al, 2007）。脑 MRI 被推荐用于评估有高度脑转移倾向的肉瘤，如腺泡状软组织肉瘤等（Sood et al, 2014）。^{18}F- 氟代脱氧葡萄糖（^{18}F-Fluorodeoxy glucose, FDG）正电子发射断层扫描（positron emission tomography, PET）/CT（FDG-PET/CT）可用于评估术前和转移情况下临床变化，是因为它能及早发现上述反应，而且 PET 的成像反应与组织病理学反应的相关性比 RECIST 更好（Evilevitch et al, 2008；Schuetze, 2006；Schuetze et al, 2005）。

以下章节中，将讨论 GIST 肉瘤和非 GIST 肉瘤临床疗效的评估。

3.1　GIST 疗效评估

肉瘤对靶向治疗反应最好的例证是 GIST，它是实体瘤对靶向治疗反应特征的原型。2001 年首次报道一名 50 岁晚期转移性胃肠间质瘤患者对伊马替尼有效（Joensuu et al, 2001）和 B2222Ⅱ

期临床试验获得成功后,伊马替尼于 2002 年获得 FDA 批准(Demetri et al,2002;Cohen et al,2009;Dagher et al,2002)。目前,伊马替尼是治疗转移性 GIST 新辅助治疗和辅助治疗的一线药物。当对伊马替尼有原发或继发耐药性时,二线药物舒尼替尼是首选药物(Demetri et al,2006)。当对一线和二线药物都有耐药性时,则采用三线药物瑞戈非尼治疗(Demetri et al,2013)。由于伊马替尼的再次应用可以减缓疾病的进展,故为所有治疗方案都无效的患者应用(Kang et al,2013)。

3.1.1　RECIST 与替代肿瘤疗效评价标准,在伊马替尼治疗 GIST 中的应用比较

肝脏和腹膜腔是 GIST 最常见的转移部位,腹部和骨盆增强 CT 是监测 GIST 疗效的首选成像方式。应用伊马替尼治疗过程中,增强 CT 扫描监测原发性和转移性胃肠间质瘤,都显示有独特的形态学变化(Choi et al,2004)。治疗后发现,不均匀增强的原发性和转移性病灶无论大小有无改变,增强部分均显著减少(图 12-1)。治疗后的病灶表现为密度均匀降低的囊性改变,CT 表现与黏液样变性有关,而非组织病理学上的坏死改变(如常规化疗所见)。某些情况下,由于瘤内水肿或出血,肿瘤体积可能会迅速增大,并可能掩盖了实际的形态变化。根据 RECIST 的解读,如果仅用大小来阐述疗效反应,这种病变可以被标记为稳定期或进展性疾病。Choi 等在 36 例共 173 个病灶的 GIST 患者中发现,70%PET 检查评估患者通过肿瘤密度的变化被评定为病变进展,但近 75% 的患者通过 RECIST 评估为病情稳定(Choi et al,2004)。

在随后的一项研究中,Choi 等提出了替代肿瘤疗效评价标准,包括肿瘤 CT 值和直径缩小的变化(Choi et al,2007)。本研究对 40 例伊马替尼治疗 GIST 患者采用治疗前后的 CT 和 FDG-PET/CT 检查评估。伊马替尼治疗 8 周时,97%PET 评估有效者(定义为 SUV 较基线减少 70% 以上或 SUV_{max} 绝对值 <2.5)显示 CT 值减少 15% 或一维大小减少 10%。与 RECIST 相比,使用这些修改后的标准评估出更高的有效率(Choi et al,2007)。之后的验证研究中,Benjamin 等在 58 例 GIST 患者伊马替尼治疗中发现,与 RECIST 相比,Choi 标准与进展时间和疾病特异性生存率的相关性更好(Benjamin et al,2007)。

伊马替尼治疗原发性和转移性 GIST,在随访过程中多见于形成囊性病变。使用 RECIST 评价此类囊肿样转移瘤的复发或疾病进展具有一定难度性的,只有当肿瘤增大或出现新的病变时,RECIST 才会怀疑疾病进展。然而,经治疗的转移性 GIST 复发可出现肿瘤 CT 值增加或出现新的肿瘤内结节,而肿瘤大小不变。(Shankar et al,2005)(图 12-2)。Desai 等研究发现,伊马替尼治疗后在随访期间疾病进展的 48 名患者中,23 名比 RECIST 评估进展疾病的平均早 5 个月出现“耐药克隆性结节”(Desai et al,2007)。一项针对 107 名患者的前瞻性研究中,Mbille 等研究结果发现:70 例患者的转移灶呈囊样转化,而 RECIST 显示转移灶大小稳定(Mabille et al,2009)。然而,28 例患者复发表现为周边的新结节,17 例复发表现为周边增厚,而大小无改变。根据这些研究的证据,形态学改变也被纳入到 Choi 标准中,以定义疾病的进展。

少数研究人员将 RECIST 和 Choi 标准与体积标准进行了比较。RECIST 假设肿瘤是球形的,因此使用最长直径来评估疗效。然而多数人认为,体积比单个最长直径更能代表肿瘤细胞的实际量化。GIST 的原发瘤和转移瘤均呈不规则形,而不是 RECIST 所认为的球形(Rezai et al,2013)。因此,使用体积分析而不是基于一维度的 RECIST,可以更好地捕获大小的细微变化(Tirumani et al,2016)。Schiavon 等在两项关于 GIST 肝转移的独立研究中,探讨了体积在疗效评估中的概念。第一项研究中,84 名伊马替尼治疗的 GIST 肝转移患者,体积标准发现的大小变化比 RECIST 的一维评价结果高出 20%,并且能够识别比 RECIST 更高的部分有效率,并且与总存活率有更好的相关性。在识别部分有效者方面,体积标准与 Choi 标准相当。在随后对 78 例伊马替尼治疗的 GIST 肝转移患者进行的后续研究中(Schiavon et al,2012,2014),他们得出结论,GIST 转移应被概念化为椭圆形而不是球形,并发现治疗后转移病灶的形态发生了改变(从椭圆形到球形,反之亦然),而 RECIST 可能无法捕捉到这种改变(Schiavon et al,2012,2014)。

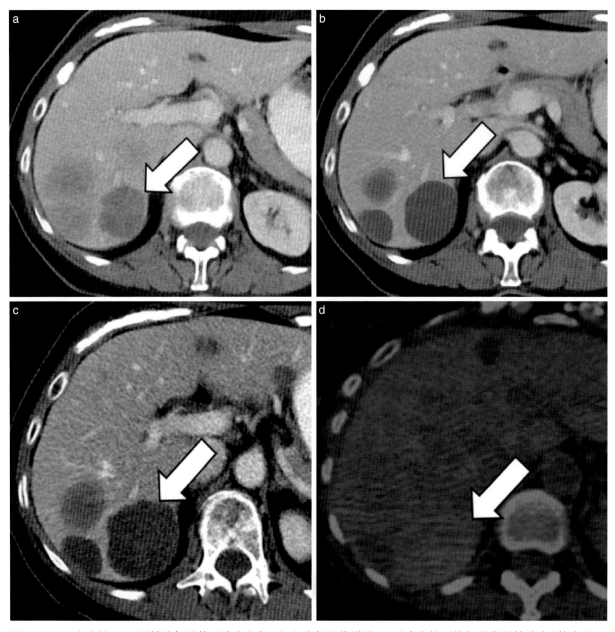

图 12-1　68 岁女性 GIST 肝转移伊马替尼治疗患者。（a）腹部基线增强 CT 示多发性不均匀强化肝转移瘤（箭头示）；（b）伊马替尼治疗 3 个月后随访 CT 示治疗后出现典型有效反应，肝转移灶密度及强化均匀降低，肝病变显示增大（箭头示）;（c）治疗 6 个月后随访 CT 示病变轻度增大，密度增加，疑似复发;（d）为确定是否复发进行 ^{18}F-FDG-PET/CT 检查，^{18}F-FDG-PET/CT 轴位融合图像示肝脏指标病变摄取增加，证实复发

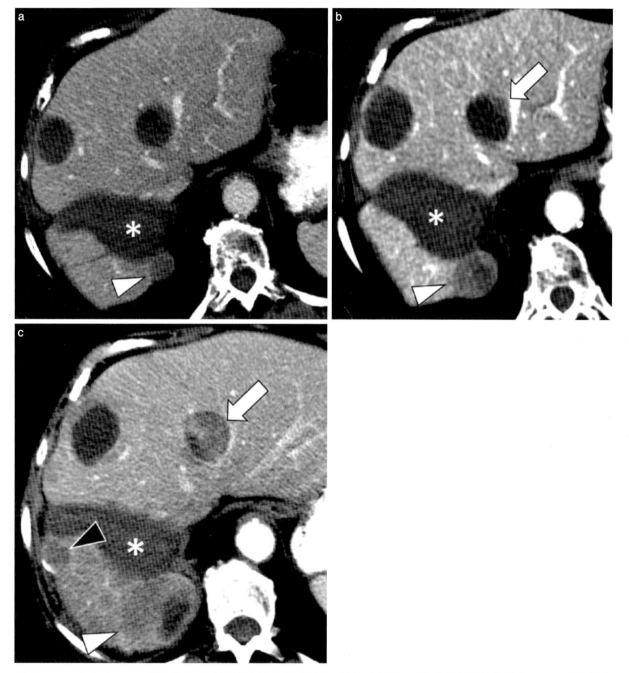

图 12-2　76 岁女性，GIST 肝转移病史，曾予肝切除和消融治疗，目前观察中。（a）监测期间轴位增强 CT 示，肝脏内有一囊性病变，可能代表治疗后转移瘤，右叶可见一大块消融区（＊示），消融区后方低密度病变（白色箭头示）可疑复发；（b）1 个月后随访 CT 显示消融区（白色箭头）后病灶扩大，证实有新的转移。此外，其中一个先前囊性病变（箭头）显示壁内结节，但大小没有改变，提示这种经治疗的转移病灶内典型"囊内结节"的复发模式；（c）1 个月后随访发现，肝转移灶内部密度不均匀增加，证实为复发。还有新的（黑色箭头）和增大的肝转移灶（白色箭头）

3.1.2 RECIST 与替代肿瘤疗效评价标准

在舒尼替尼和瑞可非尼治疗 GIST 中的应用比较对伊马替尼无效或产生抗药性患者,使用二线和三线酪氨酸激酶抑制剂(tyrosine kinase inhibitors, TKI)治疗。目前尚不清楚当使用新的 TKI 时,伊马替尼血药浓度是否会发生突然变化。最近有一些研究试图探讨二线和三线药物 TKI 治疗转移性 GIST 患者各种疗效评价标准,以及它们与生存率的相关性(Schramm et al, 2013; Shinagare et al, 2014, 2016)。Schramm 等分析了 20 例二线药物舒尼替尼治疗转移性胃肠间质瘤患者的疗效,治疗开始后 3 个月和 1 年采用 RECIST、Choi 和体积标准进行 68 个靶区的评估,结果与疾病特异性生存期(disease-specific survival, DSS)相关(Schramm et al, 2013)。作者发现,在 3 个月和 1 年的间隔时间内,相较于 Choi 标准,RECIST 标准与体积标准的评价结果更为相近。虽然 Choi 标准在 3 个月和 1 年的扫描中将更多的患者归类为部分缓解,但在 1 年的随访中,根据 Choi 标准部分缓解(partial Responders, PR)者的 DSS 比稳定疾病(stable disease, SD)或进展性疾病(progressive disease, PD)患者的 DSS 更短(Schramm et al, 2013)。DSS 与 RECIST 相关性最好,根据 RECIST 评估 PR 者的 DSS 最长,而在 3 个月和 1 年的 CT 检查 RECIST 的 PD 患者存活时间最短(Schramm et al, 2013)。这项研究结论表明,需要进一步的研究来证明像 Choi 标准这样的替代标准在预测长期生存方面的价值(Schramm et al, 2013)。Shinagare 等研究了来自两个临床试验的 62 名患者,这些试验评估了转移性胃肠间质瘤对二线药物舒尼替尼的疗效。在这项研究中比较了 RECIST 1.0、RECIST 1.1、Choi 标准和改良 Choi 标准(PD 定义为最长直径总和增加 >20%,而不是按 Choi 标准增加 10%)、临床受益率(clinical benefit ratio, CBR:完全缓解、部分缓解或稳定疾病≥12 周)和无进展生存期方面的差异。与先前的研究相似,本研究发现更多的部分缓解者在 Choi 标准和改良 Choi 标准下获得最佳疗效的时间更短。然而,RECIST、RECIST 1.1 和改良的 Choi 标准导致相似的无进展生存期,而相较于上述三者,Choi 标准的无进展生存期更短。CBR 在所有疗效评价标准中都相似。研究得出的结论是,RECIST 1.1 应作为主要反应标准,同时保留 Choi 标准以检测早期反应。

Shinagare 等在一项类似研究中,采用 Choi 标准、RECIST 标准、RECIST 1.1 标准和 WHO 标准,对 20 例晚期 GIST 患者在三线药物瑞格拉非尼Ⅱ期试验中疗效进行研究(Shinagare et al, 2014)。与其他研究相仿,Choi 标准再次确定了更多的 PR 者。CBR 在所有肿瘤疗效评价标准中都相似(Shinagare et al, 2014),但 RECIST 1.1 的 PFS 最长,Choi 标准的 PFS 最短。此外,PFS 与 RECIST、RECIST 1.1 和 WHO 标准的总体生存率高度一致,但与 Choi 标准不一致(Shinagare et al, 2014)。这项研究得出了类似的结论,推荐使用 RECIST 1.1,尤其是在临床试验情况下,因为使用 Choi 标准患者表现出比使用 RECIST 进展得更快(Shinagare et al, 2014)。

3.1.3 PET/CT 和 MRI 在 GIST 疗效评估中的作用

大多数 GIST 由于活跃的糖酵解而表现出高代谢活性,因此在 ^{18}F-FDG-PET 检测中表现为 FDG 依赖(Van den Abbeele, 2008)。评估 GIST 对伊马替尼反应的初步研究发现,FDG-PET/CT 显示 GIST 的代谢活性有明显下降,最早可在治疗开始后 24 小时看到影像学反应,而 CT 影像变化一般延迟数周至数月(Van den Abbeele, 2001)。在开始治疗前进行基线扫描有助于评估代谢变化。PET 代谢反应的预后价值在不同的研究中有不同报道。虽然一些研究表明 PET 评价有效者的无进展生存期更长,但其他研究却不都是如此。Holdsworth 等对 63 名伊马替尼治疗 GIST 患者研究中,1 个月时绝对 SUV_{max} 为 2.5 或 1 个月时 EORTC PR 标准(SUV_{max} 下降 25%),都与治疗持久有效相关(Holdsworth et al, 2007)。Stroobants 等根据 EORTC 标准,PET 评价有效应答者有较长的一年无进展生存期(Stroobants et al, 2003)。相反,McAuliffe 等对 19 名患者研究中发现,PET 的评价有效并不能预测无进展生存期(McAuliffe et al, 2009)。Chacon 等也在一项对 16 名患者研究中得出了与 McAuliffe 类似的结论(Chacon et al, 2015)。PET/CT 在检测对伊马替尼的原发和继发耐药方面也是有用的。然而,临床上常规使用 FDG-PET/CT 并不比 CT 扫描更具优势(NCCN 软组织肉瘤临床实践指南 2018.2 版)。国家综合癌症网络(National Comprehensive Cancer Network, NCCN)指南不推荐 FDG-PET/CT 用于 GIST 的常规评价手段(NCCN 软组织肉瘤临床实践指南 2018.2 版)。

欧洲医学肿瘤学会（European Society for Medical Oncology，ESMO）指南建议在靶向治疗研究中使用 FDG-PET/CT（ESMO/ 欧洲肉瘤网络工作组 2012）。由于 FDG-PET/CT 能够比 CT 扫描更早地发现新疗法的有效或耐药性，因此可用于治疗中早期确定药物的疗效（Van den Abbeele，2001，2003，2008）。FDG-PET/CT 可以评估 CT 或磁共振成像（magnetic resonance imaging，MRI）遇到的难以定论的病例，但在随访监测中没有明确意义（图 12-1）。

　　MRI 对 GIST 的疗效评估作用有限，临床上不常规使用（Dimitrakopoulou-Strauss et al，2017）。少数研究评价了 MRI 在 GIST 疗效评估中的作用。Stroszczynski 等在 45 名患者开始使用伊马替尼后，每隔 2 个月、4 个月和 6 个月对其进行 MRI 检查（Stroszczynski et al，2005）。虽然有几个病灶明显缩小，但作者发现，与无反应者相比，有效者在 2 个月的 T2 加权图像上显示出更高的信噪比，在 4 个月和 6 个月时显示出增强区域的减少。另一项研究中，Tan 等对 32 例伊马替尼治疗的 GIST 患者进行弥散加权成像，结果显示治疗后 1 周反应良好组和反应不良组的 ADC 值有明显的差异（Tang et al，2011）。总体而言，MRI 不被认为是 GIST 反应评估的主要成像手段。根据德国 GIST 工作组的建议（Kalkmann et al，2012），MRI 可以作为一种解决肝脏特异性问题和 CT 禁忌症的工具。某些 GIST 转移因出血（尤其是使用舒尼替尼后）导致的肿瘤密度增加与肿瘤进展难以区分，由于 MRI 更好的软组织分辨率，在这种情况下可以为评估鉴别提供帮助（Tirumani et al，2013）。

3.2　非 GIST 肉瘤疗效评估

　　与 GIST 相似，考虑到有无大小改变的形态变化，可以通过特异的肿瘤反应标准更好地评估原发性和转移性非 GIST 肉瘤的疗效。原发性非 GIST 肉瘤常用新辅助放化疗治疗。在这种情况下，MRI 通常用于评估疗效反应。欧洲软组织癌和骨肉瘤研究与治疗组织（European Organization for Research and Treatment of Cancer—Soft Tissue and Bone Sarcoma Group，EORTC-STBSG）和影像学小组的指南建议，在接近手术之前，通常在放疗后至少 4~6 周，以 MRI 进行疗效评估（Messiou et al，2016）。放化疗会导致组织的病理学改变，例

如坏死、出血、囊性改变和肉芽肿，继而改变肿瘤的大小。一些研究表明，在放射治疗的肉瘤中，肿瘤大小的减小较为少见，但黏液样脂肪肉瘤除外（Look Hong et al，2013；Canter et al，2010；Miki et al，2010；Roberge et al，2010）（图 12-3）。如果在治疗后肿瘤增大，则应仔细评估肿瘤密度的变化（在 CT 上）或对比 MRI 的增强，以确保不是肿瘤的假性进展。Miki 等研究发现，放射治疗后近三分之一的肿瘤大小增加了 10% 以上，最终结果与 RECIST 之间没有相关性（Miki et al，2010）（图 12-3）。

　　在 37 例术前放化疗的高级别软组织肉瘤患者中，Stacchiotti 等前瞻性地比较了 RECIST 和 Choi 标准的评估差异（Stacchiotti et al，2009）。作者采用 Choi 标准进行 MR 成像，如果肿瘤显示至少 10% 的治疗相关改变，则使用两个病理学界值进行评价（如果存在 50% 的残存肿瘤，则为反应良好；如果残存肿瘤低于 10%，则为反应非常好）。研究发现 RECIST（对于良好和非常好的反应分别为 32% 和 41%）在预测除滑膜肉瘤以外的 28 个软组织肉瘤的病理反应方面不如 Choi 标准（对于良好和非常好的反应分别为 82% 和 88%）敏感（Stacchiotti et al，2009）。在滑膜肉瘤中，由于存在与治疗无关的肿瘤囊性区域，在影像上可能与治疗相关的坏死相混淆，因此对反应的评估更具挑战性。该研究发现，Choi 标准可以更好地预测病理反应，而肿瘤大小本身可能不足以进行疗效评估。在一项后续研究中，Stacchiotti 等在更大的队列研究中比较了 RECIST 标准和 Choi 标准的预后相关性（Stacchiotti et al，2012）。对 69 名单独化疗的患者进行的亚组分析表明，Choi 标准与总生存期和无进展相关性更好，而 RECIST 仅与无进展相关（Stacchiotti et al，2012）。研究还发现组织学与预后显著的相关性：未分化多形性肉瘤比平滑肌肉瘤有更好的反应率。

3.2.1　非 GIST 肉瘤特定亚型的疗效评估

　　某些类型肉瘤有独特的影像表现，放射科医生必须注意。滑膜肉瘤在影像学上常为多分叶或分隔性肿块，在 T1 和 T2 加权像信号强度往往不均匀。这种信号的不均匀性是由于肿瘤内的囊变、坏死、钙化和出血，在 T2 加权像上可能表现为"三重信号征"（包括低、等信号和高信号），在某些情况下，可能出现继发于分层出血的

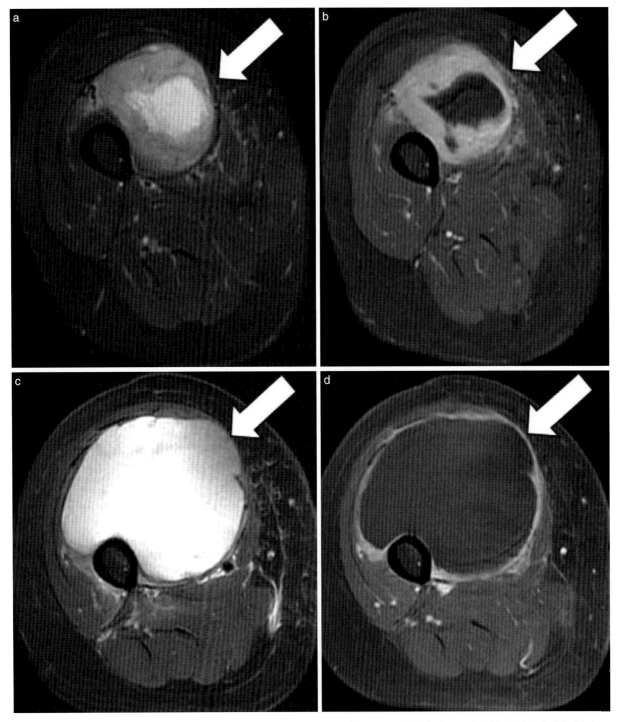

图 12-3　69 岁女性右腿高级别多形性肉瘤新辅助放化疗。（a、b）轴位短焦反转恢复（STIR）和钆剂增强脂肪抑制后 T1 加权图像显示大腿前部 T2 高信号肿块（箭头示），伴有中央坏死和周边增厚强化；（c、d）新辅助放化疗后，肿瘤大小显著增大，T2 加权像和增强后的 T1 加权像显示坏死增加。术后组织病理学显示肿瘤治疗后超过 75% 的坏死

"液 - 液平面",以及 T2 高信号成像为分叶区和 T2 低信号分隔出现 "碗装葡萄" 的外观（Baheti et al, 2015；Murphy et al, 2006；O'Sullivan et al, 2008）。如前所述,在滑膜肉瘤中,肿瘤性囊性成分的存在会混淆反应评估:治疗后囊性成分的增加可能会与治疗反应导致的坏死相混淆。因为这个原因,修改后的反应标准可能不适用于滑膜肉瘤（Stacchiotti et al, 2009）。

黏液样 / 圆形细胞脂肪肉瘤具有独特的 t（12；16）（q13；q11）易位,这种易位在近 90% 的病例中都存在,并产生融合蛋白 FUS-CHOP（Recine et al, 2017）。这种嵌合蛋白通过阻断脂肪细胞成熟所必需的 PPARγ 通路而导致肿瘤的发生。曲贝替丁（ET-743）是一种新药,已被证明其能阻断 FUS-CHOP 蛋白,故对黏液样脂肪肉瘤有很好的疗效。对 51 例曲贝替丁治疗的转移性黏液样脂肪肉瘤患者回顾性多中心分析,通过 RECIST 评估,其中 2 例放射学 CR,24 例 PR,总有效率为 51%（Grosso et al, 2007）。有趣的是,17 例患者在肿瘤缩小之前就出现肿瘤 CT 密度值降低和 MRI 的强化减少。其中一些患者显示单泡状脂肪母细胞,表明脂肪细胞成熟（图 12-4）。这种放射学和病理学检测有效的模式基础,被推论为与曲贝替丁诱导 FUS-CHOP 蛋白失活消除细胞成熟中的阻滞有关（Grosso et al, 2007）。这在组织病理学上表现为由无细胞的间质成分替代肿瘤细胞,在放射学上表现为密度降低。据报道,化疗和放射治疗后也出现了类似的反应表现。

Wang 等对 22 例黏液样脂肪肉瘤患者新辅助放化疗的研究中,注意到 16 例患者有广泛的玻璃化,6 例患者有脂肪细胞成熟（Wang et al, 2012）。本研究 6 例病理诊断为脂肪细胞成熟的患者中,有 4 名患者在 MRI 上显示脂肪增多（Wang et al, 2012）。

放射治疗后黏液样脂肪肉瘤的体积与其他肉瘤相比明显缩小,而其他肉瘤放疗后往往体积增大（图 12-5）。Piston 等在对 15 例黏液性 LPS 和 16 例恶性纤维组织细胞瘤（malignant fibrous histiocytoma, MFH）进行放射治疗的研究中发现,黏液性 LPS 与 MFH 相比,肿瘤体积和最大直径在统计学上显著减小,部分 MFH 在放疗后体积增大（Pitson et al, 2004）。Wortman 等在对 18 例患者（包括 5 例多形性脂肪肉瘤和 13 例黏液性脂肪肉瘤）的研究中表明,多形性脂肪肉瘤体积增大,伴瘤周水肿、出血和坏死增加（Wortman et al, 2016）。这与黏液性脂肪肉瘤形成了鲜明对比,黏液性脂肪肉瘤没有一个病例显示体积增大,反而是体积缩小和强化减少。De Vreeze 等在对肉瘤进行放射治疗（包括 10 个黏液样脂肪肉瘤）的研究中得出结论:黏液样脂肪肉瘤对放射治疗敏感性与中等大小动脉破坏有关,这些小动脉保留了典型的鱼尾纹样血管结构,但表现为血栓形成和纤维化,从而导致了肿瘤缺氧和细胞死亡,使肿瘤细胞产生黏液基质减少（de Vreeze et al, 2008）。这种影像学改变在病理的表现为大量透明变性 / 纤维化。

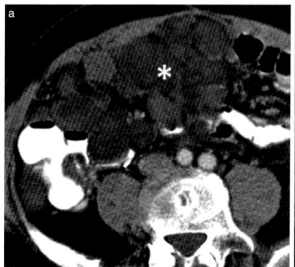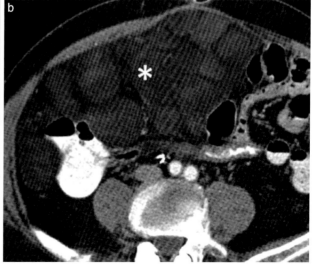

图 12-4　62 岁黏液性脂肪肉瘤男性患者,曲贝替丁治疗。（a）基线 CT;（b）治疗 12 个月后轴位增强 CT 图像显示腹部肿块内脂肪密度增加（* 示）,与脂肪细胞成熟度一致

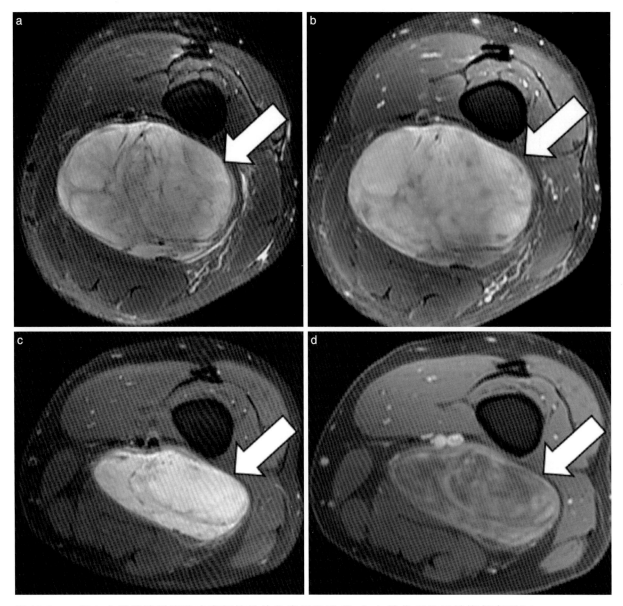

图 12-5　51 岁左大腿黏液样脂肪肉瘤新辅助放化疗男性患者。(a) 轴位短焦反转恢复序列(short-tau inversion recovery, STIR, 指脂肪抑制技术);(b) 抑脂 T1 加权图像示大腿后间隙 T2 高信号肿块(箭头示), 增强后呈均匀强化;(c、d) 新辅助放化疗后, 肿瘤大小显著减小, 肿块整体强化程度也降低, 未见明显出血或坏死, 术后组织病理学显示大量(95%)玻璃化和纤维化

　　硬纤维瘤病是一种具有局部侵袭,但无远处转移性的良性间质肿瘤。组织学上,它是由产生胶原的成纤维细胞和肌成纤维细胞克隆性增殖而成的。硬纤维瘤主要是通过手术切除治疗的,但局部复发的概率很高(在一些研究中 >30%)(He et al, 2015;Wang et al, 2015), 局部放射治疗可以降低复发率。最近的研究表明,激素治疗、抗炎药物、常规化疗和靶向治疗等系统药物治疗对韧带样纤维瘤病有效, 硬纤维瘤病对这种系统治疗的疗效往往不同于其他肉瘤(Braschi-Amirfarzan et al, 2016)。活动性硬纤维瘤在 T2 加权像上呈不

均匀高信号, 在 T1 加权像上呈等信号。T2 加权像上的高信号区内散在低信号带, 这代表密集的胶原基质。对比剂注射后的明显强化通常涉及于 T2 高信号区域, 代表肿瘤细胞增多和疾病活动性。在系统治疗后, 硬纤维瘤表现为 T2 低信号增加, 强化减少, 并且与大小改变无关(图 12-6)。低信号区域的增加与组织病理学镜下所见的成熟胶原纤维增加相关。由于这种独特的反应模式, 与其他肉瘤一样, RECIST 1.1 在硬纤维瘤的疗效评估中可能并不理想。Sheth 等对 23 例纤维瘤病患者的研究中,采用了不同的治疗方法,结果

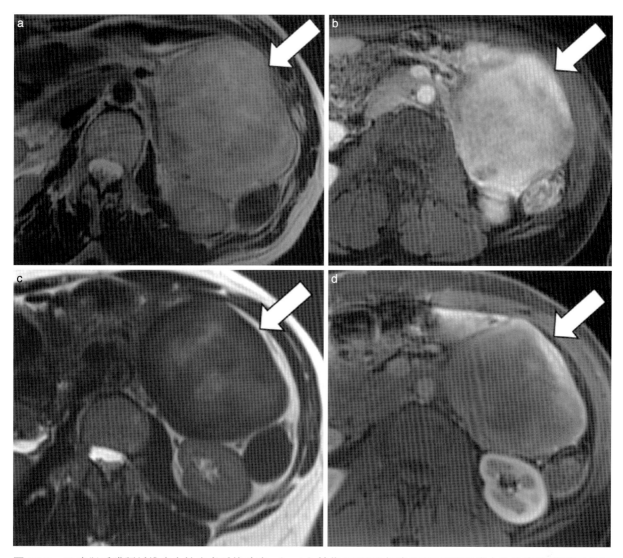

图 12-6　53 岁肠系膜硬纤维瘤女性患者系统治疗。（a、b）轴位 T2WI 和抑脂 T1WI 示肠系膜内边界清楚、轻度不均匀的 T2 高信号肿块，对比剂增强后呈明显强化（箭头示）；（c、d）治疗 6 个月后 MRI 示病灶略有缩小，但 T2 信号（箭头示）明显减少，增强程度与治疗反应一致

显示，体积评价标准比 RECIST 1.1 检测到更多的部分应答者，T2 高信号的变化与体积改变有更好的相关性（Sheth et al，2016）。另一项针对 32 例硬纤维瘤患者的研究中，Libertini 等用他莫昔芬加或不加抗炎药治疗，发现症状缓解和 RECIST 1.1 应答之间没有相关性（Libertini et al，2018）。Gounder 等研究了 26 名硬纤维瘤患者对索拉非尼的反应，发现 13 名患者中有 12 名（92%）的 MRI 显示 T2 信号下降 >30%，而 RECIST 1.1 25% 患者显示 PR，70% 的患者显示 SD（Gounder et al，2011）。

4. 总结与结论

在精准医学时代，解读肉瘤的治疗反应，特别是对新的分子靶向药物的疗效评价，可能是一个挑战。原发性和转移性 GIST 肉瘤或非 GIST 肉瘤临床疗效，都可以通过个体化的肿瘤反应标准来更好地评估，这些标准考虑了有无大小改变的形态学变化。尽管 RECIST 1.1 在临床试验中被广泛用于评估肉瘤的应答率，但作者认为，对替代反应评价标准的认识，在临床和研究中有助于认识肉瘤对传统和新治疗方案的异常反应模式。

（张博　张宇　译　李军　巩少军　校）

参考文献

Al-Absi E, Farrokhyar F, Sharma R, Whelan K, Corbett T, Patel M et al (2010) A systematic review and meta-analysis of oncologic outcomes of pre-versus post-operative radiation in localized resectable soft-tissue sarcoma. Ann Surg Oncol 17(5):1367–1374

Albertsmeier M, Rauch A, Roeder F, Hasenhutl S, Pratschke S, Kirschneck M et al (2018) External beam radiation therapy for resectable soft tissue sarcoma: a systematic review and meta-analysis. Ann Surg Oncol 25(3):754–767

Baheti AD, Tirumani SH, Sewatkar R, Shinagare AB, Hornick JL, Ramaiya NH et al (2015) Imaging features of primary and metastatic extremity synovial sarcoma: a single institute experience of 78 patients. Br J Radiol 88(1046):20140608

Benjamin RS, Choi H, Macapinlac HA, Burgess MA, Patel SR, Chen LL et al (2007) We should desist using RECIST, at least in GIST. J Clin Oncol 25(13):1760–1764

Bramwell VH, Anderson D, Charette ML (2003) Sarcoma disease site G. Doxorubicin-based chemotherapy for the palliative treatment of adult patients with locally advanced or metastatic soft tissue sarcoma. Cochrane Database Syst Rev (3):CD003293

Braschi-Amirfarzan M, Keraliya AR, Krajewski KM, Tirumani SH, Shinagare AB, Hornick JL et al (2016) Role of imaging in management of desmoid-type fibromatosis: a primer for radiologists. Radiographics 36(3):767–782

Canter RJ, Martinez SR, Tamurian RM, Wilton M, Li CS, Ryu J et al (2010) Radiographic and histologic response to neoadjuvant radiotherapy in patients with soft tissue sarcoma. Ann Surg Oncol 17(10):2578–2584

Chacon M, Eleta M, Espindola AR, Roca E, Mendez G, Rojo S et al (2015) Assessment of early response to imatinib 800 mg after 400 mg progression by (1)(8) F-fluorodeoxyglucose PET in patients with metastatic gastrointestinal stromal tumors. Future Oncol 11(6):953–964

Choi H, Charnsangavej C, de Castro Faria S, Tamm EP, Benjamin RS, Johnson MM et al (2004) CT evaluation of the response of gastrointestinal stromal tumors after imatinib mesylate treatment: a quantitative analysis correlated with FDG PET findings. AJR Am J Roentgenol 183(6):1619–1628

Choi H, Charnsangavej C, Faria SC, Macapinlac HA, Burgess MA, Patel SR et al (2007) Correlation of computed tomography and positron emission tomography in patients with metastatic gastrointestinal stromal tumor treated at a single institution with imatinib mesylate: proposal of new computed tomography response criteria. J Clin Oncol 25(13):1753–1759

Cohen MH, Farrell A, Justice R, Pazdur R (2009) Approval summary: imatinib mesylate in the treatment of metastatic and/or unresectable malignant gastrointestinal stromal tumors. Oncologist 14(2):174–180

Dagher R, Cohen M, Williams G, Rothmann M, Gobburu J, Robbie G et al (2002) Approval summary: imatinib mesylate in the treatment of metastatic and/or unresectable malignant gastrointestinal stromal tumors. Clin Cancer Res 8(10):3034–3038

Demetri GD, von Mehren M, Blanke CD, Van den Abbeele AD, Eisenberg B, Roberts PJ et al (2002) Efficacy and safety of imatinib mesylate in advanced gastrointestinal stromal tumors. N Engl J Med 347(7):472–480

Demetri GD, van Oosterom AT, Garrett CR, Blackstein ME, Shah MH, Verweij J et al (2006) Efficacy and safety of sunitinib in patients with advanced gastrointestinal stromal tumour after failure of imatinib: a randomised controlled trial. Lancet 368(9544):1329–1338

Demetri GD, Chawla SP, von Mehren M, Ritch P, Baker LH, Blay JY et al (2009) Efficacy and safety of trabectedin in patients with advanced or metastatic liposarcoma or leiomyosarcoma after failure of prior anthracyclines and ifosfamide: results of a randomized phase II study of two different schedules. J Clin Oncol 27(25):4188–4196

Demetri GD, Reichardt P, Kang YK, Blay JY, Rutkowski P, Gelderblom H et al (2013) Efficacy and safety of regorafenib for advanced gastrointestinal stromal tumours after failure of imatinib and sunitinib (GRID): an international, multicentre, randomised, placebo-controlled, phase 3 trial. Lancet 381(9863):295–302

Demetri GD, von Mehren M, Jones RL, Hensley ML, Schuetze SM, Staddon A et al (2016) Efficacy and safety of trabectedin or dacarbazine for metastatic liposarcoma or leiomyosarcoma after failure of conventional chemotherapy: results of a phase III randomized multicenter clinical trial. J Clin Oncol 34(8):786–793. Pubmed Central PMCID: 5070559 online at www.jco.org. Author contributions are found at the end of this article

Desai J, Shankar S, Heinrich MC, Fletcher JA, Fletcher CD, Manola J et al (2007) Clonal evolution of resistance to imatinib in patients with metastatic gastrointestinal stromal tumors. Clin Cancer Res 13(18 Pt 1):5398–5405

Dimitrakopoulou-Strauss A, Ronellenfitsch U, Cheng C, Pan L, Sachpekidis C, Hohenberger P et al (2017) Imaging therapy response of gastrointestinal stromal tumors (GIST) with FDG PET, CT and MRI: a systematic review. Clin Transl Imaging 5(3):183–197

Doyle LA (2014) Sarcoma classification: an update based on the 2013 World Health Organization classification of tumors of soft tissue and bone. Cancer 120(12):1763–1774

ESMO/European Sarcoma Network Working Group (2012) Gastrointestinal stromal tumors: ESMO Clinical Practice Guidelines for diagnosis, treatment and follow-up. Ann Oncol 23(Suppl 7):vii49–vii55

Evilevitch V, Weber WA, Tap WD, Allen-Auerbach M, Chow K, Nelson SD et al (2008) Reduction of glucose metabolic activity is more accurate than change in size at predicting histopathologic response to neoadjuvant therapy in high-grade soft-tissue sarcomas. Clin Cancer Res 14(3):715–720

Garcia del Muro X, Lopez-Pousa A, Martin J, Buesa JM, Martinez-Trufero J, Casado A et al (2005) A phase II trial of temozolomide as a 6-week, continuous, oral schedule in patients with advanced soft tissue sarcoma: a study by the Spanish Group for Research on Sarcomas. Cancer 104(8):1706–1712

Garcia-Del-Muro X, Lopez-Pousa A, Maurel J, Martin J, Martinez-Trufero J, Casado A et al (2011 Jun 20) Randomized phase II study comparing gemcitabine plus dacarbazine versus dacarbazine alone in patients with previously treated soft tissue sarcoma: a Spanish Group for Research on Sarcomas study. J Clin Oncol 29(18):2528–2533

Gounder MM, Lefkowitz RA, Keohan ML, D'Adamo DR, Hameed M, Antonescu CR et al (2011) Activity of Sorafenib against desmoid tumor/deep fibromatosis. Clin Cancer Res 17(12):4082–4090

Gronchi A, Ferrari S, Quagliuolo V, Broto JM, Pousa AL, Grignani G et al (2017) Histotype-tailored neoadjuvant chemotherapy versus standard chemotherapy in patients with high-risk soft-tissue sarcomas (ISG-STS 1001): an international, open-label, randomised, controlled, phase 3, multicentre trial. Lancet Oncol 18(6):812–822

Grosso F, Jones RL, Demetri GD, Judson IR, Blay JY, Le Cesne A et al (2007) Efficacy of trabectedin (ecteinascidin-743) in advanced pretreated myxoid liposarcomas: a retrospective study. Lancet Oncol 8(7): 595–602

He XD, Zhang YB, Wang L, Tian ML, Liu W, Qu Q et al (2015) Prognostic factors for the recurrence of sporadic desmoid-type fibromatosis after macroscopically complete resection: analysis of 114 patients at a single institution. Eur J Surg Oncol 41(8):1013–1019

Holdsworth CH, Badawi RD, Manola JB, Kijewski MF, Israel DA, Demetri GD et al (2007) CT and PET: early prognostic indicators of response to imatinib mesylate in patients with gastrointestinal stromal tumor. AJR Am J Roentgenol 189(6):W324–W330

Joensuu H, Roberts PJ, Sarlomo-Rikala M, Andersson LC, Tervahartiala P, Tuveson D et al (2001) Effect of the tyrosine kinase inhibitor STI571 in a patient with a metastatic gastrointestinal stromal tumor. N Engl J Med 344(14):1052–1056

Judson I, Radford JA, Harris M, Blay JY, van Hoesel Q, le Cesne A et al (2001) Randomised phase II trial of pegylated liposomal doxorubicin (DOXIL/CAELYX) versus doxorubicin in the treatment of advanced or metastatic soft tissue sarcoma: a study by the EORTC Soft Tissue and Bone Sarcoma Group. Eur J Cancer 37(7):870–877

Kalkmann J, Zeile M, Antoch G, Berger F, Diederich S, Dinter D et al (2012) Consensus report on the radiological management of patients with gastrointestinal stromal tumours (GIST): recommendations of the German GIST Imaging Working Group. Cancer Imaging 12:126–135

Kang YK, Ryu MH, Yoo C, Ryoo BY, Kim HJ, Lee JJ et al (2013) Resumption of imatinib to control metastatic or unresectable gastrointestinal stromal tumours after failure of imatinib and sunitinib (RIGHT): a randomised, placebo-controlled, phase 3 trial. Lancet Oncol 14(12):1175–1182

Kollar A, Jones RL, Stacchiotti S, Gelderblom H, Guida M, Grignani G et al (2017) Pazopanib in advanced vascular sarcomas: an EORTC Soft Tissue and Bone Sarcoma Group (STBSG) retrospective analysis. Acta Oncol 56(1):88–92

Levy AD, Manning MA, Al-Refaie WB, Miettinen MM (2017a) Soft-tissue sarcomas of the abdomen and pelvis: radiologic-pathologic features, Part 1—common sarcomas: from the radiologic pathology archives. Radiographics 37(2):462–483

Levy AD, Manning MA, Miettinen MM (2017b) Soft-tissue sarcomas of the abdomen and pelvis: radiologic-pathologic features, Part 2—uncommon sarcomas. Radiographics 37(3):797–812

Libertini M, Mitra I, van der Graaf WTA, Miah AB, Judson I, Jones RL et al (2018) Aggressive fibromatosis response to tamoxifen: lack of correlation between MRI and symptomatic response. Clin Sarcoma Res 8:13

Look Hong NJ, Hornicek FJ, Harmon DC, Choy E, Chen YL, Yoon SS et al (2013) Neoadjuvant chemoradiotherapy for patients with high-risk extremity and truncal sarcomas: a 10-year single institution retrospective study. Eur J Cancer 49(4):875–883

Lorigan P, Verweij J, Papai Z, Rodenhuis S, Le Cesne A, Leahy MG et al (2007) Phase III trial of two investigational schedules of ifosfamide compared with standard-dose doxorubicin in advanced or metastatic soft tissue sarcoma: a European Organisation for Research and Treatment of Cancer Soft Tissue and Bone Sarcoma Group Study. J Clin Oncol 25(21):3144–3150

Mabille M, Vanel D, Albiter M, Le Cesne A, Bonvalot S, Le Pechoux C et al (2009) Follow-up of hepatic and peritoneal metastases of gastrointestinal tumors (GIST) under Imatinib therapy requires different criteria of radiological evaluation (size is not everything!!!). Eur J Radiol 69(2):204–208

McAuliffe JC, Hunt KK, Lazar AJ, Choi H, Qiao W, Thall P et al (2009) A randomized, phase II study of preoperative plus postoperative imatinib in GIST: evidence of rapid radiographic response and temporal induction of tumor cell apoptosis. Ann Surg Oncol 16(4):910–919

Messiou C, Bonvalot S, Gronchi A, Vanel D, Meyer M, Robinson P et al (2016) Evaluation of response after pre-operative radiotherapy in soft tissue sarcomas; the European Organisation for Research and Treatment of Cancer-Soft Tissue and Bone Sarcoma Group (EORTC-STBSG) and Imaging Group recommendations for radiological examination and reporting with an emphasis on magnetic resonance imaging. Eur J Cancer 56:37–44

Miki Y, Ngan S, Clark JC, Akiyama T, Choong PF (2010) The significance of size change of soft tissue sarcoma during preoperative radiotherapy. Eur J Surg Oncol 36(7):678–683

Mullen JT, Kobayashi W, Wang JJ, Harmon DC, Choy E, Hornicek FJ et al (2012) Long-term follow-up of patients treated with neoadjuvant chemotherapy and radiotherapy for large, extremity soft tissue sarcomas. Cancer 118(15):3758–3765

Murphey MD, Gibson MS, Jennings BT, Crespo-Rodriguez AM, Fanburg-Smith J, Gajewski DA (2006) From the archives of the AFIP: imaging of synovial sarcoma with radiologic-pathologic correlation. Radiographics 26(5):1543–1565

NCCN Clinical Practice Guidelines in Oncology Soft Tissue Sarcoma Version 2 (2018) NCCN; 2018 [12.02.2018]. http://www.nccn.org/professionals/physician_gls/f_guidelines.asp#site

O'Sullivan PJ, Harris AC, Munk PL (2008) Radiological features of synovial cell sarcoma. Br J Radiol 81(964):346–356

Papagelopoulos PJ, Mavrogenis AF, Mastorakos DP, Patapis P, Soucacos PN (2008) Current concepts for management of soft tissue sarcomas of the extremities. J Surg Orthopaedic Adv 17(3):204–215

Pervaiz N, Colterjohn N, Farrokhyar F, Tozer R, Figueredo A, Ghert M (2008) A systematic meta-analysis of randomized controlled trials of adjuvant chemotherapy for localized resectable soft-tissue sarcoma. Cancer 113(3):573–581

Pitson G, Robinson P, Wilke D, Kandel RA, White L, Griffin AM et al (2004) Radiation response: an additional unique signature of myxoid liposarcoma. Int J Radiat Oncol Biol Phys 60(2):522–526

Recine F, Bongiovanni A, Riva N, Fausti V, De Vita A, Mercatali L et al (2017) Update on the role of trabectedin in the treatment of intractable soft tissue sarcomas. OncoTargets Ther 10:1155–1164

Rezai P, Pisaneschi MJ, Feng C, Yaghmai V (2013) A radiologist's guide to treatment response criteria in oncologic imaging: anatomic imaging biomarkers. AJR Am J Roentgenol 201(2):237–245

Roberge D, Skamene T, Nahal A, Turcotte RE, Powell T, Freeman C (2010) Radiological and pathological response following pre-operative radiotherapy for soft-tissue sarcoma. Radiotherapy Oncol 97(3):404–407

Robinson E, Bleakney RR, Ferguson PC, O'Sullivan B (2008) Oncodiagnosis panel: 2007: multidisciplinary management of soft-tissue sarcoma. Radiographics 28(7):2069–2086

Schiavon G, Ruggiero A, Schoffski P, van der Holt B, Bekers DJ, Eechoute K et al (2012) Tumor volume as an alternative response measurement for imatinib treated GIST patients. PloS one 7(11):e48372

Schiavon G, Ruggiero A, Bekers DJ, Barry PA, Sleijfer S, Kloth J et al (2014) The effect of baseline morphology and its change during treatment on the accuracy of Response Evaluation Criteria in Solid Tumours in assessment of liver metastases. Eur J Cancer 50(5):972–980

Schoffski P, Chawla S, Maki RG, Italiano A, Gelderblom H, Choy E et al (2016) Eribulin versus dacarbazine in previously treated patients with advanced liposarcoma or leiomyosarcoma: a randomised, open-label, multicentre, phase 3 trial. Lancet 387(10028):1629–1637

Schramm N, Englhart E, Schlemmer M, Hittinger M, Ubleis C, Becker CR et al (2013) Tumor response and clinical outcome in metastatic gastrointestinal stromal tumors under sunitinib therapy: comparison of RECIST, Choi and volumetric criteria. Eur J Radiol 82(6):951–958

Schuetze SM (2006) Utility of positron emission tomography in sarcomas. Curr Opin Oncol 18(4):369–373

Schuetze SM, Rubin BP, Vernon C, Hawkins DS, Bruckner JD, Conrad EU 3rd et al (2005) Use of positron emission tomography in localized extremity soft tissue sarcoma treated with neoadjuvant chemotherapy. Cancer 103(2):339–348

Schwab JH, Boland PJ, Antonescu C, Bilsky MH, Healey JH (2007) Spinal metastases from myxoid liposarcoma warrant screening with magnetic resonance imaging. Cancer 110(8):1815–1822

Seddon B, Strauss SJ, Whelan J, Leahy M, Woll PJ, Cowie F et al (2017) Gemcitabine and docetaxel versus doxorubicin as first-line treatment in previously untreated advanced unresectable or metastatic soft-tissue sarcomas (GeDDiS): a randomised controlled phase 3 trial. Lancet Oncol 18(10):1397–1410

Shankar S, vanSonnenberg E, Desai J, Dipiro PJ, Van Den Abbeele A, Demetri GD (2005) Gastrointestinal stromal tumor: new nodule-within-a-mass pattern of recurrence after partial response to imatinib mesylate. Radiology 235(3):892–898

Sheth PJ, Del Moral S, Wilky BA, Trent JC, Cohen J, Rosenberg AE et al (2016) Desmoid fibromatosis: MRI features of response to systemic therapy. Skelet Radiol 45(10):1365–1373

Shinagare AB, Jagannathan JP, Kurra V, Urban T, Manola J, Choy E et al (2014) Comparison of performance of various tumour response criteria in assessment of regorafenib activity in advanced gastrointestinal stromal tumours after failure of imatinib and sunitinib. Eur J Cancer 50(5):981–986

Shinagare AB, Barysauskas CM, Braschi-Amirfarzan M, O'Neill AC, Catalano PJ, George S et al (2016) Comparison of performance of various tumor response criteria in assessment of sunitinib activity in advanced gastrointestinal stromal tumors. Clin Imaging 40(5):880–884

Siegel GW, Biermann JS, Chugh R, Jacobson JA, Lucas D, Feng M et al (2015) The multidisciplinary management of bone and soft tissue sarcoma: an essential organizational framework. J Multidiscip Healthc 8:109–115

Sood S, Baheti AD, Shinagare AB, Jagannathan JP, Hornick JL, Ramaiya NH et al (2014) Imaging features of primary and metastatic alveolar soft part sarcoma: single institute experience in 25 patients. Br J Radiol 87(1036):20130719

Stacchiotti S, Collini P, Messina A, Morosi C, Barisella M, Bertulli R et al (2009) High-grade soft-tissue sarcomas: tumor response assessment—pilot study to assess the correlation between radiologic and pathologic response by using RECIST and Choi criteria. Radiology 251(2):447–456

Stacchiotti S, Negri T, Zaffaroni N, Palassini E, Morosi C, Brich S et al (2011) Sunitinib in advanced alveolar soft part sarcoma: evidence of a direct antitumor effect. Ann Oncol 22(7):1682–1690

Stacchiotti S, Verderio P, Messina A, Morosi C, Collini P, Llombart-Bosch A et al (2012) Tumor response assessment by modified Choi criteria in localized high-risk soft tissue sarcoma treated with chemotherapy. Cancer 118(23):5857–5866

Stroobants S, Goeminne J, Seegers M, Dimitrijevic S, Dupont P, Nuyts J et al (2003) 18FDG-positron emission tomography for the early prediction of response in advanced soft tissue sarcoma treated with imatinib mesylate (Glivec). Eur J Cancer 39(14): 2012–2020

Stroszczynski C, Jost D, Reichardt P, Chmelik P, Gaffke G, Kretzschmar A et al (2005) Follow-up of gastro-intestinal stromal tumours (GIST) during treatment with imatinib mesylate by abdominal MRI. Eur Radiol 15(12):2448–2456

Tang L, Zhang XP, Sun YS, Shen L, Li J, Qi LP et al (2011) Gastrointestinal stromal tumors treated with imatinib mesylate: apparent diffusion coefficient in the evaluation of therapy response in patients. Radiology 258(3):729–738

Tap WD, Jones RL, Van Tine BA, Chmielowski B, Elias AD, Adkins D et al (2016) Olaratumab and doxo-rubicin versus doxorubicin alone for treatment of soft-tissue sarcoma: an open-label phase 1b and ran-domised phase 2 trial. Lancet 388(10043):488–497

Tirumani SH, Jagannathan JP, Krajewski KM, Shinagare AB, Jacene H, Ramaiya NH (2013) Imatinib and beyond in gastrointestinal stromal tumors: a radi-ologist's perspective. AJR Am J Roentgenol 201(4):801–810

Tirumani SH, Shinagare AB, O'Neill AC, Nishino M, Rosenthal MH, Ramaiya NH (2016) Accuracy and feasibility of estimated tumour volumetry in primary gastric gastrointestinal stromal tumours: validation using semiautomated technique in 127 patients. Eur Radiol 26(1):286–295

Van den Abbeele AD (ed) (2001) F18-FDG-PET provides early evidence of biological response to STI571 in patients with malignant gastrointestinal stromal tumors (GIST). Proc Am Soc Clin Oncol 20:362a

Van den Abbeele AD (2008) The lessons of GIST—PET and PET/CT: a new paradigm for imaging. Oncologist 13(Suppl 2):8–13

Van den Abbeele A, Badawi R, Tetrault R, Cliche J, Manola J, Spangler T et al (eds) (2003) FDG-PET as a surrogate marker for response to Gleevec (TM)(ima-tinib mesylate) in patients with advanced gastrointesti-nal stromal tumors (GIST). J Nucl Med 44:24–25

de Vreeze RS, de Jong D, Haas RL, Stewart F, van Coevorden F (2008) Effectiveness of radiotherapy in myxoid sarcomas is associated with a dense vascular pattern. Int J Radiat Oncol Biol Phys 72(5):1480–1487

Wang WL, Katz D, Araujo DM, Ravi V, Ludwig JA, Trent JC et al (2012) Extensive adipocytic maturation can be seen in myxoid liposarcomas treated with neoadjuvant doxorubicin and ifosfamide and pre-operative radia-tion therapy. Clin Sarcoma Res 2(1):25

Wang YF, Guo W, Sun KK, Yang RL, Tang XD, Ji T et al (2015) Postoperative recurrence of desmoid tumors: clinical and pathological perspectives. World J Surg Oncol 13:26

Wortman JR, Tirumani SH, Tirumani H, Shinagare AB, Jagannathan JP, Hornick JL et al (2016) Neoadjuvant radiation in primary extremity liposarcoma: correla-tion of MRI features with histopathology. Eur Radiol 26(5):1226–1234

Zhao RP, Yu XL, Zhang Z, Jia LJ, Feng Y, Yang ZZ et al (2016) The efficacy of postoperative radiotherapy in localized primary soft tissue sarcoma treated with conservative surgery. Radiat Oncol 11:25

第IV部分

新技术手段与未来发展方向

第13章 放射组学和影像基因组学在肿瘤治疗反应评价中的应用

Geewon Lee, So Hyeon Bak, Ho Yun Lee, Joon Young Choi, & Hyunjin Park

目录

1. RECIST 的局限性 ·················· 187
2. 放射组学在治疗反应中的应用 ·········· 188
   2.1 引言 ·························· 188
   2.2 容积法 ······················ 188
   2.3 纹理分析 ···················· 188
   2.4 肿瘤特征的功能成像分析 ········ 188
3. 影像基因组学在治疗反应中的应用 ······ 190
4. 放射组学和影像基因组学技术 ·········· 190
   4.1 容量测定法 ·················· 190
   4.2 bin 值 ······················ 190
   4.3 纹理特征 ···················· 191
   4.4 形状特征 ···················· 191
   4.5 滤波器和小波 ················ 191
   4.6 不同医疗模式的特异技术事项 ···· 192
5. 结论与展望 ······················ 196
参考文献 ···························· 197

摘要

在过去的二十年中,实体瘤疗效评价标准(RECIST)已被确立为衡量肿瘤负荷和评估肿瘤疗效的标准指南。根据 RECIST 标准,依据肿瘤直径一维测量来评价抗癌治疗的疗效。然而,当单独使用这一传统反应标准时,已经发现其局限性。多种因素,包括读数测量的可变性和不同的技术扫描参数,可能会导致肿瘤测量和疗效评估的错误,从而导致不合适的抗癌治疗决策。此外,传统疗效评价标准可能难以准确评估最新的癌症治疗方式,如分子治疗和免疫治疗。在这种情况下,放射组学和影像基因组学可以提供关于肿瘤表型的全面信息,并展现出量化肺癌生物学和评估治疗效果的潜力。在这篇综述中,我们描述了根据 CT、PET 和 MRI 的不同模式,肿瘤负荷的测量变异性。此外,我们还讨论了放射组学和影像基因组学在肺癌患者治疗效果评价中的应用前景。

1. RECIST 的局限性

自 2000 年发布并于 2009 年修订以来,实体瘤疗效评价标准(response evaluation criteria in solid tumors, RECIST)已被确立为衡量肿瘤负荷和确定肿瘤疗效的标准指南(Eisenhauer et al, 2009;Therasse et al, 2000)。根据 RECIST 标准,

通过肿瘤直径的一维测量来评价抗癌治疗的疗效。然而,当单独使用传统的治疗反应评价标准时,已经发现存在局限性。多种因素,包括读数测量的可变性和不同的技术扫描参数,可能会导致肿瘤测量和疗效评估的错误,从而导致不合适的抗癌治疗决策。

传统细胞毒性化疗通常旨在杀死快速分裂的肿瘤细胞,导致肿瘤迅速缩小,这一点很容易通过RECIST标准进行评估。近年来发展了大量的分子靶向治疗,开创了全身肿瘤治疗的新纪元。分子治疗以跨膜受体和细胞内分子为靶点,这些分子与肿瘤细胞的存活和增殖有关。此外,癌症免疫疗法旨在激活免疫系统与癌症抗争。与传统的细胞毒性化疗不同,这些新的抗癌治疗显示出新的疗效反应模式,而不会同时缩小肿瘤大小。因此,传统的疗效评价标准如RECIST可能难以准确评估肿瘤的疗效。

2. 放射组学在治疗反应中的应用

2.1　引言

放射组学,即从放射影像中提取大量高级定量信息的过程,量化肺癌生物学和治疗效果评估的潜力已经逐渐展现出来(Lee et al, 2017)。虽然放射组学在测量肿瘤负荷方面显示出可喜的结果,但仍存在很大的变异性。放射科医生应该熟悉放射组学在治疗反应方面的技术更新、优点和缺点。

2.2　容积法

精确测量肿瘤负荷是准确评估肿瘤疗效,从而选择适当治疗决策的基础。然而,先前已经报道过不一致的一维测量(Erasmus et al, 2003)。根据这项研究,人工测量的偏差性在很大程度上是肿瘤测量可变性的原因。换句话说,每个审查者可能会在不同的图像窗上测量肿瘤,从而产生不同的一维测量结果。为了解决这个问题,许多文献报道已经表明,与一维测量相比,测量整个肿瘤体积更有优势(Goldmacher & Conklin, 2012; Jennings et al, 2004; Mozley et al, 2012; Nishino et al, 2011, 2013; Zhao et al, 2006)。首先,体积测量具有更好的再现性和重复性(Han et al, 2017);第二,体积测量比一维测量在检测微小变化方面更敏感,例如,在一个10mm的球形结节中,一维直径

每增加1mm,横截面直径增加10%,体积增加33%(Plathow et al, 2006);第三,由于越来越多的后处理计算机软件的使用,肿瘤体积的测量比以往任何时候都更加方便。肿瘤学试验开始使用全肿瘤体积作为临床终点(Zhao et al, 2010);因此,了解肿瘤体积测量的可变性是很重要的(Zhao et al, 2010; Altorki et al, 2010; Hayes et al, 2016)。

根据分割的定义,就是划定肿瘤边界,并将肿瘤与邻近的解剖结构分开。通常,选择整个肿瘤作为感兴趣区域(volume of interest, VOI),这在大多数情况下是合适的。然而,当肺癌周围有病理异常,包括肺不张、肺炎或肺损伤时,由于肿瘤边缘模糊可能导致肿瘤测量结果的差异,精确的肿瘤分割变得更具挑战性(Rios Velazquez et al, 2012; van Dam et al, 2010)。

2.3　纹理分析

与直方图特征相比,高阶纹理特征保留了每个体素的空间信息,从而展现了癌症的纹理特征。灰度共生矩阵(gray level co-occurrence matrix, GLCM)是利用图像中灰度组合的数目、距离和角度来构造的。从GLCM中可以提取聚类、相关性、对比度、能量和熵特征。灰度游程矩阵(gray-level run-length matrix, GLRL)表示任意方向上具有相同灰度的连续体素。从GLRL可以提取诸如长游程优势、短游程优势、游程长度不均匀性、灰度不均匀性和游程百分比等特征。邻域灰度差矩阵(neighborhood gray-tone difference matrix, NGTDM)使用邻域的强度值而不是一个体素,来表示邻域内体素强度的相似或不相似程度。可以从NGTDM中提取繁忙度、复杂性和纹理强度的特征。

根据文献报道,纹理特征在预测肺癌的肿瘤分期、转移、治疗效果、生存和分子遗传学方面展现出良好的结果(Al-Kadi & Watson, 2008; Cook et al, 2013; Fried et al, 2014; Ganeshan et al, 2010, 2012)。在一项对127名NSCLC患者的研究中,包括纹理特征在内的治疗前放射组学特征可以预测病理大体残留(Coroller et al, 2016)。根据最近的一项研究,放射组学标志性评分包括更高水平的长灰度游程优势,可以区分惰性肺癌和侵袭性肺癌(She et al, 2018)。

2.4　肿瘤特征的功能成像分析

动态对比增强(Dynamic contrast-enhanced,

DCE）和弥散加权（diffusion weighted, DW）MRI 可以用来评估肿瘤微环境的功能变化（图 13-1）（Bains et al, 2012）。DW-MRI 可以绘制反映组织细胞密度、液体黏度、细胞膜的完整性和细胞外空间曲折性的水分子扩散图（Coche, 2016）。DW-MRI 还可以通过计算扩散加权信号的衰减，提供表观扩散系数（apparent diffusion Coefficient, ADC）的估计值。在高细胞性组织（包括肿瘤）中，ADC 值通常降低，而坏死区和细胞膜受损或可渗透的组织中，ADC 值增加（Bains et al, 2012）。在抗癌治疗成功后，ADC 也会增加，因为肿瘤细胞因坏死或凋亡而死亡，降低了细胞密度，增加了肿瘤细胞外体积（Yabuuchi et al, 2011）。因此，ADC 值被广泛用作评估肺癌和预测疗效的定量成像生物标志物，因为在抗癌治疗过程中，细胞死亡和血管变化优先于病灶大小的变化。

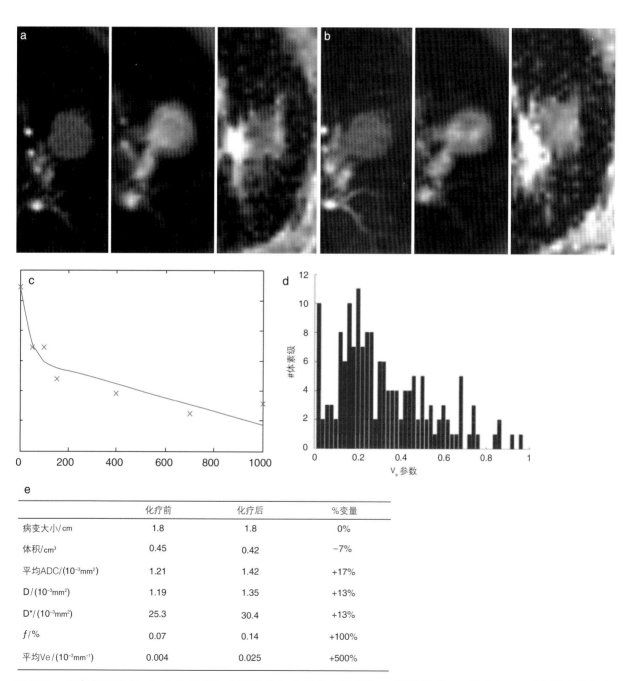

	化疗前	化疗后	%变量
病变大小/cm	1.8	1.8	0%
体积/cm³	0.45	0.42	−7%
平均ADC/(10⁻³mm²)	1.21	1.42	+17%
D/(10⁻³mm²)	1.19	1.35	+13%
D*/(10⁻³mm²)	25.3	30.4	+13%
f/%	0.07	0.14	+100%
平均Ve/(10⁻³mm⁻¹)	0.004	0.025	+500%

图 13-1　肺癌化疗患者。（a）化疗前基线 MRI；（b）化疗后 5 周获得 T2 序列、增强 MR 序列和 ADC 图，肿瘤最大直径（1.8cm）间隔无明显变化；（c）靶向治疗后 ADC 值增加 17%，漫反射信号衰减的双指数拟合；（d）联合 DCE MR 衍生的 VE（每单位组织外体积的细胞外血管外空间容积）直方图，表示第一周期化疗前（红色）和化疗后（蓝色）的肿瘤灌注；（e）显示治疗前后 MR 参数变化的表格

血管生成是影响肺癌生长、转移和预后的重要因素。低分化肿瘤可能具有无序和可渗透的血管,这些血管在氧气输送方面效率低下,导致肿瘤缺氧(Gaddkeri et al,2016)。血管生成的靶向治疗可能导致新生血管的退化或正常化,并抑制新血管的生长。DCE MRI 提供药代动力学信息以评估敏感的病理生理特征,并检测肿瘤血管和瘤周微环境的变化。DCE-MRI 主要使用两室 Tofts 模型原理进行。在靶向治疗期间,肿瘤减少了 K^{TRANS},这是钆螯合物(强化剂)通过毛细血管内皮细胞扩散传输的特征,DCE-MRI 测量已被证明与有效的肿瘤控制和血管抑制有显著的相关性(Chen et al,2017)。

3. 影像基因组学在治疗反应中的应用

影像基因组学是研究成像特征与潜在的基因表达模式、基因突变和其他基因组特征之间的相关性研究(Leithner et al,2018;Vardhanabhuti & Kuo,2018)。影像基因组学在肿瘤学方面有许多优势,包括速度、成本效益和捕获肿瘤遗传异质性,因为它是一种可以重复进行的非侵入性方法,因此适合于评估治疗效果(Jansen et al,2018)。

根据 Aerts 等的一项初步研究,治疗前的放射组学数据能够非侵入性地预测突变状态和相关的吉非替尼疗效,显示了影像基因组学用于分层治疗和疗效评估的潜力(Aerts et al,2016)。在另一项研究中,依据多种放射组学特征的预测模型可以预测肺癌患者的 ALK 融合和 ROS1/RET 融合(Yoon et al,2015)。

在 Sun 等最近的一项研究中,放射组学特征能够评估肿瘤浸润性 CD8T 细胞,有助于预测肿瘤的免疫表型,并推断免疫治疗患者的临床预后(Sun et al,2018)。尽管仍处于非常早期的阶段,影像基因组学在预测治疗效果方面有很大的潜力,应该通过大规模的队列研究来进一步探索。

4. 放射组学和影像基因组学技术

4.1　容量测定法

有多种分割方法,包括手动、半自动和自动方法。首先,当由经验丰富的专家绘制时,手动分

割可能被认为是"黄金标准"。然而,它有很大的缺点,因为是一项耗时和劳动密集型的任务,具有不可避免的可变性。其次,使用后处理软件的半自动和自动方法比人工分割更具可重复性(Rios Velazquez et al,2012;Heye et al,2013)。在一项比较手动和半自动分割的研究中,半自动分割得到的放射组学特征展现出明显更高的可重复性(Parmar et al,2014)。部分实体腺癌伴有毛玻璃样混浊(ground-glass opacity,GGO)成分时,GGO 成分与周围肺实质之间的对比度降低,全自动分割结果可能不准确(Ko et al,2003)。因此,由专家进行半自动分割和肿瘤边缘编辑是目前精确测量部分实性腺癌肿瘤体积的最佳选择(Lassen et al,2015;Oda et al,2010)。边缘不规则、瘤内质地不均匀、周围肺不张或积液的晚期肺癌通常需要放射科专家手动编辑的半自动分割(Nishino et al,2011)。因此,在基因组定义的队列中,通过半自动分割获得的肿瘤体积被认为是分子靶向治疗中延长生存期的标志物,巩固了肿瘤体积在精确医学中的潜力(Nishino et al,2013,2016)。

基于深度学习的全自动分割方法的优点包括快速、准确的肿瘤分割。一些研究人员已经训练了卷积神经网络,并证明深度学习可以准确地定位和分割多个器官中的肿瘤(Havaei et al,2017;Trebeschi et al,2017;Wang et al,2017;Zhao 和 Jia,2016)。虽然这些文章大多为关于脑、前列腺和直肠的 MRI 扫描研究,但深度学习技术已经显示出提高肿瘤分割的准确性和稳定性的潜力。最后需要提到的一点是使用不同的体积测量软件,比较多个体积测量软件包的研究中发现有相当大的差异,这意味着软件包不应该互换使用(Ashraf et al,2010;de Hoop et al,2009;Devaraj et al,2017;Zhao et al,2014a)。

4.2　bin 值

放射组学分析从基础成像模式及其 ROI 中提取数百甚至数千个特征。这些特征不同于语义特征,是不可知的计算特征,其运行公式由各种参数定义(Gillie et al,2016)。因此,对于给定的放射组学特征,如果相关联的参数改变,则随后的放射组学特征也可能改变。大多数放射组学特征,被称为直方图特征,是使用 ROI 内的基础成像数据从强度直方图计算出来的。直方图受 bin 宽度和 bin 参数的范围影响(图 13-2)。其范围取决

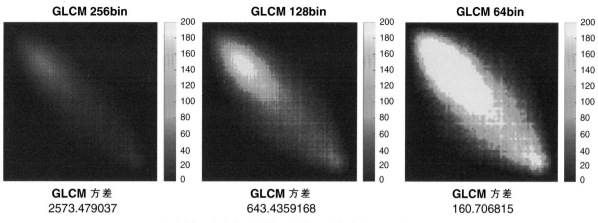

图 13-2　根据同一肿瘤中区间数量确定三个灰度共生矩阵（GLCM）方差值

于应用，4096 通常用于 CT。许多人还使用更大的 bin 值，bin 值除以 bin 宽度等于 bin 参数。使用大 bin 值可以在强度值之间进行精细区分，但是使用过大 bin 值会导致条柱宽度非常窄。较窄的柱状图宽度会导致直方图估计不可靠，并且可能没有足够的样本用于某些柱状图。Freedman-Diaconis 规则可用于设置 bin 宽度（Parekh & Jacobs，2016；Szigeti et al，2016）。

4.3　纹理特征

纹理特征是公认的放射组学特征（Aerts et al，2014；Ganeshan et al，2013；Tixier et al，2011）。利用灰度共生矩阵（gray-level co-occurrence matrix，GLCM）和灰度大小区域矩阵（intensity size zone matrix，ISZM）计算最具代表性的纹理特征。这些矩阵由 2D 直方图构成，该二维直方图与一维直方图相比测量一对观测的频率，并且研究者分析一个观测（例如，强度）的频率。GLCM 测量邻域中强度对的频率，而 ISZM 测量具有特定大小和强度的斑点频率（图 13-3）。对于 GLCM，使用给定体素的强度作为第一轴，相邻体素的强度作为第二轴来构建二维直方图。GLCM 量化了邻域中的强度对，从而反映纹理信息。与 1D 直方图类似，区间数量是 2D 直方图中的一个主要参数。通常，3D 直方图中的样本要少得多，因为与 1D 直方图相比，体素需要填充跨越 2D 空间的框域。由于 2D 直方图中的这种稀疏性，研究人员通常使用 128/256 个区间来进行 GLCM（Shafiq-Ul-Hassan et al，2017）。

ROI 的大小也会影响 1D/2D 直方图测量。如果 ROI 足够大，可以包含数千个体素，那么上述方法是合适的。如果 ROI 的体素数量非常少（可能在 100 个左右），那么研究人员需要大幅减少区间的数量，以确保有足够的体素占据区间。

4.4　形状特征

形状特征是放射组学分析的重要部分（Aerts et al，2014；Kumar et al，2012）。ROI 的形状是用各种公式量化的，ROI 可以由各向同性或非各向同性体素组成。在许多情况下，存在良好的平面内分辨率和较差的平面外分辨率（即非各向同性体素）。对于各向同性体素，形状特征对面内的形状变化更敏感，对面外的形状变化不太敏感。对于各向同性体素，形状特征对所有方向都同样敏感。目标 ROI 的形状可以在任何方向上改变；因此，各向同性体素比非各向同性体素更可取。如果成像数据是非各向同性的，则可以对成像数据进行插值以使其各向同性。此插值可使数据更平滑，但减少了形状变化。

4.5　滤波器和小波

一些研究人员将边缘增强滤波器如高斯 - 拉普拉斯（Laplacian of Gaussian，LOG）应用于成像数据，并从滤波图像中提取放射组学特征（Aerts et al，2016）。日志过滤器有比例参数，该参数控制发生增强的比例。研究人员需要指定适合其预期应用的比例参数。比例应根据图像质量和 ROI 的大小进行设置。如果研究人员的图像质量较差，ROI 较大，建议进行大比例操作。

一些研究还将小波分解应用于成像数据（Aerts et al，2014）。将成像数据分解成多个输出数据，并从分解后的数据计算放射组学特征。有许多小波变换可供选择，每个小波变换都有大量的参数。Coiflets 小波因其简单性而被广泛使

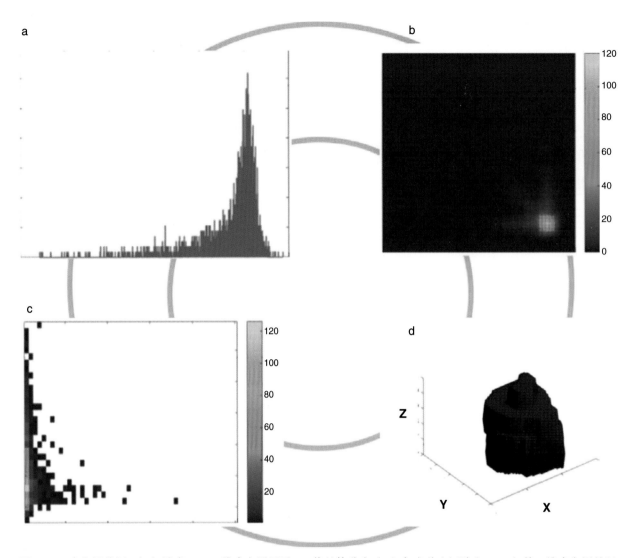

图 13-3　直方图特征。（a）肿瘤 ROI 一维直方图展示 HU 值整体分布；（b）灰度共生矩阵（GLCM），其二维直方图是以给定体素强度为第一轴，相邻体素强度为第二轴建立；（c）强度大小区域矩阵（ISZM），水平轴表示强度，垂直轴表示给定斑点大小；（d）肿瘤三维渲染图像

用。研究人员可以在最简单的版本中将一个 3D 扫描分解成 8 个 3D 分解扫描。不同的小波变换产生不同的分解数据，从而影响放射组学特征。研究人员在项目开始前应充分考虑小波的各种参数。

4.6　不同医疗模式的特异技术事项

虽然 CT 是肺癌疗效评估的主要影像方式，但其他影像方式如磁共振成像（magnetic resonance Imaging，MRI）和正电子发射断层扫描（positron emission tomography，PET）可能描绘同一肿瘤生物学过程的不同方面（Padhani et al, Miles, 2010）。因此，将代谢和功能信息与常规解剖学数据相结合，可以更全面地了解复杂的肿瘤生物学，并更准确地评估肿瘤的疗效。

4.6.1　CT

CT 数据的量化提供了癌症负荷的准确信息。除了前面介绍的可变性之外，临床实践中的客观 CT 测量还受到多种技术因素的影响，包括重建算法、层厚和扫描仪间的差异（Kmerink et al, 1995; Stoel et al, 1999, 2008）。这些因素的结合可能会导致肿瘤的测量变异性很大，使得放射科医生很难评估肿瘤的疗效。

4.6.1.1　重建算法、放射剂量和重构核

许多研究者已经使用胸部体模探索了重建算法和放射剂量对肺结节直径或体积的影响（Kim et al, 2014, 2015; Ohno et al, 2016; Siegelman et al, 2015）。根据这些研究，各种迭代重建算法（例如，自适应统计迭代重建或基于模型迭代重建）在结节直径或体积测量方面与传统的过滤反投影

相比没有显著差异（Kim et al, 2014, 2015; Ohno et al, 2016; Siegelman et al, 2015）。一些研究甚至报道,迭代重建算法在低放射剂量下显示出更好的测量精度（Kim et al, 2015; Ohno et al, 2016; Doo et al, 2014; Sakai et al, 2015）。他们假设迭代重建算法降低了噪声或提高了图像质量,从而减少了测量误差（Kim et al, 2015; Ohno et al, 2016; Doo et al, 2014; Sakai et al, 2015）。一项涉及依据模型迭代重建和过滤反投影重建亚实性结节的临床研究表明,亚实性结节的直径、体积和实性成分的半自动测量均在测量变异性的范围内（Cohen et al, 2017）。因此,参考这些先前的体模和临床研究,无论使用哪种重建算法,肺结节体积测量都可以可靠地进行比较。

针对重构核对肿瘤体积影响的研究,得出了相互矛盾的结果（图 13-4）。研究表明,软组织重建比锐利核算法显示出更明确的可重复体积测量优势（Wang et al, 2010）。在另一项研究中,与高频骨算法相比,低频软算法得出更大的体积数据（Devaraj et al, 2017; Christe et al, 2014）。

4.6.1.2 层面厚度

以前的学者已经研究了层面厚度对肺癌筛查或肿瘤测量、疗效评估的影响（Petrou et al, 2007; Tan et al, 2012; Winer-Muram et al, 2003; Zhao et al, 2005, 2013）。理论上,较厚的 CT 层面比薄 CT 层面有更大的部分容积效应伪影。因此,肿瘤的真实细节在较厚的 CT 层面上被更多地掩盖,干扰了准确的肿瘤分割和提取的放射组学特征（图 13-5）（Zhao et al, 2014b）。有报道 CT 层面厚度不同,测量的肺结节体积有显著差异,特别对于较小的肺结节,较厚层面导致明显的测量误差（Petrou et al, 2007; Tan et al, 2012; Zhao et al, 2013）。VOI 非常小的亚厘米结节时,部分容积效应极大地影响体积测量（Plathow et al, 2006）。

同样,在提取放射组学特征方面,薄 CT 层面图像比厚的层面图像效果更好（Zhao et al, 2014b; He et al, 2016）。肺癌患者中,薄 CT 层面（1.25mm）放射组学特征表现出比厚 CT 层面（5mm）相同特征有更好的诊断性能（He et al, 2016）。根据一项胸部体模的研究,较薄（1.25mm 和 2.5mm）层面对量化肿瘤的大小、形状和密度更适合获取放射组学特征（Zhao et al, 2014b）。为最大限度地减少依赖于 CT 层面厚度的测量变异性,我们建议使用薄层面图像。此外,不同的层面厚度不应互换使用。

4.6.1.3 呼吸和静脉造影剂的影响

考虑到弹性胸壁对肺充气的影响,测量肺部肿瘤时,不应低估和忽略呼吸运动的影响。肺泡因呼气而塌陷,肿瘤实质因吸气而伸展,都可能影响肿瘤负荷评估。因此,呼吸过程中的运动伪影

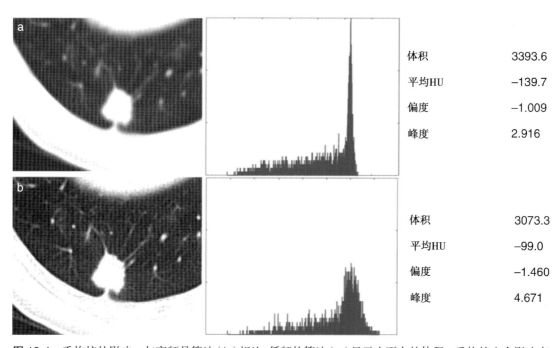

	a	b
体积	3393.6	3073.3
平均HU	−139.7	−99.0
偏度	−1.009	−1.460
峰度	2.916	4.671

图 13-4　重构核的影响。与高频骨算法（b）相比,低频软算法（a）显示出更大的体积。重构核也会影响直方图特征的值

会显著影响肿瘤的真实轮廓,使其轮廓和体积评估不可靠(图13-6)。此外,胸腔积液或气胸时也可能影响肿瘤体积(Mansoor et al, 2015)。关于放射组学,Oliver 等认为几乎 75% 的 CT 放射组学特征会受呼吸运动影响(Oliver et al, 2015)。

同时,静脉注射造影剂也可能影响肺结节体积

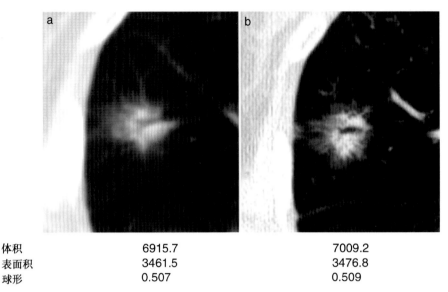

体积	6915.7	7009.2
表面积	3461.5	3476.8
球形	0.507	0.509

图 13-5 CT 层面厚度对肺腺癌的影响。在较厚的截面(a, 5mm 层面厚度),局部体积平均效应比薄的截面(b, 1mm 层面厚度)增加得更多,这可能会影响形状特征。薄层层面在评价结节形态特征(如形状和毛刺)方面具有优势,可随着时间推移细化细微的形态变化

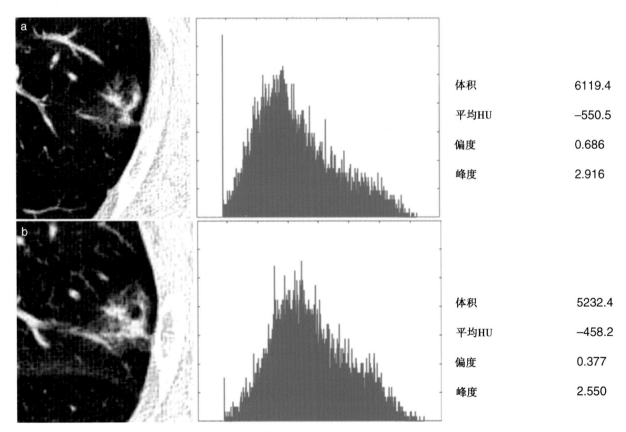

体积	6119.4
平均HU	−550.5
偏度	0.686
峰度	2.916

体积	5232.4
平均HU	−458.2
偏度	0.377
峰度	2.550

图 13-6 吸气量是影响测量变异性因素之一。(a)吸气;(b)呼气

测定。由于增强扫描时结节周边部分的 CT 值增大,实质和结节之间的对比度差异增大;因此,体积分割时可能包括周围肺结节的更大区域(Devaraj et al,2017)。研究表明,尽管精确的增加很小,放射科医生应该意识到造影剂对肺结节体积的影响(Honda et al,2007;Rampinelli et al,2010)。

4.6.2　MRI

由于 MRI 的复杂性和没有辐射暴露,无论是单独还是结合临床和基因组肿瘤学信息,MRI 可以在肿瘤分类、治疗效果评估以及作为预后和预测生物标志物方面发挥重要作用(Gourtsoyianni et al,2017;Incoronato et al,2017)。MRI 在识别软组织对比度高的病变方面比 CT 更具有可重复性。由于分辨率更高回避了其他软组织结构,MRI 测量的体积比 CT 测量体积小(Rasch et al,1999;Usmani et al,2011)。定量分析方面,MRI 应该具有相同的视野和采集矩阵、场强和层面厚度,这对信噪比有很大的影响(Incoronato et al,2017)。然而,MRI 的复杂采集有几个影响图像质量和外观的参数,这些参数最终会影响从图像中提取的特征(Saha et al,2017)。

4.6.2.1　磁场强度

随着磁共振场强的增加,信噪比(signal-to-noise,SNR)增加,导致空间和 / 或时间分辨率的提高,并显著改善解剖学识别(Usmani et al,2011;Soher et al,2007)。使用高 MR 场强随着图像质量的提高,轮廓的可变性显著改善(Usmani et al,2011)。然而,高 MR 场强也有潜在的缺点,包括增加能量沉积、与敏感性相关的图像伪影以及信号异质性(Ullrich et al,2017)。B1 不均匀性导致 T1 测量的系统误差(Leach et al,2012)。DW-MRI 已成为肿瘤学中定性肿瘤和预测治疗效果的一种强有力成像工具。由于 SNR 和 CNR 的增加,3T MRI 上 DWI 的客观图像质量明显好于1.5T MRI 的图像质量(Ullrich et al,2017)。根据磁场强度的不同,所测得 ADC 在体模研究中有很大的不同。然而,ADC 的重复性非常好(Lavdas et al,2014)。此外,肝脏在 3T MRI 时的 ADC 值高于 1.5T 时 ADC 值,但胰腺和脾脏的 ADC 值没有差异(Dale et al,2010)。因此,信号强度,包括ADC 值,应考虑场强的影响来评价疗效。

此外,还应考虑 MR 对比剂弛豫值随场强的变化。当从 1.5T 改变到 3T 时,MR 造影剂的弛豫率从 5% 增加到 10%(Soher et al,2007)。不同类型的磁共振钆对比剂的弛豫强度对场强的个体依赖性有显著不同(Rohrer et al,2005)。抗癌治疗的成功疗效,导致增强程度降低。因此,应根据场强的不同调整检测肿瘤增强对比剂的使用。

4.6.2.2　采集参数

由于 MRI 的信号强度来源于参数采集与组织内在特征之间复杂的相互作用,因此仅从 MRI 信号强度很难获得有关组织物理特性的信息。不同研究或机构 MRI 采集方案明显不同,不同的MR 方案导致定量图像分析结果有相当大的差异。DCE-MRI 定量信息的可靠性和重复性取决于对比剂剂量、给药方法、采集参数和使用的分析方法(Kumar et al,2012)。广泛用于肿瘤评估的 ADC 成像仪间重复性差,限制了其在临床试验中作为生物标志物的使用。即使使用相同的扫描仪,在 B0 场内不一致的肿瘤位置也会扭曲 ADC 的值(Weller et al,2017),对可重复性带来负面影响。鉴于采集协议种类繁多,评估定量矩阵的稳定性至关重要(Horvat et al,2018)。近年来,定量成像生物标志物联盟(Quantitative Imaging Biomarker Aliance,QIBA)一直努力力标准化 DCE-MRI 协议(Kumar et al,2012)。

提取的特征值主要受扫描仪制造商和层面厚度的影响。磁场强度的影响相对较小(Saha et al,2017)。随着空间分辨率的提高,放射组学特征增加了对变异采集的敏感性。由于模糊效应和部分体积效应,掩盖了采集参数变化对像素信号强度的影响,从而减少了对放射组学特征的影响。然而,只要临床上可用的空间分辨率足够高,采集次数、重复时间、回波时间和采样带宽的变化对放射组学的结果几乎没有影响(Mayerhoefer et al,2009)。与局部区域纹理参数相比,全局特征(如一阶统计直方图和模型的分形特征)的定量 MRI 特征的再现性更好(Gourtsoyianni et al,2017)。

4.6.2.3　呼吸作用

使用 MRI 评估肺癌的主要挑战之一是心脏跳动和呼吸引起的运动的干扰,屏气在临床实践中被广泛用于克服呼吸运动的影响(Chen et al,2018)。然而,屏气是需要时间的持续,在不能忍受重复屏气的患者中可能失败(Bak et al,2017)。肿瘤体积随呼吸周期发生显著变化;由于肿瘤实质的伸展,吸气过程中肿瘤体积增大(Plathow et al,2006)。肿瘤体积随呼吸的变化,可能会影响当前以肿瘤大小为指标的疗效评估。此外,肺灌注 MRI 的增强程度取决于不同的吸气水平。呼气时的灌注量高于吸气时灌注量,因为呼气导致肺血管阻力降低,静脉回流心脏增加(Fink et al,2005)。然而,灌注评估的重复性较差,因为很难在屏气时以同样的方式控制呼吸水平。另一方面,由于呼吸周期的内在平均值和患者顺应性的增加,用自由呼吸肺 MRI 评估肺血流动力学的重复性更高(Ingrisch et al,2014)。

4.6.3　PET

由于其定量能力,PET 在肺癌患者治疗效果评估中的应用不断增加。各种标准化摄取值(standardized uptake value,SUV)的定量 PET 参数被用作放射组学特征和治疗效果标准。然而,多种生物和技术因素可能会影响 SUV 的测量,如下所述(Adams et al,2010)。

4.6.3.1　SUV 计算的归一化方法

SUV 是通过根据放射性药物给药剂量和体型大小,来调整组织中活性浓度来计算的。体型通常与患者体重(body weight,SUV_{bw})相对应。然而,可以使用其他指标,如瘦质体重(lean body Mass,SUV_{lbm})或身体表面积(body surface area,SUV_{bsa}),这会影响 SUV 的测量。SUV_{bw} 的一个缺点是它可能导致肥胖患者的高估。另一方面,SUV_{bw} 和 SUV_{bsa} 对患者体重都不那么敏感(Kim et al,1994;Zasadny & Wahl,1993)。

4.6.3.2　PET/CT 扫描仪型号和图像采集 / 重建协议

PET/CT 扫描仪型号以及图像采集和重建协议也会影响 PET 的定量测量。考虑到 PET/CT 扫描仪的性能,最重要的因素是固有的分辨率和灵敏度,它们会影响图像分辨率和部分体积效应,进而影响 SUV 的可变性。

在图像采集协议中,摄取时间是最重要的因素之一。摄取时间是指注射 PET 放射性药物到 PET 扫描开始的间隔时间,这也会影响 SUV 的测量。对于 ^{18}F- 脱氧葡萄糖(^{18}F-fluorodeoxyglucose,FDG),最常见的摄取时间是 60min。注射 FDG 后,随着代谢活性细胞吸收并随后捕获葡萄糖类似物,SUV 持续增加(Lowe et al,1995)。因此,为了保证 SUV 测量的一致性,必须使用固定的摄取时间。相反,扫描持续时间或扫描模式(2D 和 3D)对 SUV 精度没有显著影响(Kinahan & Fletcher,2010)。

在重建协议中,衰减校正方法、重建方法(解析法与统计法 / 迭代法)和平滑滤波器是影响 SUV 测量的主要因素。例如,增加平滑度会降低噪波并增加偏差。增加偏差会导致 SUV 减少(Doot et al,2010)。

4.6.3.3　患者状态

即使使用相同的 PET/CT 方案和同一患者,SUV 也会因不同的生物过程(如不同的血糖和胰岛素水平)而不同,这种现象被称为测试 - 重测变异性(Hofheinz et al,2017)。血糖水平与 SUV 呈负相关(Huang,2000)。

4.6.3.4　PET 定量参数类型

大多数定量 PET 参数与测量变异性有关,包括临床使用的 PET 参数,如最大 SUV、平均 SUV、峰值 SUV、代谢性肿瘤体积和总病变糖酵解(Moon et al,2013)。虽然最大 SUV 通常不受病变 ROI 或感兴趣体积(volume-of-interest,VOI)测定的影响,但 ROI/VOI 对 PET 的其他参数有显著影响。单个像素值代表的最大 SUV,可能不代表病变的整个代谢成像状态,这是研究者所顾虑的问题。

4.6.3.5　PET 参数的协调

根据文献,以变异系数表示的最大 SUV、平均 SUV 和峰值 SUV 的测量变异性约为 10%(Lodge,2017)。针对 PET 参数测量的可变性,对 PET 响应标准的协调进行了探讨,例如可以使用诸如 EQ.PET 的标准化滤波器来解决图像重建有关的可变性(Quak et al,2016)。然而,要使 PET 参数定量检测标准化还需要进一步的努力。

5.　结论与展望

放射组学特征对肿瘤生物学的量化和对治疗的疗效反应,展现出明显的优势。因此,许多研究者正在密切关注放射组学在肺癌治疗效果评估中的临床价值。然而,考虑到放射组学研究的丰富性,应该清楚地注意到,提取的放射组学特征固有地受到变异性影响。为了使放射组学的评价标准和报告指南同质化,Lambin 等提出了放射组学的质量评分(radiomics quality score,RQS)(Lambin et al,2017)。RQS 评估放射组学分析中的主要步骤,包括 16 个关键成分,每个关键成分都被有与其重要性相对应的若干要点(Lambin et al,2017)。RQS 中的主要检查点是数据选择、医学成像、特征提取、探索性分析和建模。放射组学实践应用的量化整体方法学和分析的最高总 RQS 为

36 分。因此,应努力在未来的研究中考虑 RQS,并建立协作基础,以控制和充分发挥放射组学的潜力。

　　另一个应该强调的问题是 Delta 放射组学在肿瘤疗效评估中的作用(Lambin et al, 2017; Fave et al, 2017)。大多数放射组学研究从单个时间点(通常在诊断时)提取特征,而 Delta 放射组学评估在研究之间间隔获取放射组学特征的变化。Delta 放射组学特征在预测结直肠癌肝转移、转移性肾细胞和肺癌患者的疗效或生存方面显示出潜力价值(Fave et al, 2017; Goh et al, 2011; Rao et al, 2016)。然而,如果 Delta 放射组学被纳入临床实践,技术因素的标准化和特征的高度重复性仍然是先决条件。

　　最后,将过多提取的放射组学特征减少到实际数量是放射组学领域的一个重要挑战。放射组学特征的丰富性可能会导致过度匹配,和在临床实践中使用的有限性。然而,在已报道的数百种放射组学特征中,哪些特征能够真实地反映肿瘤生物学并具有临床影响,目前尚不清楚。因此,特征性选择和建模是将放射组学应用于临床,巩固其作为肿瘤疗效评价有力工具的重要过程。

　　在当今精准医学的时代,肺癌的肿瘤体积测量和放射组学因其在定量测量方面的优势,超越了目前 RECIST 1.1 版的限制。然而,由于各种技术因素,测量肿瘤负荷的过程中可能会带来相当大的变异性。此外,后处理软件和放射组学的作用越来越大,也支持了放射科医生对技术因素认识提高的需要。未来放射学实践在肺癌研究中的传统作用可能会改变,本篇综述中描述的概念和知识,将为放射科医生在癌症患者前沿治疗评估疗效中提供新的视角。

　　　　　　　　(冯国兴　译　孙博　咸继荣　校)

参考文献

Adams MC, Turkington TG, Wilson JM et al (2010) A systematic review of the factors affecting accuracy of SUV measurements. AJR Am J Roentgenol 195:310–320

Aerts HJ, Velazquez ER, Leijenaar RT et al (2014) Decoding tumour phenotype by noninvasive imaging using a quantitative radiomics approach. Nat Commun 5:4006

Aerts HJ, Grossmann P, Tan Y et al (2016) Defining a radiomic response phenotype: a pilot study using targeted therapy in NSCLC. Sci Rep 6:33860

Al-Kadi OS, Watson D (2008) Texture analysis of aggressive and nonaggressive lung tumor CE CT images. IEEE Trans Biomed Eng 55:1822–1830

Altorki N, Lane ME, Bauer T et al (2010) Phase II proof-of-concept study of pazopanib monotherapy in treatment-naive patients with stage I/II resectable non-small-cell lung cancer. J Clin Oncol 28:3131–3137

Ashraf H, de Hoop B, Shaker SB et al (2010) Lung nodule volumetry: segmentation algorithms within the same software package cannot be used interchangeably. Eur Radiol 20:1878–1885

Bains LJ, Zweifel M, Thoeny HC (2012) Therapy response with diffusion MRI: an update. Cancer Imaging 12:395–402

Bak SH, Kim SH, Park S-J et al (2017) Assessment of left ventricular function with single breath-hold magnetic resonance cine imaging in patients with arrhythmia. Investig Magn Reson Imaging 21:20–27

Chen YF, Yuan A, Cho KH et al (2017) Functional evaluation of therapeutic response of HCC827 lung cancer to bevacizumab and erlotinib targeted therapy using dynamic contrast-enhanced and diffusion-weighted MRI. PLoS One 12:e0187824

Chen L, Liu D, Zhang J et al (2018) Free-breathing dynamic contrast-enhanced MRI for assessment of pulmonary lesions using golden-angle radial sparse parallel imaging. J Magn Reson Imaging 48:459–468

Christe A, Bronnimann A, Vock P (2014) Volumetric analysis of lung nodules in computed tomography (CT): comparison of two different segmentation algorithm softwares and two different reconstruction filters on automated volume calculation. Acta Radiol 55:54–61

Coche E (2016) Evaluation of lung tumor response to therapy: current and emerging techniques. Diagn Interv Imaging 97:1053–1065

Cohen JG, Kim H, Park SB et al (2017) Comparison of the effects of model-based iterative reconstruction and filtered back projection algorithms on software measurements in pulmonary subsolid nodules. Eur Radiol 27:3266–3274

Cook GJ, Yip C, Siddique M et al (2013) Are pretreatment 18F-FDG PET tumor textural features in non-small cell lung cancer associated with response and survival after chemoradiotherapy? J Nucl Med 54:19–26

Coroller TP, Agrawal V, Narayan V et al (2016) Radiomic phenotype features predict pathological response in non-small cell lung cancer. Radiother Oncol 119:480–486

Dale BM, Braithwaite AC, Boll DT et al (2010) Field strength and diffusion encoding technique affect the apparent diffusion coefficient measurements in diffusion-weighted imaging of the abdomen. Investig Radiol 45:104–108

van Dam IE, Van Sornsen de Koste JR, Hanna GG et al (2010) Improving target delineation on 4-dimensional CT scans in stage I NSCLC using a deformable registration tool. Radiother Oncol 96:67–72

Devaraj A, van Ginneken B, Nair A et al (2017) Use of volumetry for lung nodule management: theory and practice. Radiology 284:630–644

Doo KW, Kang EY, Yong HS et al (2014) Accuracy of

lung nodule volumetry in low-dose CT with iterative reconstruction: an anthropomorphic thoracic phantom study. Br J Radiol 87:20130644

Doot RK, Scheuermann JS, Christian PE et al (2010) Instrumentation factors affecting variance and bias of quantifying tracer uptake with PET/CT. Med Phys 37:6035–6046

Eisenhauer EA, Therasse P, Bogaerts J et al (2009) New response evaluation criteria in solid tumours: revised RECIST guideline (version 1.1). Eur J Cancer 45:228–247

Erasmus JJ, Gladish GW, Broemeling L et al (2003) Interobserver and intraobserver variability in measurement of non-small-cell carcinoma lung lesions: implications for assessment of tumor response. J Clin Oncol 21:2574–2582

Fave X, Zhang L, Yang J et al (2017) Delta-radiomics features for the prediction of patient outcomes in non-small cell lung cancer. Sci Rep 7:588

Fink C, Ley S, Risse F et al (2005) Effect of inspiratory and expiratory breathhold on pulmonary perfusion: assessment by pulmonary perfusion magnetic resonance imaging. Investig Radiol 40:72–79

Fried DV, Tucker SL, Zhou S et al (2014) Prognostic value and reproducibility of pretreatment CT texture features in stage III non-small cell lung cancer. Int J Radiat Oncol Biol Phys 90:834–842

Gaddikeri S, Gaddikeri RS, Tailor T et al (2016) Dynamic contrast-enhanced MR imaging in head and neck cancer: techniques and clinical applications. AJNR Am J Neuroradiol 37:588–595

Ganeshan B, Abaleke S, Young RC et al (2010) Texture analysis of non-small cell lung cancer on unenhanced computed tomography: initial evidence for a relationship with tumour glucose metabolism and stage. Cancer Imaging 10:137–143

Ganeshan B, Panayiotou E, Burnand K et al (2012) Tumour heterogeneity in non-small cell lung carcinoma assessed by CT texture analysis: a potential marker of survival. Eur Radiol 22:796–802

Ganeshan B, Goh V, Mandeville HC et al (2013) Non-small cell lung cancer: histopathologic correlates for texture parameters at CT. Radiology 266:326–336

Gillies RJ, Kinahan PE, Hricak H (2016) Radiomics: images are more than pictures, they are data. Radiology 278:563–577

Goh V, Ganeshan B, Nathan P et al (2011) Assessment of response to tyrosine kinase inhibitors in metastatic renal cell cancer: CT texture as a predictive biomarker. Radiology 261:165–171

Goldmacher GV, Conklin J (2012) The use of tumour volumetrics to assess response to therapy in anticancer clinical trials. Br J Clin Pharmacol 73:846–854

Gourtsoyianni S, Doumou G, Prezzi D et al (2017) Primary rectal cancer: repeatability of global and local-regional MR imaging texture features. Radiology 284: 552–561

Han D, Heuvelmans MA, Oudkerk M (2017) Volume versus diameter assessment of small pulmonary nodules in CT lung cancer screening. Transl Lung Cancer Res 6:52–61

Havaei M, Davy A, Warde-Farley D et al (2017) Brain tumor segmentation with deep neural networks. Med Image Anal 35:18–31

Hayes SA, Pietanza MC, O'Driscoll D et al (2016) Comparison of CT volumetric measurement with RECIST response in patients with lung cancer. Eur J Radiol 85:524–533

He L, Huang Y, Ma Z et al (2016) Effects of contrast-enhancement, reconstruction slice thickness and convolution kernel on the diagnostic performance of radiomics signature in solitary pulmonary nodule. Sci Rep 6:34921

Heye T, Merkle EM, Reiner CS et al (2013) Reproducibility of dynamic contrast-enhanced MR imaging. Part II. Comparison of intra- and interobserver variability with manual region of interest placement versus semi-automatic lesion segmentation and histogram analysis. Radiology 266:812–821

Hofheinz F, Apostolova I, Oehme L et al (2017) Test-retest variability in lesion SUV and lesion SUR in (18) F-FDG PET: an analysis of data from two prospective multicenter trials. J Nucl Med 58:1770–1775

Honda O, Johkoh T, Sumikawa H et al (2007) Pulmonary nodules: 3D volumetric measurement with multidetector CT—effect of intravenous contrast medium. Radiology 245:881–887

de Hoop B, Gietema H, van Ginneken B et al (2009) A comparison of six software packages for evaluation of solid lung nodules using semi-automated volumetry: what is the minimum increase in size to detect growth in repeated CT examinations. Eur Radiol 19:800–808

Horvat N, Veeraraghavan H, Khan M et al (2018) MR imaging of rectal cancer: radiomics analysis to assess treatment response after neoadjuvant therapy. Radiology 287:833–843

Huang SC (2000) Anatomy of SUV. Standardized uptake value. Nucl Med Biol 27:643–646

Incoronato M, Aiello M, Infante T et al (2017) Radiogenomic analysis of oncological data: a technical survey. Int J Mol Sci 18:805

Ingrisch M, Maxien D, Schwab F et al (2014) Assessment of pulmonary perfusion with breath-hold and free-breathing dynamic contrast-enhanced magnetic resonance imaging: quantification and reproducibility. Investig Radiol 49:382–389

Jansen RW, van Amstel P, Martens RM et al (2018) Non-invasive tumor genotyping using radiogenomic biomarkers, a systematic review and oncology-wide pathway analysis. Oncotarget 9:20134–20155

Jennings SG, Winer-Muram HT, Tarver RD et al (2004) Lung tumor growth: assessment with CT—comparison of diameter and cross-sectional area with volume measurements. Radiology 231:866–871

Kemerink GJ, Lamers RJ, Thelissen GR et al (1995) Scanner conformity in CT densitometry of the lungs. Radiology 197:749–752

Kim CK, Gupta NC, Chandramouli B et al (1994) Standardized uptake values of FDG: body surface area correction is preferable to body weight correction. J Nucl Med 35:164–167

Kim H, Park CM, Song YS et al (2014) Influence of radiation dose and iterative reconstruction algorithms for measurement accuracy and reproducibility of pulmonary nodule volumetry: a phantom study. Eur J Radiol 83:848–857

Kim H, Park CM, Chae HD et al (2015) Impact of radiation dose and iterative reconstruction on pulmonary nodule measurements at chest CT: a phantom study. Diagn Interv Radiol 21:459–465

Kinahan PE, Fletcher JW (2010) Positron emission tomography-computed tomography standardized uptake values in clinical practice and assessing response to therapy. Semin Ultrasound CT MR 31:496–505

Ko JP, Rusinek H, Jacobs EL et al (2003) Small pulmonary nodules: volume measurement at chest CT—phantom study. Radiology 228:864–870

Kumar V, Gu Y, Basu S et al (2012) Radiomics: the process and the challenges. Magn Reson Imaging 30:1234–1248

Lambin P, Leijenaar RTH, Deist TM et al (2017) Radiomics: the bridge between medical imaging and personalized medicine. Nat Rev Clin Oncol 14:749–762

Lassen BC, Jacobs C, Kuhnigk JM et al (2015) Robust semi-automatic segmentation of pulmonary subsolid nodules in chest computed tomography scans. Phys Med Biol 60:1307–1323

Lavdas I, Miquel ME, McRobbie DW et al (2014) Comparison between diffusion-weighted MRI (DW-MRI) at 1.5 and 3 tesla: a phantom study. J Magn Reson Imaging 40:682–690

Leach MO, Morgan B, Tofts PS et al (2012) Imaging vascular function for early stage clinical trials using dynamic contrast-enhanced magnetic resonance imaging. Eur Radiol 22:1451–1464

Lee G, Lee HY, Park H et al (2017) Radiomics and its emerging role in lung cancer research, imaging biomarkers and clinical management: state of the art. Eur J Radiol 86:297–307

Leithner D, Horvat JV, Ochoa-Albiztegui RE et al (2018) Imaging and the completion of the omics paradigm in breast cancer. Radiologe 58:7

Lodge MA (2017) Repeatability of SUV in oncologic (18) F-FDG PET. J Nucl Med 58:523–532

Lowe VJ, DeLong DM, Hoffman JM et al (1995) Optimum scanning protocol for FDG-PET evaluation of pulmonary malignancy. J Nucl Med 36:883–887

Mansoor A, Bagci U, Foster B et al (2015) Segmentation and image analysis of abnormal lungs at CT: current approaches, challenges, and future trends. Radiographics 35:1056–1076

Mayerhoefer ME, Szomolanyi P, Jirak D et al (2009) Effects of MRI acquisition parameter variations and protocol heterogeneity on the results of texture analysis and pattern discrimination: an application-oriented study. Med Phys 36:1236–1243

Moon SH, Hyun SH, Choi JY (2013) Prognostic significance of volume-based PET parameters in cancer patients. Korean J Radiol 14(1):12

Mozley PD, Bendtsen C, Zhao B et al (2012) Measurement of tumor volumes improves RECIST-based response assessments in advanced lung cancer. Transl Oncol 5:19–25

Nishino M, Guo M, Jackman DM et al (2011) CT tumor volume measurement in advanced non-small-cell lung cancer: Performance characteristics of an emerging clinical tool. Acad Radiol 18:54–62

Nishino M, Dahlberg SE, Cardarella S et al (2013) Tumor volume decrease at 8 weeks is associated with longer survival in EGFR-mutant advanced non-small-cell lung cancer patients treated with EGFR TKI. J Thorac Oncol 8:1059–1068

Nishino M, Dahlberg SE, Fulton LE et al (2016) Volumetric tumor response and progression in EGFR-mutant NSCLC patients treated with erlotinib or gefitinib. Acad Radiol 23:329–336

Oda S, Awai K, Murao K et al (2010) Computer-aided volumetry of pulmonary nodules exhibiting ground-glass opacity at MDCT. AJR Am J Roentgenol 194:398–406

Ohno Y, Yaguchi A, Okazaki T et al (2016) Comparative evaluation of newly developed model-based and commercially available hybrid-type iterative reconstruction methods and filter back projection method in terms of accuracy of computer-aided volumetry (CADv) for low-dose CT protocols in phantom study. Eur J Radiol 85:1375–1382

Oliver JA, Budzevich M, Zhang GG et al (2015) Variability of image features computed from conventional and respiratory-gated PET/CT images of lung cancer. Transl Oncol 8:524–534

Padhani AR, Miles KA (2010) Multiparametric imaging of tumor response to therapy. Radiology 256:348–364

Parekh V, Jacobs MA (2016) Radiomics: a new application from established techniques. Expert Rev Precis Med Drug Dev 1:207–226

Parmar C, Rios Velazquez E, Leijenaar R et al (2014) Robust radiomics feature quantification using semi-automatic volumetric segmentation. PLoS One 9:e102107

Petrou M, Quint LE, Nan B et al (2007) Pulmonary nodule volumetric measurement variability as a function of CT slice thickness and nodule morphology. AJR Am J Roentgenol 188:306–312

Plathow C, Schoebinger M, Fink C et al (2006) Quantification of lung tumor volume and rotation at 3D dynamic parallel MR imaging with view sharing: preliminary results. Radiology 240:537–545

Quak E, Le Roux PY, Lasnon C et al (2016) Does PET SUV harmonization affect PERCIST response classification? J Nucl Med 57:1699–1706

Rampinelli C, Raimondi S, Padrenostro M et al (2010) Pulmonary nodules: contrast-enhanced volumetric variation at different CT scan delays. AJR Am J Roentgenol 195:149–154

Rao SX, Lambregts DM, Schnerr RS et al (2016) CT texture analysis in colorectal liver metastases: a better way than size and volume measurements to assess response to chemotherapy? United European Gastroenterol J 4:257–263

Rasch C, Barillot I, Remeijer P et al (1999) Definition of the prostate in CT and MRI: a multi-observer study. Int J Radiat Oncol Biol Phys 43:57–66

Rios Velazquez E, Aerts HJ, Gu Y et al (2012) A semi-automatic CT-based ensemble segmentation of lung tumors: comparison with oncologists' delineations and with the surgical specimen. Radiother Oncol 105:167–173

Rohrer M, Bauer H, Mintorovitch J et al (2005) Comparison of magnetic properties of MRI contrast media solutions at different magnetic field strengths. Investig Radiol 40:715–724

Saha A, Yu X, Sahoo D et al (2017) Effects of MRI scanner parameters on breast cancer radiomics. Expert Syst Appl 87:384–391

Sakai N, Yabuuchi H, Kondo M et al (2015) Volumetric measurement of artificial pure ground-glass nodules at low-dose CT: comparisons between hybrid iterative reconstruction and filtered back projection. Eur J Radiol 84:2654–2662

Shafiq-Ul-Hassan M, Zhang GG, Latifi K et al (2017) Intrinsic dependencies of CT radiomic features on voxel size and number of gray levels. Med Phys 44:1050–1062

She Y, Zhang L, Zhu H et al (2018) The predictive value of CT-based radiomics in differentiating indolent from invasive lung adenocarcinoma in patients with pulmonary nodules. Eur Radiol 28:5121–5128

Siegelman JW, Supanich MP, Gavrielides MA (2015) Pulmonary nodules with ground-glass opacity can be reliably measured with low-dose techniques regardless of iterative reconstruction: results of a phantom study. AJR Am J Roentgenol 204:1242–1247

Soher BJ, Dale BM, Merkle EM (2007) A review of MR physics: 3T versus 1.5T. Magn Reson Imaging Clin N Am 15:277–290, v

Stoel BC, Vrooman HA, Stolk J et al (1999) Sources of error in lung densitometry with CT. Investig Radiol 34:303–309

Stoel BC, Bode F, Rames A et al (2008) Quality control in longitudinal studies with computed tomographic densitometry of the lungs. Proc Am Thorac Soc 5:929–933

Sun R, Limkin EJ, Vakalopoulou M et al (2018) A radiomics approach to assess tumour-infiltrating CD8 cells and response to anti-PD-1 or anti-PD-L1 immunotherapy: an imaging biomarker, retrospective multi-cohort study. Lancet Oncol 19:1180–1191

Szigeti K, Szabo T, Korom C et al (2016) Radiomics-based differentiation of lung disease models generated by polluted air based on X-ray computed tomography data. BMC Med Imaging 16:14

Tan Y, Guo P, Mann H et al (2012) Assessing the effect of CT slice interval on unidimensional, bidimensional and volumetric measurements of solid tumours. Cancer Imaging 12:497–505

Therasse P, Arbuck SG, Eisenhauer EA et al (2000) New guidelines to evaluate the response to treatment in solid tumors. European Organization for Research and Treatment of Cancer, National Cancer Institute of the United States, National Cancer Institute of Canada. J Natl Cancer Inst 92:205–216

Tixier F, Le Rest CC, Hatt M et al (2011) Intratumor heterogeneity characterized by textural features on baseline 18F-FDG PET images predicts response to concomitant radiochemotherapy in esophageal cancer. J Nucl Med 52:369–378

Trebeschi S, van Griethuysen JJM, Lambregts DMJ et al (2017) Deep learning for fully-automated localization and segmentation of rectal cancer on multiparametric MR. Sci Rep 7:5301

Ullrich T, Quentin M, Oelers C et al (2017) Magnetic resonance imaging of the prostate at 1.5 versus 3.0T: a prospective comparison study of image quality. Eur J Radiol 90:192–197

Usmani N, Sloboda R, Kamal W et al (2011) Can images obtained with high field strength magnetic resonance imaging reduce contouring variability of the prostate? Int J Radiat Oncol Biol Phys 80:728–734

Vardhanabhuti V, Kuo MD (2018) Lung cancer radiogenomics: the increasing value of imaging in personalized management of lung cancer patients. J Thorac Imaging 33:17–25

Wang Y, de Bock GH, van Klaveren RJ et al (2010) Volumetric measurement of pulmonary nodules at low-dose chest CT: effect of reconstruction setting on measurement variability. Eur Radiol 20:1180–1187

Wang S, Zhou M, Liu Z et al (2017) Central focused convolutional neural networks: developing a data-driven model for lung nodule segmentation. Med Image Anal 40:172–183

Weller A, Papoutsaki MV, Waterton JC et al (2017) Diffusion-weighted (DW) MRI in lung cancers: ADC test-retest repeatability. Eur Radiol 27:4552–4562

Winer-Muram HT, Jennings SG, Meyer CA et al (2003) Effect of varying CT section width on volumetric measurement of lung tumors and application of compensatory equations. Radiology 229:184–194

Yabuuchi H, Hatakenaka M, Takayama K et al (2011) Non-small cell lung cancer: detection of early response to chemotherapy by using contrast-enhanced dynamic and diffusion-weighted MR imaging. Radiology 261:598–604

Yoon HJ, Sohn I, Cho JH et al (2015) Decoding tumor phenotypes for ALK, ROS1, and RET fusions in lung adenocarcinoma using a radiomics approach. Medicine (Baltimore) 94:e1753

Zasadny KR, Wahl RL (1993) Standardized uptake values of normal tissues at PET with 2-[fluorine-18]-fluoro-2-deoxy-D-glucose: variations with body weight and a method for correction. Radiology 189:847–850

Zhao L, Jia K (2016) Multiscale CNNs for brain tumor segmentation and diagnosis. Comput Math Methods Med 2016:8356294

Zhao B, Schwartz LH, Moskowitz CS et al (2005) Pulmonary metastases: effect of CT section thickness on measurement—initial experience. Radiology 234:934–939

Zhao B, Schwartz LH, Moskowitz CS et al (2006) Lung cancer: computerized quantification of tumor response—initial results. Radiology 241:892–898

Zhao B, Oxnard GR, Moskowitz CS et al (2010) A pilot study of volume measurement as a method of tumor response evaluation to aid biomarker development. Clin Cancer Res 16:4647–4653

Zhao B, Tan Y, Bell DJ et al (2013) Exploring intra- and inter-reader variability in uni-dimensional, bi-dimensional, and volumetric measurements of solid tumors on CT scans reconstructed at different slice intervals. Eur J Radiol 82:959–968

Zhao YR, van Ooijen PM, Dorrius MD et al (2014a) Comparison of three software systems for semi-automatic volumetry of pulmonary nodules on baseline and follow-up CT examinations. Acta Radiol 55:691–698

Zhao B, Tan Y, Tsai WY et al (2014b) Exploring variability in CT characterization of tumors: a preliminary phantom study. Transl Oncol 7:88–93

第14章　临床试验影像学发展与联合临床成像

Amy Junghyun Lee, Chong Hyun Suh, & Kyung Won Kim

目录

1. 前言 ·· 202
2. 临床试验影像学发展史 ····················· 203
   2.1　CT/MRI 在癌症影像学中的快速发展 ········ 203
   2.2　致力于实现影像学标准化 ················ 204
   2.3　新规则的遵循 ·························· 204
   2.4　临床前试验以及临床试验的整合 ········ 204
3. 合适影像生物标志物的选择 ··············· 204
4. 影像学标准化 ······························ 206
5. 中心独立单盲法图像审核 ················· 206
6. 临床试验影像学操作 ····················· 207
   6.1　成像章程和标准操作运行规程 ········· 207
   6.2　工作站资格/培训 ······················ 207
   6.3　图像采集 ······························ 208
   6.4　图像质量控制 ·························· 208
   6.5　中心阅片管理 ·························· 208
   6.6　影像资料管理 ·························· 209
7. 临床试验影像管理系统 ····················· 209
8. 联合临床试验影像学 ····················· 210
9. 结论 ······································ 211
参考文献 ·· 212

摘要

    在过去的二十年里,影像技术在药物研发的各个治疗领域都取得了巨大进步,特别是在肿瘤学领域。随着监管机构尽可能为主要终点寻找强有力的证据需求,医学影像的使用迅速增加,以支持临床试验中的主要终点。在临床试验中增加医学影像需要考虑以下组织管理和技术方面的问题:①选择适用的合格影像生物标志;②影像采集、存档和分析的标准化;③单盲法图像审核,以及④构建工作流程和规则的遵循。2018 年,美国 FDA 发布了《临床试验影像终点流程标准行业指南》,以便制药公司、影像学科专家和临床试验专业人员能够以适当的方式在临床试验中利用影像学。此外,临床前影像在药物开发中的使用也有所增加,最近被纳入临床试验流程,即所谓的联合临床试验。因此,联合临床试验可以在实验室和临床之间进行双向转化研究。因此,影像学科专业人员应该意识到这些药物开发影像学的全球趋势。

1. 前言

    医学影像通常是一种可视化有或没有生理学的解剖结构模式,在癌症的诊断、分期和疗效评估中具有重要价值(Yankeelov et al, 2016)。计算机断层扫描(computed tomography, CT)、磁共振成像(magnetic resonance imaging, MRI)和正电子发射断层扫描(positron emission tomography, PET)

等成像技术的优势在临床试验中得到了很好的验证。成像是非侵入性的，可以比其他方法更快地产生替代终点，从而减少药物开发的时间和费用。目前的医学影像常规纳入标准治疗和临床试验。肿瘤学领域获取解剖信息最常用的影像方式是常规 CT 或 MRI 增强扫描。随着分子靶向和免疫治疗等治疗药物的出现，临床试验中越来越多地使用影像学定量技术来检测病理生理状态，作为影像学定量生物标记物（Murphy & Koh，2010）。

为将医学影像纳入临床试验，几个重要因素值得关注：①选择适合的影像生物标志物；②影像采集、存档和分析的标准化；③单盲法图像审核，以及④构建工作流程和规则的遵循。2018年，美国食品药品监督管理局（Food and Drug Administration, FDA）颁布了《临床试验影像终点流程标准行业指南》（以下简称 2018 年 FDA 影像学指南），为临床试验中使用影像学提供当前的最佳流程，以便制药公司、影像学科专家和临床试验专业人员能够以适当的方式应用医学影像（美国 FDA 2018）。本章中，我们将根据 2018 年 FDA 影像学指南详细讨论这些组织管理和技术细节。

此外，医学影像学在临床前试验中得到了广泛的应用，最近又与临床试验流程相结合，即所谓的联合临床试验。同时使用小鼠模型和受试者人群的联合临床试验可以进一步探索药物反应和耐药性的机制，或者几个生物标记物的预测价值（Nishino et al，2017）。联合临床试验可以在实验室和临床之间进行双向转化研究。因此，临床试验的相关各方，特别是影像专业人员，应该关注全球这些药物研发相关影像学的发展趋势。

2. 临床试验影像学发展史

临床试验影像学在不到二十年的时间里得到了迅速发展。事实上，可能由于很短的发展历史，临床试验影像学的概念尚不为人知。临床试验影像的主要里程碑和重要事件如图 14-1 所示。

2.1　CT/MRI 在癌症影像学中的快速发展

当多层螺旋 CT 在 2000 年前后问世并在世界范围内普及时，肿瘤学成为临床试验中应用多层螺旋 CT 最广泛的领域（O'Connor et al，2016）。磁共振成像技术也得到了迅速发展，并在癌症临床试验中得以普及。此外，2000 年发布的实体肿瘤疗效评估标准（Response Evaluation Criteria in Solid Tumors, RECIST）1.0 极大程度促进了 MDCT 和 MRI 在绝大多数癌症临床试验中用于疗效评价（Therasse et al，2000）。当时，美国国家卫生研究院（National Institute of Health, NIH）和 FDA 将影像生物标记物视为临床试验中重要的替代终点，并开始努力建立适合使用影像终点的基础设施。2003 年，美国国立卫生研究院（National Institute of Health, NIH）国家癌症研究院（National Cancer Institute, NCI）建立了癌症影像学计划（Cancer Imaging Program, CIP），旨在通过支持癌症的基础和临床研究来促进医学影像的进步，开辟了"癌症影像学"的一个新领域（Shankar，2012）。

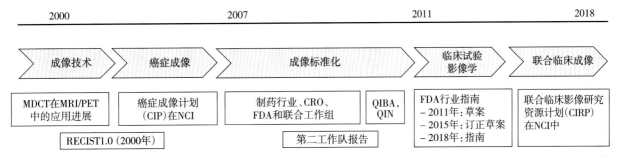

图 14-1　临床试验影像发展简史。临床试验影像的主要里程碑包括成像技术的发展、肿瘤成像领域的出现、成像标准化的努力、临床试验影像和联合临床影像领域的出现。方框中列出了一些重要事件。CRO，委托研究机构（contract research organization）；FDA，美国食品药品监督管理局；MDCT，多排计算机断层扫描（contract research organization）；MRI，磁共振成像；NCI，美国国立癌症研究院（National Cancer Institute）；PET，正电子发射断层扫描；QIBA，定量成像生物标记物联盟（Quantitative Imaging Biomarker Alliance）；QIN，定量成像网（Quantitative Imaging Network）

2.2 致力于实现影像学标准化

21世纪初伴随CT/MRI的应用急剧增加,由于成像设备、采集协议、图像质量和分析方法之间存在严重的差异,标准化问题也随之提出。因此,2006年,FDA与来自影像学核心研究室、委托研究机构(contract research organization, CRO)、制药行业、学术界和影像设备/软件供应商的一组成像专业利益相关者进行了面对面会谈。这是因为FDA发现临床试验中的医学成像已被广泛应用(Ford & Mozley, 2008)。此后,FDA和影像学利益相关者组织了工作组,发表共识声明,题为"第二工作队报告:在临床试验中使用医学影像技术的最佳方案。2007年10月16日至17日公开会议医学影像利益相关方的行动呼吁:在治疗发展中协调关键要素和整合影像-制药业、CRO、FDA和相关工作组合作制定监管指南"(Ford & Mozley, 2008)。

2007年,北美放射学会(Radiological Society of North America, RSNA)建立定量影像生物标志物联盟(Quantitative Imaging Biomarkers Alliance, QIBA),以促进定量影像技术和生物标志物在临床试验中影像学研究人员和工业界的参与。QIBA目的是通过减少设备、患者和时间之间的偏差性来提高定量影像生物标志物的价值和实用性。到目前为止,QIBA与FDA、NIH、NCI等影像相关组织密切合作,在影像生物标志物的标准化和产业化方面取得了巨大成就(Shukla-Dave et al, 2019; Nakahara et al, 2017; Sullivan et al, 2015)

2.3 新规则的遵循

21世纪,FDA不断对影像终点的客观性和有效性提出关切,因为存在几个对临床试验的结果非常有影响的关键性偏倚因素,如验证影像生物标志物在技术特征(如精度和准确性)、生物/临床效用(影像生物标志物与生物/病理过程的关联性)以及药物临床试验管理规范(good clinical Practice, GCP)、不同的FDA指南和健康保险携带和责任法案(Health Insurance Portability and Accountability Act, HIPPA)的影像数据管理的合理性。因此,FDA开始制定"临床试验影像终点程序标准行业指南",2011年发布了第一份指南草案,2015年发布了修订草案指南,2018年发布了最终版指南(FDA, 2018)。

发布2018年FDA影像指南后,包括影像核心技术研究室、制药公司和影像供应商在内的各种影像利益攸关者应遵循指南,以便进行精确和标准化的临床试验。为支持试验中的影像计划并遵守这一新规定,需要专门的影像专业人员和机构,这将开创"临床试验影像"新领域(Murphy & Koh, 2010)。

2.4 临床前试验以及临床试验的整合

一般来说,在癌症药物开发中,临床前试验和临床试验过程之间存在巨大差距。为了提高药物研发的效率,强调了"从临床前到临床的转化"概念,由于在动物和人类中都使用了影像技术,因此成像是转化研究的一种非常有价值的方法。此外,2011年,Pier Paolo Pandolfi博士(达纳-法伯/哈佛癌症中心教授)提议在临床试验的同时进行临床前试验,强调从小鼠到人类以及从人类到小鼠的双向转化(Nardell at al, 2011)。此后,进行了几项联合临床试验,这些临床研究报告了联合临床试验的理想结论(Chen at al, 2012; Lunardi at al, 2013; Kwong at al, 2015)。2015年,NCI建立了联合临床成像研究资源计划(Co-clinical Imaging Research Resource Program, CIRP),以促进治疗或预防联合临床试验定量影像资源的开发(Colen at al, 2014)。不久的将来,联合临床试验成像的价值将得到更多的研发。

3. 合适影像生物标志物的选择

FDA-NIH生物标志物工作组将生物标志物定义为"正常生物过程、致病过程或暴露或干预反应的指标,包括治疗干预",并指出"生物标志物是指分子、组织、放射学或生理特征等"(O'Connor et al, 2016; FDA-NIH Biomarker Working Group, 2016; Biomarkers, Definitions, Working, Group, 2001)。并不是所有的影像生物标志物都可以用于临床试验。医学影像设备和软件的许可并不能完全保证从影像设备/软件中提取到所有需要的影像生物标志物(Suh at al, 2018)。为了在临床试验中使用合适的影像生物标记物,监管机构应根据FDA药物评价和研究中心(Center for Drug Evaluation and Research, CDER)制定的生物标记物合格证书限定成像生物标记物的选择(Amur at al, 2015)。因此,在临床试验后期(III期或IIb期),当影像生物标记物用作主要终点时,选择适合的生物标记物尤为重要。

在肿瘤学的临床试验中,RECIST 1.1 是最广泛使用的建立在形态学医学影像基础上的合格生物标志物,并被 FDA 划定为主要终点(Eisenhauer et al, 2009)。尽管如此,RECIST 1.1 在治疗反应评估中有其自身的局限性,特别是在脑肿瘤、淋巴瘤和骨肿瘤病灶方面。因此,NCI 的癌症成像计划允许利用表 14-1 中总结的其他各种影像评价标准(Young et al, 1999;Wahl et al, 2009;Macdonald et al, 1990;Wen et al, 2010;Lin et al, 2015;Chamberlain et al, 2017;Cheson et al, 2007;Meignan et al, 2009;Cheson et al, 2014;Hamaoka et al, 2004;Scher et al, 2008)。近年来,针对新型免疫治疗剂的治疗反应,已经制定新的影像评价标准(Seymour et al, 2017;Okada et al, 2015;Cheson et al, 2016)。这些影像评价标准依赖于常规解剖 CT/MRI 影像或 FDG-PET/CT 影像。

表 14-1　癌症临床试验中常用影像学评价标准

影像评价标准	注释
用于 ^{18}F-FDG-PET 扫描	
欧洲癌症研究和治疗组织(EORTC)(Young et al, 1999)	发表于 1999 年,这些建议是用于使用 FDG-PET 扫描检测临床和亚临床肿瘤反应
实体肿瘤 PET 反应评价标准(PRCIST)(Wahl et al, 2009)	发表于 2009 年,PERCIST 是用于 ^{18}FFDG-PET 扫描一套全面的反应评价标准
用于脑瘤	
McDonald 标准(Macdonald et al, 1990)	发表于 1990 年,用于头部增强 CT 和 MRI 扫描,根据肿瘤大小的变化、是否使用糖皮质激素和神经学检查所见来评价疗效反应
神经肿瘤学(RANO)的反应评估(Wen et al, 2010)	RANO 发表于 2010 年,是对 McDonald 标准的更新,该标准纳入评价因素:增强肿瘤成分和 CT 平扫/MRI 在 T2 加权序列和 FLAIR 序列上表现
RANO- 脑转移(Lin et al, 2015)	RANO-BM 发表于 2015 年,由 RANO-BM 工作组开发,作为疗效反应标准和病变进展标准,用于研究治疗脑转移病变的临床试验
RANO- 软脑膜转移(Chamberlain et al, 2017)	发表于 2017 年,RANO- 软脑膜转移由 RANO 工作组开发,提出三个基本要素:标准化神经检查、脑脊髓液(CSF)细胞学或流式细胞术与放射学评价
用于淋巴瘤	
国际工作组(Cheson)标准(Cheson et al, 2007)	发表于 2007 年的 Cheson 标准定义:采用 ^{18}F-FDG-PET、免疫组织化学和流式细胞术标准化评价霍奇金淋巴瘤和非霍奇金淋巴瘤的治疗反应
Deauville 标准(Meignan et al, 2009)	发表于 2009 年,Deauville 标准是以简化的 5 分量表判读 FDG-PET 对淋巴瘤疗效评价标准
Lugano 建议(Cheson et al, 2014)	Lugano 建议为 2014 年第 12 次恶性淋巴瘤国际会议讲习班上 Cheson 和 Deauville 标准的订正建议标准,并正式将 ^{18}F-FDG PET 纳入 FDG-嗜血淋巴瘤的标准分期和反应评估
用于骨肿瘤	
MD Anderson 骨肿瘤疗效评价标准(MDA)(Hamaoka et al, 2004)	发表于 2004 年,MDA 定义以 XR, CT 和 MRI 解剖成像检查评价骨肿瘤临床反应
前列腺癌工作组 2(PCWG2)(Scher et al, 2008)	发表于 2008 年,PCWG2 定义出前列腺癌的影像学进展,但没有阐释影像学疗效评价标准化定义
用于免疫治疗	
i RECIST(Seymour et al, 2017)	发表于 2017 年,修订自 RECIST 1.1,用于免疫治疗实体肿瘤患者
I RANO(Okada et al, 2015)	发表于 2015 年,修订自 RANO,用于脑肿瘤免疫治疗患者
LYRIC(Cheson et al, 2016)	发表于 2016 年,修订自 Lugano 标准,用于淋巴瘤患者的免疫调节疗效评价

影像学评价标准刊载于 NCI 癌症影像计划(在线评价 https://imaging.cancer.gov/clinical_trials/imaging_response_criteria.htm)。

目前常用作临床试验中的其他功能定量影像生物标记物是弥散加权成像（Diffusion-weight image, DWI）或动态对比增强 MRI（dynamic contrast-enhanced MRI, DCE-MRI）（Yankelov et al, 2016; Murphy & Koh, 2010; O'Connor et al, 2016）。另一方面，这些功能性定量影像学生物标记物还没有被 FDA 完全认定，应该作为探索终点而不是主要终点。例如，DCE-MRI 已用于 80 多项抗血管生成药物和分子靶向药物的癌症临床试验；然而，DCE-MRI 参数和反应评价标准的变异性在各研究间存在很大的差异性（O'Connor et al, 2012）。

4. 影像学标准化

为了在临床试验中接受医学影像，成像过程的变异性最小化是得到可靠影像结果的主要关键因素之一。临床工作中，每家医院都有自己的影像采集 / 分析策略。影像学在诊断和治疗反应的评价应用中往往会因医院自身的环境因素提升而优化，这可能导致医院之间的差异。例如，有专科癌症中心的医院会优化癌症患者的影像学设备；而拥有大量创伤患者的医院会优化创伤患者的影像学装备。然而，在多中心临床试验中，医院之间的这种差异可能会影响数据的可靠性，并降低统计能力。事实上，在临床试验中，影像采集、显示、匿名化 / 传输、分析和报告的标准化是必备的。至少，应该达到特定于试验影像学程序的标准，并在试验方案或成像章程中详细说明，称为"试验的特定标准化"（Ford & Mozley, 2008; Gillam et al, 2017）。

试验特异性标准化的程度，取决于临床试验的目的和影像学终点。表 14-2 展示 2018 年 FDA 影像学指南中的关注因素。通常，赞助方（如制药公司）将特定试验的标准化进程委托给专门的成像小组，如影像核心研究室或 CRO，成像小组建立试验专用的标准化成像协议。为实现合适的试验特定标准化，应收集各医院的成像策略和计划信息。对于这些信息，要求每个医院或工作站完成一项研究前调查，其中主要包括试验的成像模式和方案，如影像扫描设备的数量和类型、所需的图像传输模式、图像存储能力以及工作站遵循特定试验的标准化、影像学采集 / 分析计划的能力。如果医院 / 工作站的通常机构政策是可以接受的，则建议在临床试验期间使用。如果不完善，则应由医院 / 工作站的影像专家制定特定于试验的影像学成像方案（Bae et al, 2018）。根据成像终点的性质，使用模型对评估图像采集标准也很重要。

表 14-2　以 2018 FDA 成像指南为基础的成像标注化专项

项　目
● 成像模式的可用性和成像模式在不同试验地点的技术性能变化
● 在试验工作站或受试者可能完成成像的其他站点的成像模式性能特征
○ 成像技术人员资格和试验的特异技术需求
● 建议成像措施依赖于体模和 / 或校准标准，以确保临床试验站点之间的一致性和成像质量控制
○ 试验设计的一些特异图像采集特征，包括受试者定位、成像的解剖覆盖范围、对比度使用、成像时间安排、受试者镇静重要性，以及图像采集扫描设置
● 图像质量控制标准，包括指定需要重复成像以获得可解释图像的标准
○ 显像与影像判读流程，阅片者的技术差异
● 主要终点图像测量特性，试验特定量化法中培训图像阅片者的重要性
○ 图像存档对试验的进行、监测和数据审核的重要程度
○ 成像设备升级或故障的可能性，以及试验现场成像药物（如造影剂）的潜在变化
○ 在研究药物开发中预先关注成像主要终点测定，尤其是以前发现的成像方法问题

以上项目罗列于 2018 年发布 FDA 临床试验成像终点行业标准指南（https://www.fda.gov/downloads/drugs/guidances/ucm268555.pdf）。

不仅实现了影像协议的标准化，而且集成了影像管理系统以控制影像协议、质量控制、匿名化 / 传输和分析，提高了整个成像过程的效率。当一个准备充分的影像团队和一个技术驱动的影像管理系统共同发挥作用时，医学影像将在临床试验中获得更准确和一致的结果。

5. 中心独立单盲法图像审核

在临床试验中，图像可以在每个医院 / 工作站或在中心图像审查组（以下分别称为工作站阅片和中心阅片）进行评价（Beaumont et al, 2018）。医学图像的评价通常是主观的，一些图像评价标准是将主观评价转化为定量或半定量测量的结果。因此,阅片者间的评价偏差性是不可避免的。特别是,当多个中心(工作站)参与大规模试验时,工作站阅片者的偏差性可能影响影像终点的可靠性。此外,工作站阅片者不会对临床和影像研究信息视而不见,这也可能导致目的性的影像评价(Ford et al, 2009)。

为了克服这些缺点,强调了中心单盲图像审核,因为它可以提高图像评估的可信度和一致性(Ford et al, 2009)。此外,由中心影像小组进行的图像质量检查可能更好地减少成像缺陷或违规作业(Gierada et al, 2009)。临床和实验室图像阅片者的信息致盲程度取决于临床试验的目的和分期。一般来说,图像审查不考虑患者的人口统计信息、部位标记、临床和实验室信息以及治疗方案的指标,力求确保客观的图像解读。根据 2018年 FDA 成像指南,中心单盲法影像检查不是强制性的,特别是在大规模多中心和随机对照试验中(FDA 2018)。

成功进行中心阅读有几个前提条件。标准化影像解读方法应根据主要终点仔细设计,并记录在成像协议中。中心阅片者应该对读者的技能、阅历、利益冲突和可用性等方面的资质认可。阅片者培训也是一个非常重要的步骤,以尽量减少影像阅片者之间的差异,并确保一致和可重复的传译。中心阅片者的培训手册和特定试验的一些样本案例应该事先准备好,还建议为中心阅片者进行模拟测试(Ford et al, 2009)。应持详细续监测临床试验成像的操作过程中,阅片者作业表现和阅片者之间的差异性。

6. 临床试验影像学操作

如上所述,根据 2018 年 FDA 成像指南,临床试验的成像程序操作非常复杂,通常需要成像核心研究室和计算机化成像系统(FDA 2018)。指南的颁布或许提示加强对成像数据收集、传输和分析的监管,是履行工作规程的必备部分。该指

南是分析治疗效果的基本依据要点,也是增加临床试验结论精准性的保障。例如,图像处理过程中的标准程序可以最大限度地减少偏差。因此,影像核心实验室是一个系统的必要组成部分,该系统在强化规范和指南的基础上优化临床试验中成像程序,利于实现标准化。图 14-2 总结临床影像试验的总体方案部署,图 14-3 展示一个示例项目。

6.1 成像章程和标准操作运行规程

成像章程指描述临床试验的所有基本成像过程,包括成像方法、成像模式的技术细节、图像解读和图像存档程序(FDA, 2018)的单个或一系列文件。这些与临床试验协议相同的试验成像部分方案,可以作为附录附在临床试验协议上。成像章程的目的还与整个临床试验期间成像过程的标准化有关。其内容分为三大类:①图像采集;②图像解读;③成像数据传输和归档。其中,图像采集标准包含成像终点、成像模式和操作以及造影剂或放射医学等成像药物的具体描述。此外,标准操作程序(standard operating procedures, SOP)的制定提供了更好的临床试验质量控制,因为它为试验保持了合适的程序。成像核心实验室应熟悉影像学章程和 SOP,它能够指导和管控试验中的成像过程。

6.2 工作站资格 / 培训

在制定成像章程后,成像核心实验室的临床研究助理(clinical research associate, CRA)对每个工作站 / 医院的人员进行培训,并通过临床试验的成像模式校准报告,对成像协议和模式进行全面确认。每个试验根据研究类型制定的成像方案都是不同的。工作站培训期间,主要流程是确认成像协议设置、模式校准报告和成像站内涵图系统,以保留与成像相关的所有文件。除此还包括,定量成像程序、维护和控制成像硬件和软件变更(包括软件版本)也是在试验前和试验期间工作站质量控制的重要流程。

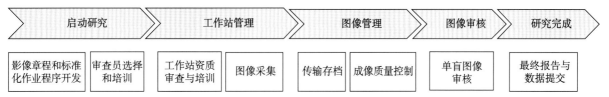

图 14-2　临床试验影像学操作程序。临床试验影像的操作可分为研究启动、工作站管理、图像采集、图像审核和研究完成五大模块类别。在每个模块中,都有几个步骤需要遵循分步和综合的方法来完成

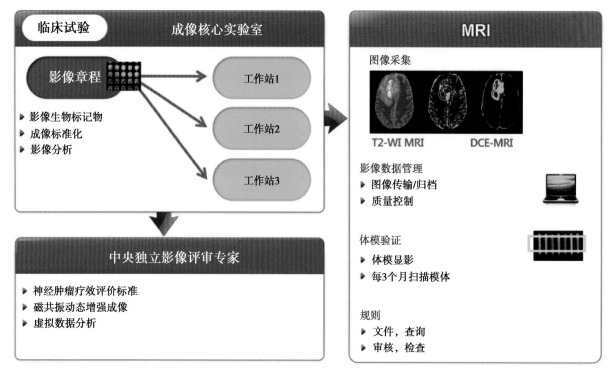

图 14-3　临床影像学试验操作实例。一项脑 MRI 对脑肿瘤治疗评估的临床试验,成像核心实验室制定成像生物标记物 / 终点和标准化成像采集 / 分析方法的成像章程。根据成像章程,成像核心实验室管控多个工作站,以根据预定的成像协议获取合适的图像,图像数据在中心服务器中传输和存档,对所有采集的 MRI 图像进行质量控制。为了标准化和质量保证,设置了体模,并将其分发到每个工作站。每 3 个月扫描一次体模 MRI 图像并进行分析。成像核心实验室还组织了一个中心单盲成像审查小组,并培训每位中心审查员遵循标准化的图像分析方法

6.3　图像采集

根据成像章程中的成像协议,建议每个工作站使用选定的模式建立协议,以最小化偏差性。最大限度地减少成像数据的偏差是一个关键问题,2018 年 FDA 成像指南指出"使用适合的影像设备表格列表记录,包括每个图像扫描设备或影像浏览工作站的图像采集器、处理器和影像组件主要性能特征。"此外,图像采集的标准、成像章程应描述使用厂家供应商的设备 / 工作平台、每个工作站的设备技术设置、工作站影像技术人员在设备操作中的角色、工作站鉴定模型、受试者准备、体位和舒适性措施、成像时间计划表、协议外成像和成像风险(FDA,2018)。除上述列表外,图像采集最重要的部分是在临床试验期间保持每个工作站的技术一致性。

6.4　图像质量控制

在临床试验期间,工作站 / 医院的所有影像需要数据进行质量控制(quality control,QC)。质量控制是临床影像试验过程中的成像分析员另一

个关键工作步骤,该流程也应写入成像章程。作为质量控制程序,成像分析员根据图像协议(包括图像序列、操作指南、文档和设备使用说明)评估图像质量是否合适。此外,在质量控制过程中生成影像数据查询,分析员有责任在图像解读之前解决查询。QC 重要性体现在根据成像协议控制工作站间的图像,这是减少偏差性的另一关键点。

6.5　中心阅片管理

在解读图像之前,根据职业背景和经验选择影像中心阅片者。一旦选中读片者,即进行阅片培训,培训课程包括试验主要终点特征、特定图像采集方法或定量分析。此外,图像读取的时间和读取程序也应在成像章程中规定。典型的中心阅读过程是两个主要读片者独立地审查每个案例。但是,如果他们之间的总体评估存在任何差异,则第三位阅片者,即读片审裁员,将参与审查该例图像。在这种情况下,读片审裁员只同意其中一个初级阅片者的结果,如果需要初级读片者重新审查,审裁员可以提出请求。通过"双读判决",可以提高结果的有效性。尽管中心阅片流程的设

计可能因临床试验而异,但这一流程都是预先设置的。

6.6 影像资料管理

影像数据管理是临床试验中的基本工作程序之一。影像数据包含研究人群基本信息、成像模式和研究方案以及影像分析结果,包括 RECIST、RANO 或 LYRIC。数据标准化是临床试验中的一个关键点,因为它可以更容易地理解和交流来自多中心(包括不同国家)的数据,并在不同的参与方之间进行交流。数据统计者不仅为了理解,而且为了未来的研究,有效地评价多项研究的数据。此外,为向 FDA 提交数据以供新药批准,文档中的所有术语均应采用标准化格式,如美国国家药品档案(National Drug File, NDF)、临床数据交换标准协会(Clinical Data Interchange Standards Consortium, CDISC)、医学用语词典(Dictionary for Regulatory Activities, MedDRA)。FDA 建议"使用对照术语标准词汇(也称为词汇表)是实现语义数据互换操作的重要部分"(美国卫生和公共服务部 FDA 2014)。CDISC 临床试验影像学术语是用以描述成像方案和影像分析标准,使用标准化数据可以让所有研究人员和数据统计者在同一页面上共享全世界的临床试验信息。

7. 临床试验影像管理系统

世界上越来越多的多中心临床试验呈现出数据集成和管理问题。例如,试验的相关方,如申办方(制药公司)、CRO、主要研发者和现场临床研究协调员,可以使用病例报告表(case report form, CRF)实时跟踪试验的动态和数据。由于纸质 CRF 不能有效地维护、更新和共享实时信息,近年来开发了临床试验管理系统(Clinical Trial Management System, CTMS)。CTMS 是按照相关合规性章程建立的支持标准化临床试验程序另一重要视角的 IT 系统。确保医疗研究中心在临床试验期间保持足够高的专业质量水平。

随着 CTMS 在工作站 / 医院或研究机构的运行,临床试验影像管理系统(Clinical Trial Imaging Management System, CTIMS)也被引入,它主要是针对试验中的医学图像进行优化。CTIMS 工作的基本方案如图 14-4 所示。集成的影像管理系统可控制图像匿名化 / 传输、集中读取和分析,提高了整个成像过程的效率。总体而言,研究规模越大,治疗适应证越广泛,合作商就越有可能从多个工作站获取大量的影像数据点和测量结果。因此,CTIMS 可以影响整个临床试验期间的实时生成数据管理和集成。

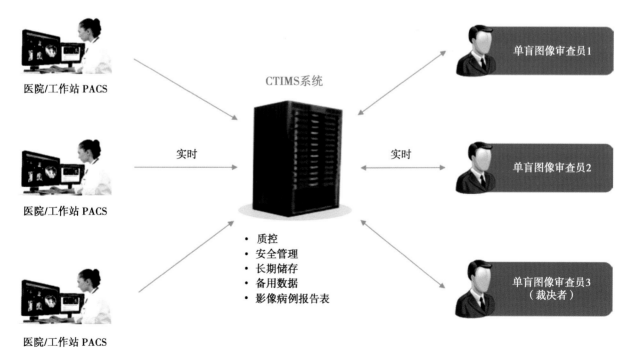

图 14-4 临床试验影像管理系统(CTIMS)基本方案。在多中心临床试验中,CTIMS 使每个医院 / 工作站能够匿名并将图像数据传输到中心服务器。CTIMS 还允许独立的图像审阅者查看图像并对其进行分析。此外,CTIMS 还可提供多种功能来加强图像数据管理

8. 联合临床试验影像学

在肿瘤药物发现和开发过程中,从临床前试验获得的数据通常为新药候选提供有价值的观点,如验证概念、分析药物毒性/耐受性、药物配方和给药途径优化、药代动力学和药效学信息,确定靶向肿瘤、评估药物疗效、耐药性及其机制(Damia & D'Incalci, 2009)。然而,很难将这些临床前数据转化或纳入临床药物开发阶段。其中一个主要原因是临床前试验通常与不同团队进行的临床试验不同期开展(即提前进行)(Nishino et al, 2017)。

为提高临床试验数据可转换性,并弥补临床前和临床药物开发过程之间的差距,着重进行了一些努力,包括使用适当的动物模型,如患者组织来源的异种移植模型,以及使用可转化的生物标记物,如医学影像(Grassi et al, 2009)。最近提出了联合临床试验的概念,正在积极研究联合临床试验中影像学的价值(Nardella et al, 2011;Chen et al, 2012;Lunardi et al, 2013;Kwong et al, 2015)。

联合临床试验潜在目的是(Yankelov et al, 2016)在小鼠实验的疗效和耐受性/毒性结果基础上,快速优化患者治疗方案(Murphy & Koh, 2010),通过使用动物模型实验快速识别耐药患者群和耐药机制,以及更好地识别分子和影像学生物标记物(FDA 2018),如图 14-5 所示。

完整的联合临床试验的重要组成部分包括在临床试验过程中进行快速动物试验,并使用适当的动物模型重现人类疾病。为了快速进行小鼠实验,我们必须使用少量的动物和合适的生物标记物,这些标记物能够轻松、无创地监测动物和肿瘤。成像可用无创的方式反复监测动物,并以敏感的方式检测肿瘤和身体的任何变化是有价值的。因此,癌症药物开发的大多数联合临床试验都使用了医学成像(Nardella et al, 2011;Chen et al, 2012;Lunardi et al, 2013;Kwong et al, 2015)。与临床试验成像一样,临床前试验成像也需要影像采集、重建、显像、数据管理与解读方面的标准。为建立这些标准,美国国家癌症研究所于 2015 年建立了联合临床成像研究资源计划(https://nciphub.org/groups/cirphub 在线评估),以促进联合临床试验定量成像资源的开发。其使命是"通过建立在共识基础上的最佳临床成像实践,并开发优化的最新转化定量成像方法,以实现

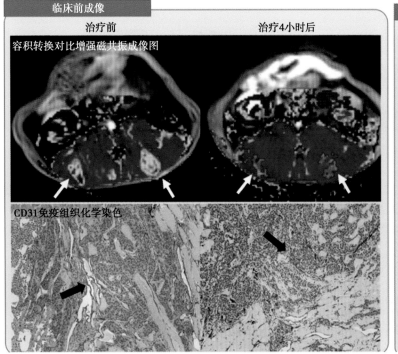
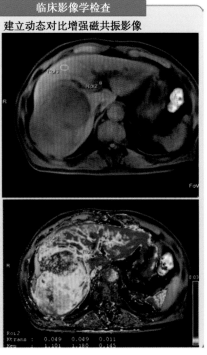

图 14-5   临床前和临床影像的整合。在血管干扰剂的药物开发过程中,使用动态增强磁共振成像(DCE)来评价药物的抗血管效果。在使用兔肿瘤模型的临床前成像中,研究人员能够确定最佳的 DCE-MRI 生物标记物容积转换常数,以反映抗血管效应和组织病理学变化。基于这些数据,可以有效地分析临床 DCE-MRI

疾病检测、风险分层和对治疗反应的评估／预测，从而推进精确医学的实践。"应该有一个包括成像科学家、工程师、动物模型专家和放射科医生的多学科团队参与（Colen et al, 2014）。放射科医生可以在动物实验影像以及动物和人类研究之间成像结果的双向转换中发挥关键作用。

为了促进联合临床试验，需要一个能够整合临床前和临床研究（包括基础设施和人力资源）的特殊机构。在美国的几家教学医院，他们都有小动物成像设备和临床试验中心。联合临床试验可能在小动物成像设备和临床试验中心紧密

联合状态性进行。例如，丹娜·法伯／哈佛癌症中心建立了肿瘤生物医学影像中心（Center for Biomedical Imaging in Oncology, CBIO），这是一个无缝的临床前／临床综合成像研究项目。该项目促进了影像研究和癌症研究成像的双向转换，并通过实现转化癌症研究和药物开发，为基础研究科学家和临床研究人员提供了资源。CBIO 可能是为联合临床试验优化的多学科临床前／临床成像设备的一个范例（图 14-6）。事实上，之前报道的大多数联合临床试验是在达纳·法伯／哈佛癌症中心进行的。

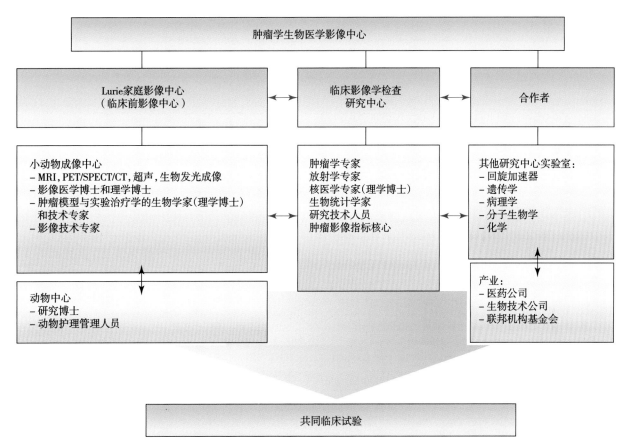

图 14-6　达纳 - 法伯／哈佛癌症中心肿瘤学生物医学成像中心（CBIO）构架。CBIO 由临床前影像中心和临床影像研究中心组成，与合作者密切合作。这些基础设施促进了双向转换性多学科成像研究，并使联合临床试验成为可能

9. 结论

近年来，医学成像在从临床前到临床试验药物开发过程中的作用得以大幅度发展，并带动了临床试验影像和联合临床影像等新的研究领域的兴起。临床试验成像和联合临床成像是真正的转化，并需要各种学术研究人员、临床医生、制药行业、CRO、学术团体和监管机构多学科领域的

联合参与。使用医学图像得出临床试验的精确结果，遵守 FDA、NIH 和 NCI 等机构的各种标准化是关键。如果不遵守这些规定，由于偏差性，试验结果可能会对药物开发产生负面影响。因此，作为影像专业人员，应该意识到这些全球影像学趋势，并研究为未来药物开发提供更高质量的成像解读。

（鲍艳举　李晓良　译　刘刚　校）

参考文献

Amur S, LaVange L, Zineh I, Buckman-Garner S, Woodcock J (2015) Biomarker qualification: toward a multiple stakeholder framework for biomarker development, regulatory acceptance, and utilization. Clin Pharmacol Ther 98(1):34–46

Bae H, Tsuchiya J, Okamoto T, Ito I, Sonehara Y, Nagahama F et al (2018) Standardization of [F-18] FDG PET/CT for response evaluation by the radiologic Society of North America-Quantitative Imaging Biomarker Alliance (RSNA-QIBA) profile: preliminary results from the Japan-QIBA (J-QIBA) activities for Asian international multicenter phase II trial. Jpn J Radiol 36(11):686–690

Beaumont H, Evans TL, Klifa C, Guermazi A, Hong SR, Chadjaa M et al (2018) Discrepancies of assessments in a RECIST 1.1 phase II clinical trial—association between adjudication rate and variability in images and tumors selection. Cancer Imaging 18(1):50

Biomarkers, Definitions, Working, Group (2001) Biomarkers and surrogate endpoints: preferred definitions and conceptual framework. Clin Pharmacol Ther 69(3):89–95

Chamberlain M, Junck L, Brandsma D, Soffietti R, Ruda R, Raizer J et al (2017) Leptomeningeal metastases: a RANO proposal for response criteria. Neuro-Oncology 19(4):484–492

Chen Z, Cheng K, Walton Z, Wang Y, Ebi H, Shimamura T et al (2012) A murine lung cancer co-clinical trial identifies genetic modifiers of therapeutic response. Nature 483(7391):613–617

Cheson BD, Pfistner B, Juweid ME, Gascoyne RD, Specht L, Horning SJ et al (2007) Revised response criteria for malignant lymphoma. J Clin Oncol 25(5):579–586

Cheson BD, Fisher RI, Barrington SF, Cavalli F, Schwartz LH, Zucca E et al (2014) Recommendations for initial evaluation, staging, and response assessment of Hodgkin and non-Hodgkin lymphoma: the Lugano classification. J Clin Oncol 32(27):3059–3068

Cheson BD, Ansell S, Schwartz L, Gordon LI, Advani R, Jacene HA et al (2016) Refinement of the Lugano classification lymphoma response criteria in the era of immunomodulatory therapy. Blood 128(21):2489–2496

Colen R, Foster I, Gatenby R, Giger ME, Gillies R, Gutman D et al (2014) NCI workshop report: clinical and computational requirements for correlating imaging phenotypes with genomics signatures. Transl Oncol 7(5):556–569

Damia G, D'Incalci M (2009) Contemporary preclinical development of anticancer agents—what are the optimal preclinical models? Eur J Cancer 45(16):2768–2781

Eisenhauer EA, Therasse P, Bogaerts J, Schwartz LH, Sargent D, Ford R et al (2009) New response evaluation criteria in solid tumours: revised RECIST guideline (version 1.1). Eur J Cancer (Oxford, England: 1990) 45(2):228–247

FDA-NIH Biomarker Working Group (2016) BEST (Biomarkers, EndpointS, and other Tools) Resource. Silver Spring: Food and Drug Administration. https://www.ncbi.nlm.nih.gov/books/NBK326791

Ford R, Mozley PD (2008) Report of Task Force II: best practices in the use of medical imaging techniques in clinical trials. Drug Inf J 42(5):515–523

Ford R, Schwartz L, Dancey J, Dodd LE, Eisenhauer EA, Gwyther S et al (2009) Lessons learned from independent central review. Eur J Cancer (Oxford England: 1990) 45(2):268–274

Gierada DS, Garg K, Nath H, Strollo DC, Fagerstrom RM, Ford MB (2009) CT quality assurance in the lung screening study component of the National Lung Screening Trial: implications for multicenter imaging trials. AJR Am J Roentgenol 193(2):419–424

Gillam LD, Leipsic J, Weissman NJ (2017) Use of imaging endpoints in clinical trials. JACC Cardiovasc Imaging 10(3):296–303

Grassi R, Cavaliere C, Cozzolino S, Mansi L, Cirillo S, Tedeschi G et al (2009) Small animal imaging facility: new perspectives for the radiologist. Radiol Med 114(1):152–167

Hamaoka T, Madewell JE, Podoloff DA, Hortobagyi GN, Ueno NT (2004) Bone imaging in metastatic breast cancer. J Clin Oncol 22(14):2942–2953

Kwong LN, Boland GM, Frederick DT, Helms TL, Akid AT, Miller JP et al (2015) Co-clinical assessment identifies patterns of BRAF inhibitor resistance in melanoma. J Clin Invest 125(4):1459–1470

Lin NU, Lee EQ, Aoyama H, Barani IJ, Barboriak DP, Baumert BG et al (2015) Response assessment criteria for brain metastases: proposal from the RANO group. Lancet Oncol 16(6):e270–e278

Lunardi A, Ala U, Epping MT, Salmena L, Clohessy JG, Webster KA et al (2013) A co-clinical approach identifies mechanisms and potential therapies for androgen deprivation resistance in prostate cancer. Nat Genet 45(7):747–755

Macdonald DR, Cascino TL, Schold SC Jr, Cairncross JG (1990) Response criteria for phase II studies of supratentorial malignant glioma. J Clin Oncol 8(7):1277–1280

Meignan M, Gallamini A, Meignan M, Gallamini A, Haioun C (2009) Report on the first international workshop on interim-PET-scan in lymphoma. Leuk Lymphoma 50(8):1257–1260

Murphy P, Koh DM (2010) Imaging in clinical trials. Cancer Imaging. 10(Spec no A):S74–S82

Nakahara T, Daisaki H, Yamamoto Y, Iimori T, Miyagawa K, Okamoto T et al (2017) Use of a digital phantom developed by QIBA for harmonizing SUVs obtained from the state-of-the-art SPECT/CT systems: a multicenter study. EJNMMI Res 7(1):53

Nardella C, Lunardi A, Patnaik A, Cantley LC, Pandolfi PP (2011) The APL paradigm and the "co-clinical trial" project. Cancer Discov 1(2):108–116

Nishino M, Sacher AG, Gandhi L, Chen Z, Akbay E, Fedorov A et al (2017) Co-clinical quantitative tumor volume imaging in ALK-rearranged NSCLC treated with crizotinib. Eur J Radiol 88:15–20

O'Connor JP, Jackson A, Parker GJ, Roberts C, Jayson

GC (2012) Dynamic contrast-enhanced MRI in clinical trials of antivascular therapies. Nat Rev Clin Oncol 9(3):167–177

O'Connor JPB, Aboagye EO, Adams JE, Aerts HJWL, Barrington SF, Beer AJ et al (2016) Imaging biomarker roadmap for cancer studies. Nat Rev Clin Oncol 14:169

Okada H, Weller M, Huang R, Finocchiaro G, Gilbert MR, Wick W et al (2015) Immunotherapy response assessment in neuro-oncology: a report of the RANO working group. Lancet Oncol 16(15):e534–ee42

Scher HI, Halabi S, Tannock I, Morris M, Sternberg CN, Carducci MA et al (2008) Design and end points of clinical trials for patients with progressive prostate cancer and castrate levels of testosterone: recommendations of the Prostate Cancer Clinical Trials Working Group. J Clin Oncol 26(7):1148–1159

Seymour L, Bogaerts J, Perrone A, Ford R, Schwartz LH, Mandrekar S et al (2017) iRECIST: guidelines for response criteria for use in trials testing immunotherapeutics. Lancet Oncol 18(3):e143–ee52

Shankar LK (2012) The clinical evaluation of novel imaging methods for cancer management. Nat Rev Clin Oncol 9:738

Shukla-Dave A, Obuchowski NA, Chenevert TL, Jambawalikar S, Schwartz LH, Malyarenko D et al (2019) Quantitative imaging biomarkers alliance (QIBA) recommendations for improved precision of DWI and DCE-MRI derived biomarkers in multicenter oncology trials. J Magn Reson Imaging 49(7):e101–e121

Suh CH, Kim KW, Park SH, Lee SS, Kim HS, Tirumani SH et al (2018) Shear wave elastography as a quantitative biomarker of clinically significant portal hypertension: a systematic review and meta-analysis. AJR Am J Roentgenol 210(5):W185–WW95

Sullivan DC, Obuchowski NA, Kessler LG, Raunig DL, Gatsonis C, Huang EP et al (2015) Metrology standards for quantitative imaging biomarkers. Radiology 277(3):813–825

Therasse P, Arbuck SG, Eisenhauer EA, Wanders J, Kaplan RS, Rubinstein L et al (2000) New guidelines to evaluate the response to treatment in solid tumors. J Natl Cancer Inst 92(3):205–216

U.S. Department of Health and Human Services FDA (2014) Providing regulatory submissions in electronic format—standardized study data guidance for industry

US Food and Drug Administration (2018) Clinical trial imaging endpoint process standards guidance for industry

Wahl RL, Jacene H, Kasamon Y, Lodge MA (2009) From RECIST to PERCIST: evolving considerations for PET response criteria in solid tumors. J Nucl Med 50(Suppl 1):122S–150S

Wen PY, Macdonald DR, Reardon DA, Cloughesy TF, Sorensen AG, Galanis E et al (2010) Updated response assessment criteria for high-grade gliomas: response assessment in neuro-oncology working group. J Clin Oncol 28(11):1963–1972

Yankeelov TE, Mankoff DA, Schwartz LH, Lieberman FS, Buatti JM, Mountz JM et al (2016) Quantitative imaging in cancer clinical trials. Clin Cancer Res 22(2):284–290

Young H, Baum R, Cremerius U, Herholz K, Hoekstra O, Lammertsma AA et al (1999) Measurement of clinical and subclinical tumour response using [18F]-fluorodeoxyglucose and positron emission tomography: review and 1999 EORTC recommendations. Eur J Cancer 35(13):1773–1782

第15章 肿瘤治疗反应分子和功能成像

Katherine A. Zukotynski, Phillip H. Kuo, Chun K. Kim, & Rathan M. Subramaniam

目录

1. 引言 ……………………………………214
2. 放射性药物的鸟瞰观 ……………………215
3. 肿瘤学治疗评估的功能和分子成像 …………215
4. 功能和分子成像与肿瘤反应成像的预后价值 ……220
5. 治疗反应的分子和功能成像评估标准进展 ………220
6. 淋巴瘤分子和功能成像反应评估 ……………222
7. 免疫治疗反应的分子和功能成像评估 …………223
8. 结论 …………………………………225
参考文献……………………………………225

摘要

分子和功能成像目的是通过整合分子和功能肿瘤生物学来评估肿瘤治疗反应,以评估疗效和改善患者的预后。大多数肿瘤在功能和形态上都表现为异质性疾病。此外,细胞克隆增殖可能随着时间的推移而演变,对特定疗法产生耐药性。重要的是要确定那些从治疗中获益的癌症患者,这样那些无效患者可避免昂贵、有毒或无用的治疗,最终目标是随着时间的推移为适合的患者提供正确的治疗。使用 PET 或伽马照相机的分子和功能成像,也包括 CT 和 / 或 MRI 成像,是在肿瘤患者的精确医学程序中具有重要作用的敏感技术。这些检查手段提高了治疗之前、期间和之后的评估能力。此外,它们通常作为肿瘤异质性的生物标志物,有助于指导选择适当的治疗,并评估治疗的早期疗效。此外,分子和功能成像是肿瘤学中一个强有力的预后生物标志物,可以根据评估治疗效果提示患者预后。

1. 引言

癌症是在形态和功能上具有异质性的疾病。此外,疾病的遗传谱可以随着时间的推移而进化,导致耐药性的发展,这种演变在整个身体中并不一致。虽然局部疾病可以在切除后治愈,但转移性疾病是癌症相关死亡的主要原因。在过去的几年里,逐渐为肿瘤患者提供些新的治疗方法。今天,有一套可用的治疗方案,包括手术、放疗、化疗、免疫治疗和放射性核素治疗等。此外，技术的进步导致融合扫描仪的产生，如正电子发射断层扫描（positron emission tomography，PET）/计算机断层扫描（computed tomography，CT）、单光子计算机断层扫描（single photon computed tomography，SPECT）/CT 和 PET/ 磁共振成像（/magnetic resonance imaging，MRI）。这些扫描仪无创地评估全身肿瘤的形态和功能异质性，评估治疗前后的疾病程度和生物学行为，并确定正在产生耐药性的疾病部位。多模态成像不仅有助于分期，而且还可以在代谢分子水平上给出最合适的持续治疗建议。如果我们希望开发治疗手段，使用针对个体患者的最有效疗法，同时限制无用的、有毒的治疗，了解癌症的遗传基础和成像特征是关键。

2. 放射性药物的鸟瞰观

　　许多放射性核素，如 ^{99m}TC、^{111}In、^{123}I、^{131}I、^{18}F、^{11}C、^{68}Ga、^{64}Cu 和 ^{89}Zr 等，可用于标记药物和制造放射性核素药物。一旦所有法律要求和监管问题都得到解决（Schwarz et al，2019），这些放射性药物可以给患者使用，并可对患者进行成像以确定功能和分子信息。标记有正电子发射放射性核素的放射性药物用 PET 成像，而那些标记为单光子发射放射性核素的通常使用有特异性能力的伽马照相机成像。与正常组织相比，恶性细胞往往伴有葡萄糖代谢增加（Warburg et al，1927；Warburg，1956），^{18}F 标记的 2- 氟 -2- 脱氧 -d- 葡萄糖（^{18}F-FDG）是一种放射性葡萄糖类似物，是通过正电子发射衰变 PET 成像的放射性药物，为当今肿瘤学科领域最普遍使用的放射性药物标记。由于葡萄糖代谢变化速度大于肿瘤外观成像变化，^{18}F-FDG PET 代谢摄取变化通常比 CT 或 MRI 解剖成像更早。当然，值得注意的是，^{18}F-FDG 摄取强度受细胞组织学、密度、侵袭性和技术参数等因素影响。因此，成像应使用标准化的技术进行，并在正确的临床条件下评估。肿瘤学研究中纳入了许多放射性药物，通常用于细胞过程、新陈代谢、受体或细胞运输的靶向标记。例如：利用 3'- 脱氧 -3'-^{18}F- 氟胸苷（fluorothymidine，FLT）研究增殖，^{18}F- 氟咪硝唑（1-2- 硝基咪唑）-2- 羟 -3- 氟丙烷（FMISO）和 ^{18}F- 氟唑霉素尿苷（fluoroazomycin arabinofuranoside，FAZA）评估肿瘤缺氧，通过 O-

^{18}F- 氟甲基 L- 酪氨酸（fluoromethylL-tyrosine，FMT）标记研究氨基酸转运，使用不同的 PET 放射性药物成像特性精准洞察疾病表型、基因型和异质性（Gerbaudo & Garcia，2016）等肿瘤生物学特征。越来越明显的问题是，可能需要一个以上的生物标志物来确定治疗效果和评估治疗反应。

3. 肿瘤学治疗评估的功能和分子成像

　　功能和分子成像已在治疗评估中被应用了很多年。如：①^{99m}Tc 标记的二膦酸二甲酯（^{99m}Tc-MDP）骨骼扫描以评估一系列肿瘤疾病和治疗反应（图 15-1）（Scher et al，2016）；②碘（^{123}I 或 ^{131}I）在神经母细胞瘤中标记的间碘苯甲胍（metaiodobenzylguanidine，MIBG）（图 15-2）（Ady et al，1995）。根据所选择的放射性核素和给药活性量，放射性标记的 MIBG 可作为显像剂和 / 或治疗剂。对于成像 ^{123}I 是优选的，因为半衰期较短、理想 γ 光子能量（159keV）、无 β 发射和对患者辐射剂量较低；然而，由于 ^{123}I 费用过高，临床使用受限；治疗则需要 ^{131}I。一般来说，平面成像是治疗评估的标准显像模式。SPECT 的加入增加了平面闪烁图像的对比度，从而提供了更好的功能信息。如果执行 SPECT/CT 的 CT 操作部分，则通过精确定位看到 SPECT 图像上的异常活动位置来提供更好的解剖信息。因此，SPECT/CT 的加入通常比单纯的平面成像提供更准确的诊断信息。然而，由于获取和图像解读的时间增加，以及使用的 CT 组成部分有辐射暴露，SPECT/CT 往往是在临时需要的基础上进行的。

　　在解读功能和分子成像时，重要的是要回顾成像的潜在机制。在 ^{99M}TC-MDP 骨扫描中，放射性药物摄取与成骨细胞活性增加有关，骨转移病变的同位素显像反映骨对恶性细胞的反应，而不是恶性细胞本身的存在。由于纷繁复杂的图像，治疗后愈合的成骨细胞活性是很难与进行性转移疾病区分。耀斑现象的定义为，治疗 3 个月左右出现伴随临床表现改善或病情稳定情况下的病变强度或数量增加的明显的"疾病进展"，在治疗 6 个月后的骨扫描复查中，骨扫描结果稳定或改善。（Cook et al，2011；Pollen et al，1984；Coleman et al，1988）。此外，^{99m}TC-MDP 骨扫描对准确量化骨转移肿瘤负荷也是很有挑战性的。Larson 等

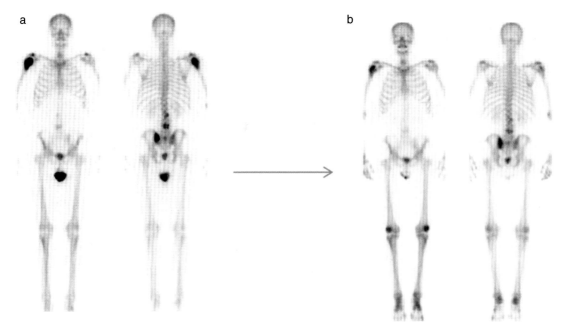

图 15-1 全身平面 ^{99M}TC-MDP 骨扫描图像显示,在(a)和(b)治疗前获得的症状性去势耐药前列腺癌骨转移,在 ^{223}RACL2 治疗后,右侧肱骨近端、腰椎和左侧髂骨治疗后骨转移病变核素显像强度降低

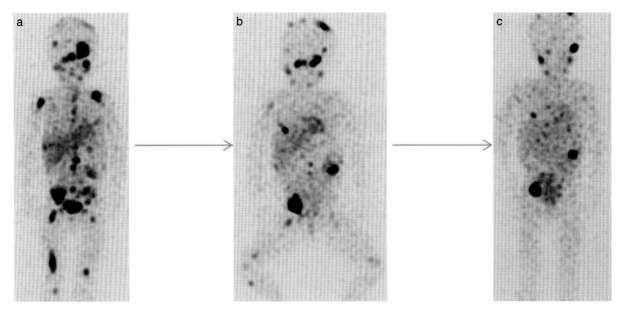

图 15-2 在治疗前(a)、治疗中(b)和治疗后(c)成像,转移性神经母细胞瘤患儿的全身平面 ^{131}I-MIBG 图像显示多灶性疾病,随着治疗其强度和范围都在降低,与临床效果一致

提出了骨扫描指数(Bone Scan Index, BSI)作为一种测量总骨骼疾病的方法,通过计算 158 个骨骼中每个受累骨骼重量占整体骨骼重量的百分比之和,来描述转移骨病变的受累程度(Dennis et al, 2012)。然而,由于操作耗时,很少用于临床实践。PET 相对更容易进行定量分析,^{18}F 标记氟化钠(^{18}F-NaF)是一种高亲和力的骨示踪剂,对成骨细胞活性有较高的亲和力,比 ^{99m}TC-MDP 具有更好的成像特性(Grant et al, 2008)。Even-

Sapir 等比较局限性高危或转移性前列腺癌患者的 MDP 骨扫描和 ^{18}F-NaF PET/CT,发现 ^{99m}TC-MDP 平面骨扫描的敏感性和特异性分别为 70% 和 57%,而 ^{18}F-NaF PET/CT 分别为 100% 和 100%(Even-Sapir et al, 2006)。与 ^{99m}Tc-MDP 骨扫描相似,^{18}F-NaF PET/CT 检测病损骨修复,而不是恶性细胞本身,从而成为骨恶性肿瘤的间接标志物。^{18}F-FDG 用于葡萄糖代谢的图像,并与 ^{18}F-NaF 比较进行评估治疗反应,例如在前列腺癌患者

中。^{18}F-FDG 是在疾病的部位，而 ^{18}F-NaF 是在成骨细胞对骨病变反应的部位（图 15-3 ）。然而，^{18}F-FDG 摄取量是可变的，并且在特定的癌症组织学部位可能很低。最近，靶向前列腺特异性膜抗原（prostate-specific membrane antigen，PSMA ）的放射性药物引起学者们极大关注，PSMA 是一种在前列腺癌细胞上过度表达的细胞表面跨膜糖蛋白（Bouchelouche et al, 2010；Evans et al, 2011；Barrett et al, 2013 ）。这是对检测疾病、治疗计划以及评估治疗反应有潜力的放射性分子标记药物（Rowe et al, 2016；Koerber et al, 2018；Emmett et al, 2018 ）。早期研究结果表明疗效反应评估可能被耀斑现象（Zacho & Petersen, 2018；Zukotynski et al, 2018 ）和治疗后的混合间隔变化所困扰。此外，并不是所有的疾病部位都表现出对 PSMA 靶向放射性药物的摄取，而评估治疗反应的最有用的放射性药物可能是病例特异性的（图 15-4 和图 15-5 ）。

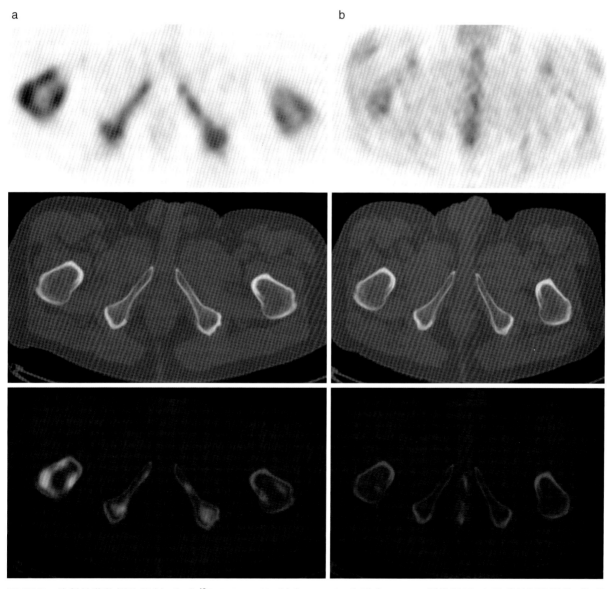

图 15-3　放射性药物摄取机制。（a ）^{18}F-NaF PET/CT 轴向 PET、CT 和融合 PET/CT 图像显示，由于成骨细胞转化，前列腺癌部位周围的放射性示踪物摄取；（b ）而 ^{18}F-FDG-PET/CT 的轴向 PET、CT 和融合 PET/CT 图像示肿瘤内细微的放射性示踪物摄取，提示可能累及骨髓

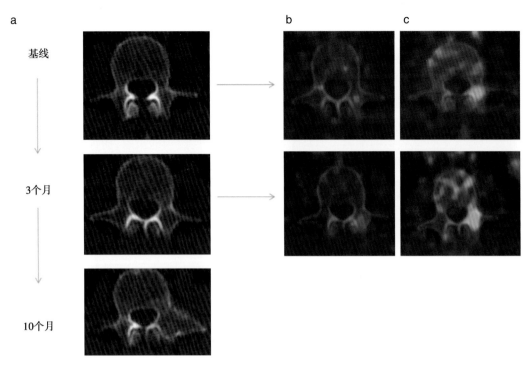

图 15-4　多个放射性药物有助于评估肿瘤学的治疗反应。在溶解性转移性前列腺癌病变部位，^{18}F-FDG-PET/CT 上放射性药物摄取的变化比 ^{18}F-DCFPyL PET/CT 上更为明显。（a）基线轴向 CT、3 个月和 10 个月治疗；（b）基线轴向融合 ^{18}F-DCFPYL PET/CT；（c）基线和 3 个月治疗时 ^{18}F-FDG-PET/CT

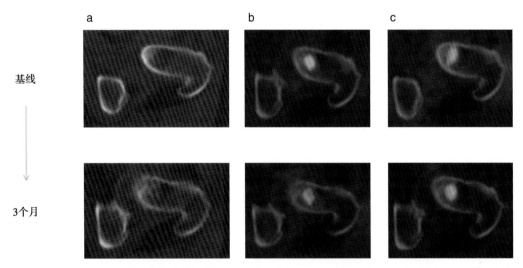

图 15-5　多个放射性药物可能有助于评估肿瘤学的治疗反应。（a）基线和治疗 3 个月的轴向 CT 图像，在溶解性转移性前列腺癌部位，^{18}F-DCFPyL PET/CT 上放射性药物摄取的变化比 ^{18}F-FDG-PET/CT 上更为明显；（b）基线和治疗 3 个月时轴向融合 ^{18}F-DCFPyL PET/CT 图像；（c）基线和治疗 3 个月时 ^{18}F-FDG-PET/CT 图像

　　有许多细胞表面受体参与细胞信号通路，靶向细胞受体的放射性药物已成为强有力的成像和治疗工具。生长抑素受体（somatostatin receptor，SSTR）结合放射性药物 [^{68}Ga-DOTA0, Tyr3] 奥曲酸（^{68}Ga-DOTATATE）和含有 SSTR 结合肽 [^{177}Lu-DOTA0, Tyr3] 奥曲酸（^{177}Lu-DOTATE）的肽受体放射性核素疗法（PRRT）已分别用于成像和治疗神经内分泌疾病（图 15-6 和图 15-7）。由于放射性药物的摄取受肿瘤异质性的影响，因此在治疗前通过成像获得的感兴趣的体积，可用于计算在正常实质和疾病部位的给放射性药物的比例（Beauregard et al, 2012）。这可以用来调整治疗性放射性药物的剂量，以尽量减少毒性，同时最大限度地提高患者的受益。

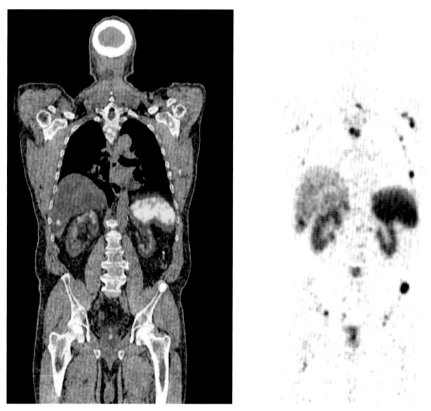

图 15-6　在 ^{177}Lu-DOTATET 治疗之前,Ga^{68} 显 -DOTA PET/CT 冠状面融合和 PET 图像上示多灶性骨和软组织病变

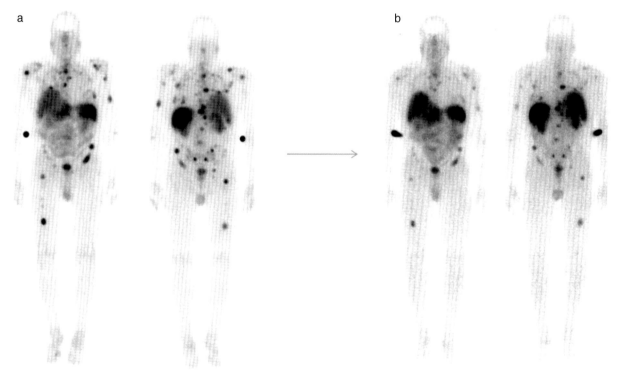

图 15-7　图 15-6 中受试者的全身平面图像显示,^{177}Lu DOTATATE 治疗的周期 1（a）和周期 2（b）后立即出现多灶性骨和软组织病变,治疗后疾病部位的放射性药物摄取强度和范围呈现间隔性降低

4. 功能和分子成像与肿瘤反应成像的预后价值

　　肿瘤治疗反应评估的分子和功能成像已经在肿瘤疾病中进行了全面研究。由于代谢和病理生理变化往往先于形态学改变，PET 有助于评估细胞毒性和细胞抑制治疗的反应，并经常预测形态学成像（即 CT 和 MRI）之前的反应。一般来说，反应越早，肿瘤患者的无进展生存（progression-free survival, PFS）和整体生存（overall survival, OS）越好。因此，与治疗相关的 FDG 摄取减少有预后价值。例如，Weber 等研究发现在ⅢB 和Ⅳ期非小细胞肺癌（non-small cell lung cancer, NSCLC）中，一周期铂类化疗后肿瘤 FDG 摄取减少 20% 以上，可预测长期存活（Weber et al, 2003）。Vansteenkiste 等发现在ⅢA-N2 期 NSCLC 中，新辅助化疗 3 个周期后 FDG-PET 的肿瘤摄取减少 50% 以上，可预测较长的生存期（Vansteenkiste et al, 2004）。Hoekstra 等报道，在ⅢA-N2 期 NSCLC 中，一周期诱导治疗后肿瘤 FDG 摄取减少 35%，总体生存率延长（Hoekstra et al, 2005）。MacManus 等研究表明了肿瘤代谢反应预测放射治疗后的预后（MacManus et al, 2005）。完全代谢应答者 1 年生存率为 93%，而非应答者为 47%，2 年生存率分别为 62% 和 30%。尽管放射治疗后 3~4 个月对患者进行影像学检查，可最大限度地减少放射性炎症中假阳性 FDG 的摄取，但在某些情况下，较短的时间间隔也是可以接受的（Hicks et al, 2004）。

5. 治疗反应的分子和功能成像评估标准进展

　　确定癌症治疗的有效性需要标准化、可重复和客观的方法以评估治疗反应。多年来，为满足这一临床需要作出了多方努力，制定了多项评估标准。肿瘤学疗效评估的历史是复杂的。随着成像技术的进步，治疗效果评估的标准也随之发展。形态学成像治疗效果评估标准，如实体肿瘤疗效评估标准（RECIST 1.1）（Eisenhauer et al, 2009）是有效的监测细胞毒治疗效果，其中临床疗效通常表现为肿瘤肿块减少。然而，靶向细胞抑制疗法（例如酪氨酸激酶抑制剂，如厄洛替尼和吉非替尼）主要减缓或阻止肿瘤细胞增殖，并且可能不会导致肿瘤体积的显著变化，限制了依

据瘤体大小治疗反应评估标准。最初的 ^{18}F-FDG-PET 研究表明，对厄洛替尼和吉非替尼的成功效果可以在治疗后数日内预测（Sunaga et al, 2008；Takahashi et al, 2012）。此外，代谢治疗反应与生存和生活质量有关（Sunaga et al, 2008；Takahashi et al, 2012；van Gool et al, 2014a, b；Benz et al, 2011；Hachemi et al, 2014）。

　　1999 年，欧洲癌症研究和治疗组织（metabolic treatment response, EORTC）公布了肿瘤疗效分类标准，是最早使用 FDG PET 功能成像评估肿瘤代谢的标准之一（Young et al, 1999）。这些标准使用标准化摄取值（standardized uptake value, SUV）作为量化疾病部位放射性药物摄取的度量，该度量反映了对患者体重和注射放射性药物活性进行校正的放射性药物摄取。根据 EORTC 标准：①完全代谢缓解（complete metabolic Response, CMR）是指没有任何疾病发生部位与邻近背景活性相区分；②代谢进展疾病（progressive metabolic Disease, PMD）是指最大 SUV 值比基线增加 25% 或更多，或出现新病灶；③部分代谢缓解（partial metabolic response, PMR）是经过一次或多次化疗后最大 SUV 值减少 15% 至 25%；④代谢稳定（stable metabolic disease, SMD）是不能归类其他类别的疾病反应。尚未定义要测量的病变数量和最小可测量的病变活性。解剖信息未包括在内。

　　2009 年，Wahl 等提出了 FDG PET 的正电子发射断层成像（Positron Emission Tomography Response Criteria In Solid Tumors, PERCIST）实体肿瘤反应标准（Wahl et al, 2009）。EORTC 和 PERCIST 之间的主要差异为（表 15-1, Aide et al, 2018）：①使用瘦体重标准化摄取峰值（SULpeak, 1cm^3 范围内测量的放射性药物活性，该范围位于针对去脂体重校正的最高肿瘤活性部位）而不是 SUV 最大值；②选定 5 个病灶部位（每个器官最多两个）或要测量的靶病变；③可测量病变的定义为摄取活性至少为肝脏平均 SUL 的 1.5 倍。

　　随着分子和功能成像治疗反应评估规范化标准的出现，关于使用定性（视觉）方法与定量（客观）方法价值的争论越来越激烈。Lin 等的一项研究，比较弥漫性大 B 细胞淋巴瘤（diffuse large B cell lymphoma, DLBCL）患者的 FDG PET 定性和定量分析（Lin et al, 2007）。发现定性分析预测无病生存率的准确率为 65.2%，而依据 SUV 的定量分析的准确率为 76.1%。但定量分析存在局限

表 15-1　不同分子和功能成像反应评估标准的比较

反应	欧洲癌症研究与治疗组织（EORTC）[a]	实体肿瘤 PET 反应标准（PRCIST）[b]	PET/CT 对免疫检查点抑制剂治疗反应的早期预测标准（结合 RECIST 1.1 PERCIST）（PECRIT）[c]		免疫治疗的 PET 反应评估标准（PERCIMT）[d]	
完全反应（CR）	FDG 摄取完全消失	所有具有代谢活性的肿瘤消失	RECIST 1.1（所有靶病灶消失；靶淋巴结短轴减少至 <1cm；无新病灶）	临床改善	先前存在的 ^{18}F-FDG 病变完全消失。没有新的 ^{18}F-FDG 病变	临床改善
部分反应（PR）	SUV 增加 <25% 或减少 <15%	不符合其他标准	不符合其他标准	热点区病灶 SUL 变化 >15%	临床改善	无论是 PD 还是 PR/CR	临床改善
				热点区病灶 SUL 变化 ≤ 15%	无临床改善		
进展性疾病（PD）	肿瘤 FDG 摄取增加 >25%；最大肿瘤增加 >20%；新转移	SUL 增加 >30% 或出现新的代谢活性病变	RECIST 1.1（目标病灶直径之和增加 ≥20% 且至少 5mm 或新病灶）	无临床改善	4 个或 4 个功能直径 <1cm 的新病灶或功能直径 >1.0cm 的三个或两个或 2 个功能直径超过 1.5cm 的新病灶	无临床改善

基于 Aide 等的表 15-1 内容（2018）。

SUV 标准化摄取值与 SUL（去脂体重标准化 SUV）。

[a] 可测量的病灶：根据体表面积校正后 FDG 摄取最明显的病灶。新病灶：作为进展性疾病。损伤数量：未说明。

[b] 可测量病灶：最小肿瘤 SUL 是肝脏平均 SUL1.5 倍。新病灶：作为进展性疾病。病变数量：最多五个病灶的总和的变化作为评估反应的次要指标。

[c] 可测量的病灶：RECIST 1.1（CT 上 1cm；最长直径，淋巴结除外）；最小肿瘤 SUL 是肝脏平均 SUL1.5 倍。新病灶：作为进展性疾病。病变数量：RECIST 1.1（最多五个，每个器官最多两个）；PERCIST（最多五个病灶的总和变化作为评估反应的辅助工具）。

[d] 可测量的病灶：FDG-avid 亲和病灶的绝对数量和功能大小（>1.0cm 或 >1.5cm），在融合的 PET/CT 图像上以厘米为单位测量。新病灶：根据数量和功能直径，为进展性疾病。病变数量：治疗前后每个患者最多 5 个目标病灶。

性：①多种方法可以计算和报告疾病部位放射性药物的摄取，例如纠正总体重和去脂体重、报告最大活性（SUV_{max}）与平均活性（SUV_{mean}；SUV_{peak}），使用代谢活性肿瘤体积（metabolic tumor volume，MTV）和总病变糖酵解（total lesion glycolysis，TLG）以及通过纹理分析评估肿瘤代谢异质性等；②扫描仪硬件、图像重建和患者特征等方面的差异等因素，会影响疾病部位放射性药物的摄取，并可能影响反应评估的指标（Ziai et al, 2016）。

为了实现反应评估指标的可重复性和再现性，制定了详细说明应如何进行肿瘤 PET/CT 扫描的指南（Boellaard et al, 2015；Fendler et al, 2017）。建议包括使用标准化的扫描采集协议，并维护扫描仪之间的图像采集和重建参数、给药剂量以及基线和后续成像之间的摄取时间一致性等。此外，体模衍生参数可能有助于调整扫描仪和图像重建之间的量化指标（Lasnon et al, 2013, 2017；

Quak et al, 2016）。最后，建议将关注区域（region of interest, ROI）如肝脏或主动脉池摄取活性纳入肿瘤 PET/CT 报告，以在 / 当超出预期范围时作为潜在技术问题的预警。

目前，治疗反应评估标准通常包括解剖、分子和功能成像的组合。临床试验中使用疗效评估标准，并不特定于癌症组织学。大多数情况下，没有临床指南或标准指导患者在治疗中应用这些测量或标准，这些标准（如 PERCIST）很少在临床实践中常规使用。分子和功能性疾病反应分类的一些标准是特定于癌症组织学的（例如，Deauville/Lugano 标准）。这些标准被纳入临床指南（如 NCCN[国家综合癌症网络]），并应用于临床 PET/CT 报告。尽管临床和研究界在使用分子和功能成像治疗反应评估标准方面仍存在分歧，但在 PET/CT 报告中，有一种通用方法的趋势正在形成，其中最具说明性的例子就是淋巴瘤。

6. 淋巴瘤分子和功能成像反应评估

淋巴瘤是一种异质性的淋巴增生性疾病,分为霍奇金淋巴瘤(Hodgkin Lymphoma, HL)或非霍奇金淋巴瘤(non-Hodgkin lymphoma, NHL),包括一系列不同代谢活动的疾病。据估计,大约40%的非霍奇金淋巴瘤患者和20%的霍奇金淋巴瘤患者在治疗后有残留的纵隔或腹部肿块,并且大多数在病理上显示为非恶性(Orlandi et al, 1990; Aisner & Wiernik, 1982; Mikhaeel et al, 2000)。仅根据解剖评估,很难区分炎症、坏死或纤维化组织和残留淋巴瘤(Canellos, 1988; Reske, 2003; Lewis et al, 1982; Surbone et al, 1988)。分子和功能成像与PET可以区分代谢活性和非代谢活性疾病,并有助于克服依据解剖学的淋巴瘤反应评估局限性。分子和功能反应标准已被用于评估淋巴瘤患者多年。

2009年,在法国多维尔举行了一个讲习班之后,在FDG PET的基础上创建了多维尔5分评分系统,根据疾病部位相对于纵隔血池和肝脏摄取参考的强度活性,在5分量表上定性评估治疗反应。3分或以下(与肝活性相当或更少)的代谢活性残留疾病为阴性(图15-8)。4~5分(在肝活性以上)为剩余代谢活性疾病阳性。几项研究表明,该系统在观察组之间一致性好,正如三组

研究比较HL报告的观察组间一致意见 κ 值分别为0.79~0.85、0.748和0.69~0.84(Barrington et al, 2010; Furth et al, 2011; Gallamini et al, 2009, 2014)。该评分系统易于应用,是第一个分子和功能反应标准,成为HL患者常规临床肿瘤PET/CT报告的一部分(Meignan, 2010, 2012; Le Roux et al, 2011)。2014年,瑞士卢加诺举行的第12届恶性淋巴瘤国际会议(International Conference on Malignant Lymphomas, ICML)之后, Lugano分类系统建立(Barrington et al, 2014; Cheson et al, 2014)。Lugano分类包括PET和CT反应评估,以及定性和定量指标的组合。PET标准依据Deauville 5分评分系统,而CT标准的加入克服了FDG亲和力低或亲和力易变淋巴瘤反应评价的局限性。目前正在鉴定Lugano分类系统的可重复性。

淋巴瘤标准化反应评估的优点之一是其预测价值,以及病程早期修改治疗方案改善治疗结果的能力。在局限性HL中,预后良好,因此治疗中期FDG-PET/CT(通常在2个或4个化疗周期后)的功能和分子成像疗效反应的特征无法区分患者的预后差别。然而,随着疾病变得更广泛, PET检查中期阳性的个体预后更差(Moghbel et al, 2017)。此外,同时纳入PET和CT反应评估,通常显示患者分层和临床结果得到改善。例如,一项为期2年的HL中期PET和CT研究PET–/

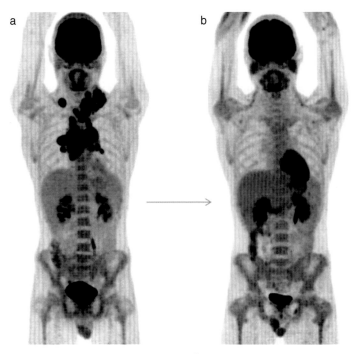

图15-8　(a)一例年轻霍奇金淋巴瘤患者 ^{18}F-FDG-PET/CT MIP成像示膈上淋巴结代谢活跃;(b)中期 ^{18}F-FDG-PET/CT MIP成像示治疗效果, Deauville 2分

CT−、PET−/CT+、PET+/CT− 和 PET+/CT+ 患 者 的 PFS 分 别 为 95%、78%、71% 和 36%（Kostakoglu et al, 2012）。此外，中期 PET 的结果可发现治疗过程中的并发症（图 15-9），并能够进行早期治疗修改，从而改善结果。一项 HL 和中期 PET 阳性患者的研究中，经过 2 个周期的 ABVD 后，升级治疗（2 个周期 BEACOPP+ 淋巴结放疗）后 PFS 得到改善（90.6% vs 77.4%）（André et al, 2017）。

当然，如在评价患者免疫治疗时，必须考虑对疗效评估标准进行相应的修订。2016 年，对 Lugano 标准（LYRIC 标准）进行了修改，主要变化是增加了一个不确定的反应类别，并推荐用于免疫治疗反应评估（Cheson et al, 2016）。

7. 免疫治疗反应的分子和功能成像评估

近年来，对免疫治疗进行了研究（Popovic et al, 2018），目前最普遍的药物包括：①细胞毒 T 淋巴细胞相关抗原（T lymphocyte-associated protein 4, CTLA-4）抑制剂（如 ipilimumab, 伊匹木单抗）和②程序性细胞死亡蛋白 1（programmed cell death protein 1, PD1）或 PD1/ 程序性细胞死亡蛋白配体 1（PD1/PD-L1）抑制剂（如帕博利珠单抗、纳武利尤单抗）。CTLA-4 是调节性 T 细胞表面的蛋白质，它与抗原递呈细胞上的 B7 受体相互作用，导致 T 细胞下调。因此，抑制 CTLA-4 可增强 T 细胞活化和免疫反应增强。PD1 是免疫细胞上表达的跨膜糖蛋白，PD-L1 是 PD1 的配体，可在肿瘤细胞上表达。当 PD1 与 PD-L1 结合时，它抑制参与 T 细胞活化的激酶，因此抑制这一过程也可以增强免疫力。目前的研究主要集中在阻止肿瘤诱导的免疫抑制检查点，以疫苗诱导免疫反应或增加肿瘤内的淋巴细胞量。据文献报道，约 20% 黑色素瘤患者应用伊匹木单抗单药治疗总体获益，并且伊匹木单抗和纳武利尤单抗联合，可以提高到 50% 以上（图 15-10），尽管毒性风险较高（Hodi et al, 2015）。值得注意的是，辐射提供了免疫共刺激信号，因此将外照射或放射性核素治疗与免疫治疗相结合是有道理的。据推测，PET 可以无创地提供肿瘤微环境的信息，预测治疗效果反应，但仍有待严格证明。

通过增强免疫反应，可诱发免疫相关不良事件，如皮炎（瘙痒 / 皮疹 / 白癜风），内分泌紊乱（甲状腺炎、甲状腺炎等），肺炎，胃肠道症状（腹泻、结肠炎等），肝炎，胰腺炎，肌痛症等疾病。免疫治疗后，反应性脾肿大和肿瘤引流区的反应性淋巴结肿大也很常见。由于炎症是典型的 FDG 亲和特性，PET 可以检测到免疫相关的不良事件，有时是在这些不良反应出现几周前（图 15-11）（Kwak et al, 2015）。尽管这对快速启动全身治疗（如全身皮质激素）很有帮助，可以改善患者预后，但可能使疾病疗效反应难以评估。

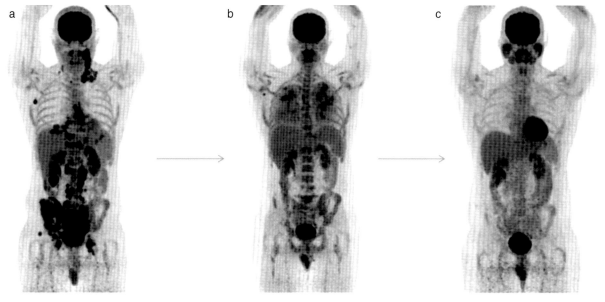

图 15-9 （a）霍奇金淋巴瘤患者 18F-FDG-PET/CT MIP 成像示膈上、下方代谢活跃淋巴结及骨和右肾累及；（b）中期 18F-FDG-PET/CT MIP 成像示治疗有效；然而，肺炎的发生可能与药物毒性有关；（c）治疗结束时 18F-FDG-PET/CT MIP 成像示治疗对肺炎消退的影像学反应

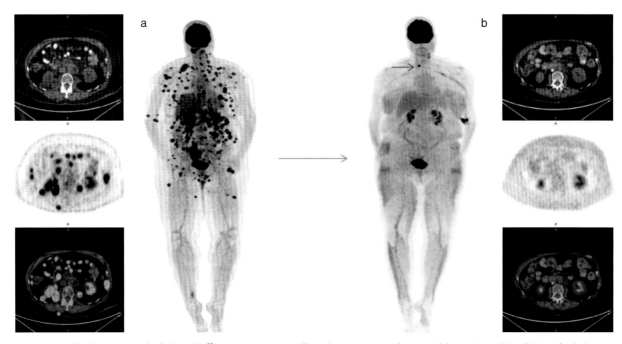

图 15-10　代谢活跃性黑色素瘤患者 ^{18}F-FDG-PET/CT 图像。在（a）和（b）伊匹木单抗和纳武利尤单抗联合治疗 CT、PET、融合和 MIP 成像示完全缓解。颈部中线偏右局灶性放射性药物摄取（橙色箭头）为甲状腺结节，提示可能原发性甲状腺异常（活检结果待定）

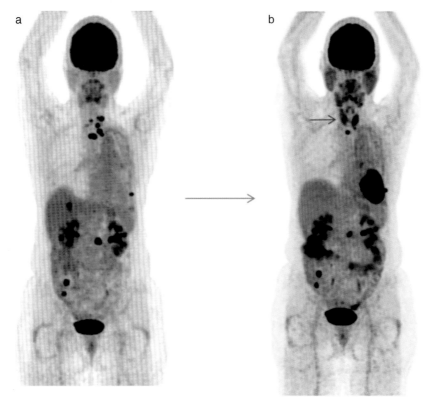

图 15-11　化疗难治性非小细胞肺癌患者，在免疫治疗前（a）和后（b）的 ^{18}F-FDG-PET/CT MIP 成像，示肿瘤部分代谢缓解，及免疫性甲状腺炎（橙色箭头）

免疫治疗的临床和影像学反应是可变的。通常可以观察到早期的反应，在治疗几天内在肿瘤部位可发生炎症反应（Reusch et al，2006）。在某些情况下，一种反应可能会被推迟几周或几个月（Le et al，2013）。此外，无法根据形态、成像甚至 FDG-PET/CT 区分肿瘤耀斑和进展。据统计使用伊匹木单抗治疗黑色素瘤约有 15% 的患者虽临床有改善，但在影像学上显示出肿瘤负荷增加（如假性进展或耀斑），尽管比使用其他药物发生率低（不到 3%）（Wolchok et al，2009）。在少数情况下，免疫疗法会引起肿瘤的快速进展或过度进展（Champiat et al，2017；Saâda-Bouzid et al，2017）。因此，将影像学检查结果与患者的临床状况相关联是关键：①临床状况改善或稳定，而影像学进展的患者可能是假性进展，在这种情况下，可以继续治疗，并通过后续影像学检查确认疗效；②正在恶化的患者最有可能进展，并且需要停止治疗，因为等待影像学确认可能导致恶化，使新的治疗无法进行。

最近，在免疫治疗中提出了两个新的分子和功能成像反应评估标准：① PET/CT 标准，用于早期预测对免疫检查点抑制剂治疗（PECRIT）的反应（Cho et al，2017）；②免疫治疗 PET 反应评价标准（PET/CT Criteria for Early Prediction of Response to Immune Checkpoint Inhibitor Therapy，PRCIMT）（Anwar et al，2018；Sachpekidis et al，2018）。以上两个标准，均纳入了临床获益评估以及形态学和功能指标的使用（表 15-1）。目前，建议在免疫治疗前以及在免疫治疗开始后 8~9 周或更长时间内（通常在治疗完成后）进行基线 PET。研究者们认为 FDG PET 的价值在 CT 等解剖成像形态反应有限的患者中最为显著，或者在出现免疫相关不良事件的体征 / 症状的患者中最为显著。此外，尽管形态进展，但临床获益和代谢反应的存在，可能有助于临床决策。

免疫治疗肿瘤患者功能和分子反应评估成像仍然不完善，更特异的成像生物标记物的研究正在进行中，包括使用 ^{89}Zr 标记的免疫检查点抑制剂的临床试验，以及使用放射性标记的抗体片段的研究。

8. 结论

我们从昨天的粗略人工疾病评估，到今天的标准化分期和反应评估标准，已经走过了漫长的征程。此外，随着技术改进，也有可能进行更先进的成像评估，包括复杂的结构和功能数据采集，及参数映射和动力学建模，从而能够评估全身肿瘤的异质性。此外，包括最近的激增的解剖、功能和分子成像功能混合扫描仪，增强了我们评估疾病反应、调整治疗方案和制定准确的患者预后测量方法能力。已经认识到，图像采集和分析参数的标准化，以及临床和研究领域反应评估标准的协调是重要的。随着我们对治疗干预的生物学效应的理解提高，我们对治疗反应评估的最佳时间点理解也在提高。尽管进一步的研究是必要的，但我们正开始构建集中于一个通用的系统，特别是在某些肿瘤，如淋巴瘤。

（牛云　黄应奎　译　李军　校）

参考文献

Ady N, Zucker JM, Asselain B et al (1995) A new ^{123}I-MIBG whole body scan scoring method-application to the prediction of the response of metastases to induction chemotherapy in stage IV neuroblastoma. Eur J Cancer 31A(2):256–261

Aide N, Hicks RJ, Le Tourneau C, Lheureux S, Fanti S, Lopci E (2018) FDG PET/CT for assessing tumour response to immunotherapy—report on the EANM symposium n immune modulation nd recent review of the literature. Eur J Nucl Med Mol Imaging 46:238–250

Aisner J, Wiernik PH (1982) Restaging laparotomy in the management of the non-Hodgkin lymphomas. Med Pediatr Oncol 10:429–438

André MPE, Girinsky T, Federico M et al (2017) Early positron emission tomography response-adapted treatment in stage I and II Hodgkin lymphoma: final results of the randomized EORTC/LYSA/FIL H10 trial. J Clin Oncol 35:1786–1794

Anwar H, Sachpekidis C, Winkler J et al (2018) Absolute number of new lesions on ^{18}F-FDG PET/CT is more predictive of clinical response than SUV changes in metastatic melanoma patients receiving ipilimumab. Eur J Nucl Med Mol Imaging 45:376–383

Barrett JA, Coleman RE, Goldsmith SJ et al (2013) First-in-man evaluation of 2 high-affinity PSMA-avid small molecules for imaging prostate cancer. J Nucl Med 54:380–387

Barrington SF, Qian W, Somer EJ et al (2010) Concordance between four European centres of PET reporting criteria designed for use in multicentre trials in Hodgkin lymphoma. Eur J Nucl Med Mol Imaging 37:1824–1833

Barrington SF, Mikhaeel NG, Kostakoglu L et al (2014) Role of imaging in the staging and response assessment of lymphoma: consensus of the international conference on malignant lymphomas imaging working group. J Clin Oncol 32:3048–3058

Beauregard JM, Hodman MS, Kong GK et al (2012) The tumor sink effect on the biodistribution of ^{68}Ga-DOTA-octreotate: implications for peptide receptor radionuclide therapy. Eur J Nucl Med Mol Imaging 39:50–56

Benz MR, Herrmann K, Walter F et al (2011) ^{18}F-FDG PET/CT for monitoring treatment responses to the epidermal growth factor receptor inhibitor erlotinib. J Nucl Med 52(11):1684–1689

Boellaard R, Delgado-Bolton R, Oyen WJG et al (2015) FDG PET/CT: EANM procedure guidelines for tumour imaging: version 2.0. Eur J Nucl Med Mol Imaging 42:328–354

Bouchelouche K, Choyke PL, Capala J (2010) Prostate specific membrane antigen—a target for imaging and therapy with radionuclides. Discov Med 9:55–61

Canellos G (1988) Residual mass in lymphoma may not be residual disease. J Clin Oncol 6:931–933

Champiat S, Dercle L, Ammari S et al (2017) Hyperprogressive disease is a new pattern of progression in cancer patients treated by anti-PD-1/PD-L1. Clin Cancer Res 23:1920–1928

Cheson BD, Fisher RI, Barrington SF et al (2014) Recommendations for initial evaluation, staging, and response assessment of Hodgkin and non-Hodgkin lymphoma: the Lugano classification. J Clin Oncol 32:3059–3068

Cheson BD, Ansell S, Schwartz L et al (2016) Refinement of the Lugano classification lymphoma response criteria in the era of immunomodulatory therapy. Blood 128:2489–2496

Cho SY, Lipson EJ, Im HJ et al (2017) Prediction of response to immune checkpoint inhibitor therapy using early-time-point ^{18}F-FDG PET/CT imaging in patients with advanced melanoma. J Nucl Med 58:1421–1428

Coleman RE, Mashiter G, Whitaker KB, Moss DW, Rubens RD, Fogelman I (1988) Bone scan flare predicts successful systemic therapy for bone metastases. J Nucl Med 29:1354–1359

Cook GJR, Venkitaraman R, Sohaib AS (2011) The diagnostic utility of the flare phenomenon on bone scintigraphy in staging prostate cancer. Eur J Nucl Med Mol Imaging 38:7–13

Dennis ER, Jia X, Mezheritskiy IS et al (2012) Bone scan index: a quantitative treatment response biomarker for castration-resistant metastatic prostate cancer. J Clin Oncol 30:519–524

Eisenhauer EA, Therasse P, Bogaerts J et al (2009) New response evaluation criteria in solid tumours: revised RECIST guideline (version 1.1). Eur J Cancer 45:228–247

Emmett L, Crumbaker M, Ho B et al (2018) Metastatic castration-resistant prostate cancer including imaging predictors of treatment response and patterns of progression. Clin Genitourin Cancer. [Epub ahead of print]

Evans MJ, Smith-Jones PM, Wongvipat J et al (2011) Noninvasive measurement of androgen receptor signaling with positron emitting radiopharmaceutical that targets prostate-specific membrane antigen. Proc Natl Acad Sci U S A 108:9578–9582

Even-Sapir E, Metser U, Mishani E et al (2006) The detection of bone metastases in patients with high-risk prostate cancer: ^{99m}Tc-MDP Planar bone scintigraphy, single- and multi-field-of-view SPECT, ^{18}F-fluoride PET, and ^{18}F-fluoride PET/CT. J Nucl Med 47:287–297

Fendler W, Eiber M, Beheshti M et al (2017) ^{68}Ga-PSMA PET/CT: joint EANM and SNMMI procedure guideline for prostate cancer imaging: version 1.0. Eur J Nucl Med Mol Imaging 44:1014–1024

Furth C, Amthauer H, Hautzel H et al (2011) Evaluation of interim PET response criteria in paediatric Hodgkin's lymphoma—results for dedicated assessment criteria in a blinded dual-centre read. Ann Oncol 22:1198–1203

Gallamini A, Fiore F, Sorasio R, Meignan M (2009) Interim positron emission tomography scan in Hodgkin lymphoma: definitions, interpretation rules, and clinical validation. Leuk Lymphoma 50:1761–1764

Gallamini A, Barrington SF, Biggi A et al (2014) The predictive role of interim positron emission tomography for Hodgkin lymphoma treatment outcome is confirmed using the interpretation criteria of the Deauville five-point scale. Haematologica 99:1107–1113

Gerbaudo VH, Garcia CA (2016) PET/CT of lung cancer. Springer, Cham

van Gool MH, Aukema TS, Schaake EE et al (2014a) NEL Study Group. Timing of metabolic response monitoring during erlotinib treatment in non-small cell lung cancer. J Nucl Med 55(7):1081–1086

van Gool MH, Aukema TS, Schaake EE et al (2014b) ^{18}F-fluorodeoxyglucose positron emission tomography versus computed tomography in predicting histopathological response to epidermal growth factor receptor-tyrosine kinase inhibitor treatment in resectable non-small cell lung cancer. Ann Surg Oncol 21(9):2831–2837

Grant FD, Fahey FH, Packard AB et al (2008) Skeletal PET with ^{18}F-fluoride: applying a new technology to an old tracer. J Nucl Med 49:68–78

Hachemi M, Couturier O, Vervueren L et al (2014) [^{18}F] FDG positron emission tomography within two weeks of starting erlotinib therapy can predict response in non-small cell lung cancer patients. PLoS One 9(2):e87629

Hicks RJ, Mac Manus MP, Matthews JP et al (2004) Early FDG-PET imaging after radical radiotherapy for non-small-cell lung cancer: inflammatory changes in normal tissues correlate with tumor response and do not confound therapeutic response evaluation. Int J Radiat Oncol Biol Phys 60(2):412–418

Hodi FS, O'Day SJ, McDermott DF et al (2010) Improved survival with ipilimumab in patients with metastatic melanoma. N Engl J Med 363:711–723

Hoekstra CJ, Stroobants SG, Smit EF et al (2005) Prognostic relevance of response evaluation using [^{18}F]-2-fluoro-2-deoxy-D-glucose positron emission tomography in patients with locally advanced non-small-cell lung cancer. J Clin Oncol 23(33):8362–8370

Koerber SA, Will L, Kratochwil C et al (2018) ^{68}Ga-PSMA-11 PET/CT in Primary and recurrent prostate carcinoma: implications for radiotherapeutic management in 121 patients. J Nucl Med [Epub ahead of print]

Kostakoglu L, Schöder H, Johnson JL et al (2012) Interim FDG PET imaging in stage I–II non-bulky Hodgkin lymphoma: would using combined positron emission tomography and computed tomography criteria better predict response than each test alone? Leuk Lymphoma 53:2143–2150

Kwak JJ, Tirumani SH, Van den Abbeele AD, Koo PJ, Jacene HA (2015) Cancer immunotherapy: imaging assessment of novel treatment response patterns and immune-related adverse events. Radiographics 35:424–437

Larkin J, Hodi FS, Wolchok JD (2015) Combined nivolumab and ipilimumab or monotherapy in untreated melanoma. N Engl J Med 373:1270–1271

Lasnon C, Desmonts C, Quak E et al (2013) Harmonizing SUVs in multicentre trials when using different generation PET systems: prospective validation in non-small cell lung cancer patients. Eur J Nucl Med Mol Imaging 40:985–996

Lasnon C, Quak E, Le Roux PY et al (2017) EORTC response criteria are more influenced by reconstruction inconsistencies than PERCIST but both benefit from the EARL harmonization program. EJNMMI Phys 4:17

Le Roux P-Y, Gastinne T, Le Gouill S et al (2011) Prognostic value of interim FDG PET/CT in Hodgkin's lymphoma patients treated with interim response-adapted strategy: comparison of International Harmonization Project (IHP), Gallamini and London criteria. Eur J Nucl Med Mol Imaging 38:1064–1071

Le DT, Lutz E, Uram JN et al (2013) Evaluation of ipilimumab in combination with allogeneic pancreatic tumor cells transfected with a GM-CSF gene in previously treated pancreatic cancer. J Immunother 36:382–389

Lewis E, Bernardino ME, Salvador PG, Cabanillas FF, Barnes PA, Thomas JL (1982) Post-therapy CT-detected mass in lymphoma patients: is it viable tissue? J Comput Assist Tomogr 6:792–795

Lin C, Itti E, Haioun C et al (2007) Early ^{18}F-FDG PET for prediction of prognosis in patients with diffuse large B-cell lymphoma: SUV-based assessment versus visual analysis. J Nucl Med 48:1626–1632

Mac Manus MP, Hicks RJ, Matthews JP, Wirth A, Rischin D, Ball DL (2005) Metabolic (FDG-PET) response after radical radiotherapy/chemoradiotherapy for non-small cell lung cancer correlates with patterns of failure. Lung Cancer 49(1):95–108

Meignan M, Gallamini A, Meignan M, Gallamini A, Haioun C (2009) Report on the first international workshop on interim-PET scan in lymphoma. Leuk Lymphoma 50:1257–1260

Meignan M, Gallamini A, Haioun C, Polliack A (2010) Report on the Second International Workshop on interim positron emission tomography in lymphoma held in Menton, France, 8–9 April 2010. Leuk Lymphoma 51:2171–2180

Meignan M, Gallamini A, Itti E, Barrington S, Haioun C, Polliack A (2012) Report on the third international workshop on interim positron emission tomography in lymphoma held in Menton, France, 26-27 September 2011 and Menton 2011 consensus. Leuk Lymphoma 53:1876–1881

Mikhaeel N, Timothy A, Hain S, O'Doherty M (2000) 18-FDG-PET for the assessment of residual masses on CT following treatment of lymphomas. Ann Oncol 11:S147–S150

Moghbel MC, Mittra E, Gallamini A et al (2017) Response assessment criteria and their applications in lymphoma: Part 2. J Nucl Med 58(1):13–22

Orlandi E, Lazzarino M, Brusamolino E et al (1990) Residual mediastinal widening following therapy in Hodgkin's disease. Hematol Oncol 8:125–131

Pollen JJ, Witztum KF, Ashburn WL (1984) The flare phenomenon on radionuclide bone scan in metastatic prostate cancer. AJR Am J Roentgenol 142: 773–776

Popovic A, Jaffee EM, Zaidi N (2018) Emerging strategies for combination checkpoint modulators in cancer immunotherapy. J Clin Invest 128:3209–3218

Quak E, Le Roux PY, Lasnon C et al (2016) Does PET SUV harmonization affect PERCIST response classification? J Nucl Med 57:1699–1706

Reske S (2003) PET and restaging of malignant lymphoma including residual masses and relapse. Eur J Nucl Med Mol Imaging 30(Suppl 1):S89–S96

Reusch U, Sundaram M, Davol PA et al (2006) Anti-CD3 × anti-epidermal growth factor receptor (EGFR) bispecific antibody redirects T-cell cytolytic activity to EGFR-positive cancers in vitro and in an animal model. Clin Cancer Res 12:183–190

Rowe SP, Macura KJ, Blackford AL et al (2016) PSMA-based [^{18}F]DCFPyL PET/CT is superior to conventional imaging for lesion detection in patients wit metastatic prostate cancer. Mol Imaging Biol 18(3):411–419

Saâda-Bouzid E, Defaucheux C, Karabajakian A et al (2017) Hyperprogression during anti-PD-1/PD-L1 therapy in patients with recurrent and/or metastatic head and neck squamous cell carcinoma. Ann Oncol 28:1605–1611

Sachpekidis C, Anwar H, Winkler J et al (2018) The role of interim ^{18}F-FDG PET/CT in prediction of response to ipilimumab treatment in metastatic melanoma. Eur J Nucl Med Mol Imaging 45:1289–1296

Scher HI, Morris MJ, Stadler WM et al (2016) Trial design and objectives for castration-resistant prostate cancer: updated recommendations from the prostate cancer clinical trials working group 3. J Clin Oncol 34:1402–1418

Schwarz SW, Decristoforo C, Goodbody AE et al (2019) Harmonization of United States, European Union and Canadian first-in-human regulatory requirements for radiopharmaceuticals—is this possible? J Nucl Med [Epub ahead of print]

Sunaga N, Oriuchi N, Kaira K et al (2008) Usefulness of FDG-PET for early prediction of the response to gefitinib in non-small cell lung cancer. Lung Cancer 59(2):203–210

Surbone A, Longo DL, DeVita V et al (1988) Residual abdominal masses in aggressive non-Hodgkin's lymphoma after combination chemotherapy: significance and management. J Clin Oncol 6:1832–1837

Takahashi R, Hirata H, Tachibana I et al (2012) Early [18F] fluorodeoxyglucose positron emission tomography at two days of gefitinib treatment predicts clinical outcome in patients with adenocarcinoma of the lung. Clin Cancer Res 18(1):220–228

Vansteenkiste J, Fischer BM, Dooms C, Mortensen J (2004) Positron-emission tomography in prognostic and therapeutic assessment of lung cancer: systematic review. Lancet Oncol 5:531–540

Wahl RL, Jacene H, Kasamon Y, Lodge MA (2009) From RECIST to PERCIST: evolving considerations for PET response criteria in solid tumors. J Nucl Med 50(Suppl 1):122S–150S

Warburg O (1956) On respiratory impairment in cancer cells. Science 124(3215):269–270

Warburg O, Wind F, Negelein E (1927) The metabolism of tumours in the body. J Gen Physiol 8(6):519–530

Weber WA, Petersen V, Schmidt B et al (2003) Positron emission tomography in non-small-cell lung cancer: prediction of response to chemotherapy by quantitative assessment of glucose use. J Clin Oncol 21:2651–2657

Wolchok JD, Hoos A, O'Day S et al (2009) Guidelines for the evaluation of immune therapy activity in solid tumors: immune-related response criteria. Clin Cancer Res 15:7412–7420

Young H, Baum R, Cremerius U et al (1999) Measurement of clinical and subclinical tumour response using [18F]-fluorodeoxyglucose and positron emission tomography: review and 1999 EORTC recommendations. European Organization for Research and Treatment of Cancer (EORTC) PET Study Group. Eur J Cancer 35:1773–1782

Zacho HD, Petersen LJ (2018) Bone flare to androgen deprivation therapy in metastatic, hormone-sensitive prostate cancer on 68Ga-prostate-specific membrane antigen PET/CT. Clin Nucl Med 43(11):e404–e406

Ziai P, Hayeri MR, Salei A et al (2016) Role of optimal quantification of FDG PET imaging in the clinical practice of radiology. Radiographics 36:481–496

Zukotynski KA, Valliant J, Benard F et al (2018) Flare on serial prostate-specific membrane antigen-targeted 18F-DCFPyL PET/CT examinations in castration-resistant prostate cancer: first observations. Clin Nucl Med 43(3):213–216